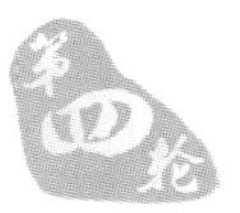

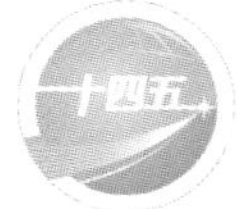

国家卫生健康委员会“十四五”规划教材
全国高等中医药教育教材
供护理学类专业用

护理管理学

第3版

护理

主　　编　胡艳宁　熊振芳

副主编　柏亚妹　刘彦慧　毕怀梅　秦元梅

编　　委（按姓氏笔画排序）

王　凌（湖北中医药大学）
王佳琳（成都中医药大学）
毕怀梅（云南中医药大学）
刘　丽（北京中医药大学）
刘彦慧（天津中医药大学）
沈　勤（浙江中医药大学）
陈　玲（广西中医药大学）
胡艳宁（广西中医药大学）
柏亚妹（南京中医药大学）
秦元梅（河南中医药大学）
谢　薇（贵州中医药大学）
熊振芳（湖北中医药大学）

学术秘书　涂惠琼（广西中医药大学）

人民卫生出版社
·北　京·

图书在版编目（CIP）数据

护理管理学 / 胡艳宁，熊振芳主编 . —3 版 . —北京：人民卫生出版社，2021.8（2022.8 重印）
ISBN 978-7-117-31614-9

Ⅰ. ①护… Ⅱ. ①胡… ②熊… Ⅲ. ①护理学 – 管理学 – 医学院校 – 教材 Ⅳ. ①R47

中国版本图书馆 CIP 数据核字（2021）第 160674 号

护理管理学

Huli Guanlixue

第 3 版

主　　编：胡艳宁　熊振芳
出版发行：人民卫生出版社（中继线 010-59780011）
地　　址：北京市朝阳区潘家园南里 19 号
邮　　编：100021
E - mail：pmph @ pmph.com
购书热线：010-59787592　010-59787584　010-65264830
印　　刷：人卫印务（北京）有限公司
经　　销：新华书店
开　　本：850 × 1168　1/16　　印张：16
字　　数：419 千字
版　　次：2012 年 6 月第 1 版　　2021 年 8 月第 3 版
印　　次：2022 年 8 月第 2 次印刷
标准书号：ISBN 978-7-117-31614-9
定　　价：62.00 元
打击盗版举报电话：010-59787491　E-mail：WQ @ pmph.com
质量问题联系电话：010-59787234　E-mail：zhiliang @ pmph.com

数字增值服务编委会

修订说明

为了更好地贯彻落实《中医药发展战略规划纲要（2016—2030年）》《中共中央国务院关于促进中医药传承创新发展的意见》《教育部 国家卫生健康委 国家中医药管理局关于深化医教协同进一步推动中医药教育改革与高质量发展的实施意见》《关于加快中医药特色发展的若干政策措施》和新时代全国高等学校本科教育工作会议精神，做好第四轮全国高等中医药教育教材建设工作，人民卫生出版社在教育部、国家卫生健康委员会、国家中医药管理局的领导下，在上一轮教材建设的基础上，组织和规划了全国高等中医药教育本科国家卫生健康委员会"十四五"规划教材的编写和修订工作。

为做好新一轮教材的出版工作，人民卫生出版社在教育部高等学校中医学类专业教学指导委员会、中药学类专业教学指导委员会和第三届全国高等中医药教育教材建设指导委员会的大力支持下，先后成立了第四届全国高等中医药教育教材建设指导委员会和相应的教材评审委员会，以指导和组织教材的遴选、评审和修订工作，确保教材编写质量。

根据"十四五"期间高等中医药教育教学改革和高等中医药人才培养目标，在上述工作的基础上，人民卫生出版社规划、确定了第一批中医学、针灸推拿学、中医骨伤科学、中药学、护理学5个专业100种国家卫生健康委员会"十四五"规划教材。教材主编、副主编和编委的遴选按照公开、公平、公正的原则进行。在全国50余所高等院校2 400余位专家和学者申报的基础上，2 000余位申报者经教材建设指导委员会、教材评审委员会审定批准，聘任为主编、副主编、编委。

本套教材的主要特色如下：

1. 立德树人，思政教育 坚持以文化人，以文载道，以德育人，以德为先。将立德树人深化到各学科、各领域，加强学生理想信念教育，厚植爱国主义情怀，把社会主义核心价值观融入教育教学全过程。根据不同专业人才培养特点和专业能力素质要求，科学合理地设计思政教育内容。教材中有机融入中医药文化元素和思想政治教育元素，形成专业课教学与思政理论教育、课程思政与专业思政紧密结合的教材建设格局。

2. 准确定位，联系实际 教材的深度和广度符合各专业教学大纲的要求和特定学制、特定对象、特定层次的培养目标，紧扣教学活动和知识结构。以解决目前各院校教材使用中的突出问题为出发点和落脚点，对人才培养体系、课程体系、教材体系进行充分调研和论证，使之更加符合教改实际、适应中医药人才培养要求和社会需求。

3. 夯实基础，整体优化 以科学严谨的治学态度，对教材体系进行科学设计、整体优化，体现中医药基本理论、基本知识、基本思维、基本技能；教材编写综合考虑学科的分化、交叉，既充分体现不同学科自身特点，又注意各学科之间有机衔接；确保理论体系完善，知识点结合完备，内容精练、完整，概念准确，切合教学实际。

4. 注重衔接，合理区分 严格界定本科教材与职业教育教材、研究生教材、毕业后教育教材的知识范畴，认真总结、详细讨论现阶段中医药本科各课程的知识和理论框架，使其在教材中得以凸显，既要相互联系，又要在编写思路、框架设计、内容取舍等方面有一定的区分度。

5. 体现传承，突出特色 本套教材是培养复合型、创新型中医药人才的重要工具，是中医药文明传承的重要载体。传统的中医药文化是国家软实力的重要体现。因此，教材必须遵循中医药传承发展规律，既要反映原汁原味的中医药知识，培养学生的中医思维，又要使学生中西医学融会贯通，既要传承经典，又要创新发挥，体现新版教材“传承精华、守正创新”的特点。

6. 与时俱进，纸数融合 本套教材新增中医抗疫知识，培养学生的探索精神、创新精神，强化中医药防疫人才培养。同时，教材编写充分体现与时代融合、与现代科技融合、与现代医学融合的特色和理念，将移动互联、网络增值、慕课、翻转课堂等新的教学理念和教学技术、学习方式融入教材建设之中。书中设有随文二维码，通过扫码，学生可对教材的数字增值服务内容进行自主学习。

7. 创新形式，提高效用 教材在形式上仍将传承上版模块化编写的设计思路，图文并茂、版式精美；内容方面注重提高效用，同时应用问题导入、案例教学、探究教学等教材编写理念，以提高学生的学习兴趣和学习效果。

8. 突出实用，注重技能 增设技能教材、实验实训内容及相关栏目，适当增加实践教学学时数，增强学生综合运用所学知识的能力和动手能力，体现医学生早临床、多临床、反复临床的特点，使学生好学、临床好用、教师好教。

9. 立足精品，树立标准 始终坚持具有中国特色的教材建设机制和模式，编委会精心编写，出版社精心审校，全程全员坚持质量控制体系，把打造精品教材作为崇高的历史使命，严把各个环节质量关，力保教材的精品属性，使精品和金课互相促进，通过教材建设推动和深化高等中医药教育教学改革，力争打造国内外高等中医药教育标准化教材。

10. 三点兼顾，有机结合 以基本知识点作为主体内容，适度增加新进展、新技术、新方法，并与相关部门制订的职业技能鉴定规范和国家执业医师（药师）资格考试有效衔接，使知识点、创新点、执业点三点结合；紧密联系临床和科研实际情况，避免理论与实践脱节、教学与临床脱节。

本轮教材的修订编写，教育部、国家卫生健康委员会、国家中医药管理局有关领导和教育部高等学校中医学类专业教学指导委员会、中药学类专业教学指导委员会等相关专家给予了大力支持和指导，得到了全国各医药卫生院校和部分医院、科研机构领导、专家和教师的积极支持和参与，在此，对有关单位和个人表示衷心的感谢！希望各院校在教学使用中，以及在探索课程体系、课程标准和教材建设与改革的进程中，及时提出宝贵意见或建议，以便不断修订和完善，为下一轮教材的修订工作奠定坚实的基础。

人民卫生出版社
2021 年 3 月

前 言

《护理管理学》(第 3 版)是在第 1、2 版教材基础上,结合近年来国内外管理领域的新进展,并根据我国临床护理管理的新实践和成果编写而成。

本教材在维持第 2 版教材结构的基础上,对内容和章节做了适当调整和修订。教材修订以护理管理的基本理论、基本知识和基本技能为基础,以护理学专业本科生为主要对象,体现思想性、科学性、先进性、启发性和实用性的原则;以紧跟管理学科发展的时代步伐,紧密配合我国卫生事业和医院护理改革为指导思想;以管理过程理论为主线,按管理职能的思路构建教材基本内容。

本教材为国家卫生健康委员会"十四五"规划教材,适用于全国高等学校护理学专业本科生教育,也可以作为临床护理人员继续教育的教材和护理管理工作者的参考书。教材共分为十二章,第一、二章着重介绍管理学和护理管理学的基本概念、基本理论和原理、当前面临的挑战及今后的发展趋势;第三章至第八章从管理理论的系统性出发,结合护理实践,介绍管理职能(计划、组织、人事、领导、控制)及管理创新的相关知识与应用;第九章至第十一章着重介绍相关理论与技能在护理实践中的应用;第十二章介绍护理管理与医疗卫生法律法规。

在编写过程中,遵循了编写教材的"三基五性"原则,既突出思政引领,又重视理论与实践相结合,教材体现三大特色:

1. 新颖性　注重增加国内外管理学研究的新理论、新成果和新方法,如管理创新、护理团队管理、护士岗位管理、沟通与冲突、临床路径及品管圈等内容。同时辟有拓展阅读内容,以管理学的最新发展开阔读者的视野和思路。

2. 可获得性　内容通俗易懂、用词准确、阐述清楚、层次分明、图表配合,利于理解和掌握管理学知识和技能,培养管理思维。每章开篇介绍本章的学习目标,书中穿插案例分析、知识链接、课堂互动等,保证知识深入浅出,易于读者明确并实现学习目标。

3. 实用性　强调巩固知识和提高能力相结合。在章节内容中,增加知识链接,穿插相关的背景资料、管理故事、管理工具及管理精粹等,促进读者对管理知识的理解,提高学习兴趣。教材中配有典型案例,通过案例分析促进读者理论与护理管理实践的结合,提升应用能力。同时,教材增加了配套的教学课件、拓展阅读、模拟试题等数字资源,丰富了学习方式,能很好地辅助教学,也适合自学与培训。

本教材在编写过程中,参考、借鉴了有关教材、著作和文献资料,在此,谨向作者致以诚挚的谢意。教材的编写得到了各编委所在单位的大力支持,以及人民卫生出版社的诸多关心和帮助,在此一并表示衷心的感谢!

由于受编者水平和编写时间的局限,不妥之处,敬请读者批评指正。

编者

2021 年 3 月

目　录

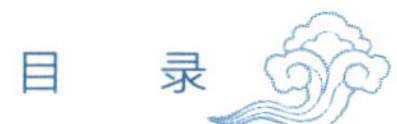

第一章

绪　　论

PPT 课件

学习目标

识记：1. 能准确说出管理、管理学、管理者及护理管理的概念；

2. 能正确叙述管理的对象、科学管理的基本特征。

理解：1. 能说明管理的基本特征及管理者应具备的能力；

2. 能阐述护理管理的研究内容及护理管理面临的挑战。

运用：1. 能根据临床实际，分析影响护理管理发展的因素；

2. 能运用管理的职能、管理的方法分析解决护理管理中的实际问题。

管理学是由自然科学、社会科学和其他学科相互渗透融合形成的一门综合性学科。护理管理学是护理学和管理学的交叉学科，是将管理学的基本理论、方法和技术应用于护理实践，结合护理管理的特点加以研究和探索，使护理管理更趋科学化、专业化，实现对医院护理工作的有效管理。

第一节　管理概述

一、管理与管理学的概念

（一）管理的概念

管理（management）作为一种社会活动，普遍存在于各个领域的各项工作之中。不同研究学派对管理概念的解释各异："管理就是决策""管理就是领导""管理就是计划、组织、指挥、协调和控制""管理就是管理者与被管理者共同实现既定目标的活动过程""管理就是设计并保持一种良好环境，使人在群体里高效率地完成既定目标的过程""管理就是对整个系统运动、发展和变化的有目的、有意义的控制行为"等。

综上所述，管理就是管理者通过计划、组织、人事、领导、控制等职能，合理有效地利用和协调人、财、物、时间和信息等组织资源，与被管理者共同实现组织目标的过程（见图 1-1）。

（二）管理学概念

管理学（science of management）是自然科学和社会科学相互交叉地带产生出来的一系列新生学科中的一门边缘学科。它是一门系统地研究管理过程的普遍规律、基本原理和一般方法的综合性应用学科。目前越来越多的人已经认识到，在社会的各种组织里，管理活动都是按照一定的规律进行的。从社会普遍存在的管理活动中概括出来的基本规律，包括一般的原理、理论、方法和技术，这样就构成了一般管理学，它适用于各行业，各种不同的组织。

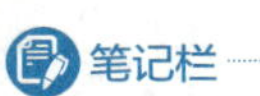

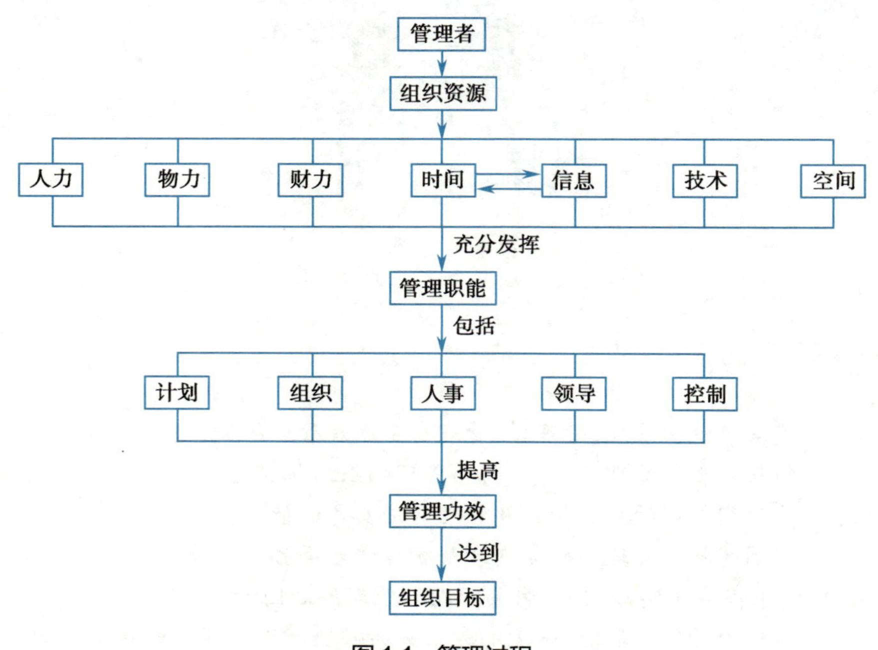

图 1-1 管理过程

二、管理与科学管理的基本特征

(一) 管理的基本特征

1. 管理的二重性 即自然属性和社会属性。管理的自然属性是指对人、财、物、时间、信息等资源进行组合、协调和利用的管理过程,包含着许多客观的、不因社会制度和社会文化的不同而变化的规律和特性。管理的这种不因生产关系、社会文化的变化而变化,只与生产力发展水平相关的属性,就是其自然属性。管理的社会属性是指人们在一定的生产关系条件下和一定的社会文化、政治、经济制度中必然要受到生产关系的制约和社会文化、政治、经济制度影响的特性。不同的生产关系、不同的社会文化和经济制度都会使管理思想、管理目的以及管理的方式方法呈现出一定的差别,从而使管理具有特殊性和个性,这就是管理的社会属性。

管理的自然属性,意味着各个国家间可以相互学习,为我们学习、借鉴发达国家成熟的管理经验提供了机会和理论依据,使我们可以大胆地引进国外成熟的管理经验,以便迅速提高我国的管理水平;而管理的社会属性告诉我们,不能全盘照搬国外做法,必须结合国情,建立有中国特色的管理模式。认识管理的二重性对于我们在实际工作中学习和借鉴别国的管理经验有十分重要的指导意义。

2. 管理的科学性和艺术性 科学在于解释和揭示事物内在的规律,并能运用这些规律来分析和解决问题。管理活动必须建立在科学基础之上才能有效进行管理。管理的科学性是指管理者在管理活动中遵循管理的原理原则,按照管理客观规律解决管理中的实际问题的行为活动过程。管理的艺术性是指在原则性基础上的灵活性,在非常情况下的应变性,是管理者熟练地运用管理知识,针对不同的管理情景采用不同的管理方法和技能达到预期管理效果的管理行为。

管理既是科学又是艺术,是科学性和艺术性的辩证统一。管理的科学性和艺术性是相互作用、相互影响的,只有既懂得管理理论和方法,又有高超管理艺术的人,才能成为有效的管理者。

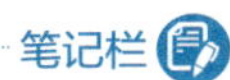

3. 管理的普遍性　管理广泛存在于人类各种活动之中，涉及社会每一个角落，与人们的社会活动和家庭以及各种组织都息息相关。从人类为了生存而进行集体活动的分工和协作开始，管理就随之产生了。正是因为有了共同的目标，不同的管理职能、管理活动才能成为一个整体，组织才能求得生存和发展。

4. 管理的目的性　管理同其他社会实践活动一样，都是有意识、有目的的活动，管理的一切活动都要为实现组织目标服务。管理的目的性一般表现为社会劳动和社会团体的共同目的，而不是某个成员或管理者的单方面的目的，否则就难以协作和进行有效的管理。在实际中，目的性往往具体表现在管理目标上。

5. 管理的共同性　组织内不同级别和类型的管理人员虽然情况不同，各自的工作不同而处于不同的地位，负有不同的责任，拥有不同的权力范围，担任不同的管理职务，但他们的基本职能和任务具有共同性。管理的共同性体现了事物发展的内在规律性。

6. 管理的综合性　管理学是一门综合性的科学，应用了多种学科的研究成果，如经济学、社会学、心理学、行为科学、运筹学、系统工程学、电子计算机等。各领域管理学又是以管理学作为基础，除具有管理学的特点外，还需要综合考虑各专业学科的多种影响因素。可见，管理实践中要综合考虑多方面因素，并综合利用有关的知识和理论，才能正确地认识和把握管理规律，并提出普遍适用、行之有效的管理原则和管理措施。

7. 管理的实践性　实践性即具有可行性，能够理论结合实践加以应用，真正发挥管理学科的作用。其可行性标准是通过社会效益和经济效益进行衡量的。

8. 管理的创新性　管理本身是一种不断变革，不断创新的社会活动。通过管理的创新，不但能推动社会和经济的发展，在一定的条件下，还可以创造新的生产力。

（二）科学管理的基本特征

科学管理指管理者应用科学的方法，配置组织内外各种资源，不断激励人去实现预期的活动过程，科学管理具有以下基本特征：

1. 管理程序化　程序化是指事情的进行要按照先后次序。管理的程序化是指对拟定完成的工作制定周密的程序，并按照程序进行操作的管理模式。程序化管理有助于对管理过程进行控制，防止权力滥用，保证合理分工提高管理效率。

2. 管理制度化　制度是一个组织要求成员共同遵守的办事规程及行动准则。管理的制度化是在一个正式组织管理中制定、公布、推行成文的制度，形成人人在制度约束下工作，事事有制度规范的工作局面。护理管理制度规定了护理人员行为准则，界定护理行为活动的范围。制度化管理的关键是制度面前人人平等，不允许个人擅自更改制度和规定，强化监督检查纠正违规错误。

3. 管理数量化　管理的数量化是指在管理中普遍运用量化指标，对工作的要求与标准予以说明，并以此作为对员工工作进行考核和奖惩的管理方法。量化指标体系是科学管理的重要标志，能准确把握工作的要求与标准，并准确评价员工的贡献。

4. 管理人性化　管理的人性化是指所有的管理活动要力求符合人性的要求，体现以人为本，尊重人性，有助于人的发展。人性化管理的实现包括：树立人格平等的管理理念，建立组织与成员共同发展的管理目标，使用有利于成员生理心理健康的管理模式。

三、管理的基本职能

管理的基本职能是指管理过程中各项活动的基本功能，是管理者为实施有效的管理所要承担的基本职责及要完成的任务，也是管理过程中的基本要素或主要步骤。人们对管理的职能有多种不同的划分，本教材将从计划、组织、人事、领导和控制五方面来论述管理

笔记栏

职能。

(一) 计划

计划(planning)职能是全部管理职能中最基本的一个职能,是为实现组织管理目标而对未来行动方案做出选择和安排的工作过程。具体说就是确定做什么(what)、为什么做(why)、谁来做(who)、何时做(when)、何地做(where)和如何做(how)。严密统一的计划有助于组织中的各项活动能够有条不紊地进行。

(二) 组织

组织(organizing)职能是管理的重要职能之一,是完成计划的保障。组织职能是指为实现组织目标,根据计划对组织拥有的各种资源进行科学安排,设计和维持合理的组织结构。组织职能主要内容包括组织的结构设计、人员配置和组织变革等。组织是分配和安排医院护理管理成员之间的工作、权力和资源,实现医院护理管理目标的过程。不同的目标有不同的组织结构。组织职能使医院护理管理当中的各种关系结构化,从而保证计划得以实行。

(三) 人力资源管理

人力资源管理(human resources management)是指管理者根据组织管理内部的人力资源供需状况所进行的人员选择、培训、使用和评价的活动过程,其目的是保证组织任务的顺利完成。人力资源管理职能的核心为选人、育人、用人、评人和留人。人力资源管理职能作为一项独立的管理职能,已得到越来越多的管理理论家和实际工作者的认同,并已经发展成为一门独立的管理学科分支。

(四) 领导

领导(leading)职能是使各项管理职能有效地实施、运转并取得实效的统率职能。护理管理的领导职能是管理者带领和指挥护理人员同心协力实现组织目标的过程。领导工作成功的关键是正确运用领导者的影响力,创造和保持一个良好的工作环境,激励下属努力工作,提高组织工作效率,保证组织目标的实现。

(五) 控制

控制(controlling)职能是指按照既定目标和标准对组织的活动进行监督、检查,发现偏差时,采取有效的纠正措施,使工作按原计划进行或适当地调整计划,使组织目标得以实现的活动过程。控制工作是一个延续不断,反复进行的过程,目的就在于保证组织实际的活动及其成果同预期的目标相一致。

以上职能是统一的有机体,领导为统率职能,计划是基础,组织人事是前提,而控制是计划得以实现的保证。各职能相互联系、相互交叉,是一个循环过程。

四、管理者及其应具备的能力

(一) 管理者的概念

组织的管理职能是通过管理者来实现的,管理者对组织管理的影响是重大的。管理者(manager)是指在组织中行使管理职能,承担管理责任,指挥协调他人活动,达到与他人或者通过他人实现组织目标的人,其工作绩效如何直接关系到组织的兴衰成败。

组织内的管理者,可以划分为基层管理者(first-line managers)、中层管理者(middle-line managers)和高层管理者(top-line managers)。例如医院的护理组织系统中,病房的护士长、护士是基层管理者;科级护士长,则是中层管理者;而主管护理工作的副院长、正副护理部主任属于高层管理者,由于分别位于组织的不同层次,上一层管理者对下一层次的人员有指挥职责,并对其工作负责。

一般来讲,管理者至少要有三种技能:①概念技能:指其观察、理解和处理各种全局性复杂关系的抽象能力;②人际技能:是能识别人、任用人、团结人、组织人、调动人的积极性以实现组织目标的能力;③专业技能:是运用自身所掌握的某些专业领域内的有关工作程序、技术和知识来完成一项特定工作任务所具备的能力。对于任何管理者来说,以上3种技能都是必不可少的,由于不同层次的管理者在组织中担负组织责任和面对管理情景差异的存在,对于不同层次的管理者,此三种技能结构的要求有所不同(见图1-2),人际技能对于各个层次的管理者都是同等重要的,高层管理者突出概念技能,基层管理者突出专业技能,中层管理者居中。

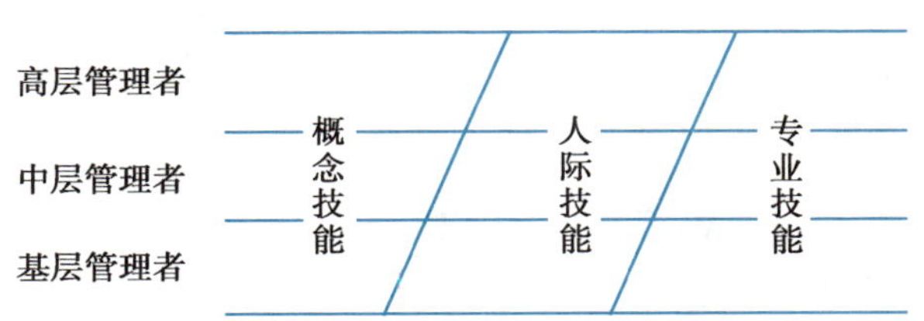

图1-2 各种管理层次所需要的管理技能比较

(二)管理者应具备的能力

随着社会的多元化发展,管理者除了具备概念技能、人际技能和专业技能外,所需的管理能力在不断延伸和补充,同时在教育与实践过程中不断完善和提高,包括以下十个方面能力。

1. 洞察能力(insight skill) 洞察能力是指发现和提出问题的能力。各级管理者要善于从不同的角度去观察问题,能够从各种表象中抓住问题的核心或本质以及提出有效的解决方法。

2. 远见能力(vision skill) 远见能力是指一种开创未来的能力。这种能力是建立在洞察力基础上的,管理者能够对事物的发展态势作出评估,能够对事物呈现出的事实、数字、希望、危险、机遇等作一个预判断,在内心把握从已知到未知的规律,从而开创未来。

3. 应变能力(resilience) 应变能力是主观思维的一种快速反应能力。管理者应变力的表现包括沉着、果断、预测、分析、综合、指挥及协调等,是一种难度较大的技能。应变能力有助于平缓突发情况向恶性势态发展,是对管理者在关键时刻的严峻考验。

4. 整合能力(integrate skill) 整合能力是近年来一些学者非常强调的管理能力,是指在系统思想指导下对管理资源进行调控和有效利用的能力。优秀的管理者能将员工在经济、安全、心理、精神、美学和物质等方面的需求统合,采用激励等方式带领下属实现组织工作目标。

5. 承受能力(affordability) 承受能力是接受并能应对客观现实所带来的压力,是管理者心理素质的体现。如果管理者能将压力变成动力,说明其不仅具有较强的承受力,而且还有很强的转换能力。

6. 创新能力(innovate ability) 创新能力是一种能够利用现有的知识和物质,在特定的环境中,本着理想化需要或为满足社会需求,而改进或创造新的事物,并能获得一定有益效果的一种行为能力。管理者的创新能力有助于推动管理过程中的变革。

7. 战略管理能力(strategic management ability) 管理者要有长远目标,对自己的工作范畴不仅要顾及眼前,还要着眼未来;不仅抓好局部,还要立足全局;做到统筹兼顾、综合平衡才能进行有效的管理工作,以达到预期的目标。

8. 决策能力(decision making) 决策能力是根据既定目标认识现状,预测未来,决定最优行动方案的能力,是一种综合管理能力的体现。各项护理过程中有许多工作都要由管理者来决策,这些决策的正确与否,必然会直接关系到护理工作的顺利运行。因此,要求管理者必须具备一定的决策能力,即处理问题时善于作出决断,能够在错综复杂的情况下判别事物的本质、果断决策的能力。

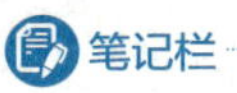

9. 用人能力(use person ability) 管理工作的好坏与人才的任用有很大关系。管理者要具备知人善任、因人施政的能力,充分发挥下属的智慧和才干,有计划地培养护理人才队伍,推动护理事业的发展。

10. 理财能力(financial ability) 随着商品经济的发展,社会效益和经济效益已成为医院缺一不可的两项重要指标。管理者要增强经营意识,掌握一定的经济管理学知识,特别是基层管理岗位的科室护士长,理财、管财是一项重要的工作任务。

五、管理的对象和方法

(一) 管理对象

管理对象即管理的客体,是指管理过程中管理者所作用的对象。管理对象包括组织中的所有资源,主要有:

1. 人力资源 人力资源是组织中最重要的资源。人具有思维和创造性,是一种可以反复利用、不断增值的资源。如何使人的主动性、积极性、创造性得以充分发挥,提高组织劳动生产率,是管理者面临的管理挑战。人力资源管理不仅强调以人为本,做到事得其人,人尽其才,同时还注重通过有效的人力资源的开发和人员职业生涯规划达到提高组织人力资本价值的目的。

2. 财力资源 财力资源包括组织的经济和财务。在市场经济中,财力资源既是各种经济资源的价值体现,又是具有一定独立性和运动规律的特殊资源。一个组织对财力资源的运用效率直接决定着组织内其他资源使用的效率。财力资源管理目标是通过管理者对组织财力资源的科学合理管理,做到以财生财,财尽其力,用有效的财力资源为组织创造更大的社会效益和经济效益。

3. 物力资源 物力资源指组织的有形资产和无形资产,包括对建筑设施、仪器设备、药品材料、能源、技术等物质的管理。对组织的物力资源管理的要求是遵循客观事物发展规律的要求,合理开发自然资源。根据组织目标和组织实际情况,对各种物力资源应进行合理配置和最佳利用,做到开源节流,物尽其用。

4. 时间资源 时间是一种特殊的、珍贵的且有价值的无形资源,是运动着的物质的一种存在形式,表现为速度和效率。时间是无形的,但却是有价值的。成功者与不成功者具有相同的时间,但实现的价值却不尽相同。管理者应具有清晰的时间成本效益观念,要善于管理和安排时间,做到在最短的时间完成更多的事情,创造更多的财富,因为“时间就是金钱”。

5. 信息资源 信息产生于人类的活动,主要包括管理活动中的各种数据、资料、情报等。信息是医院护理管理中不可缺少的构成要素。广泛收集信息、精确加工和提取信息、快速准确传递和处理信息、有效利用信息已成为信息管理的重要内容。管理者不仅要保持对信息的敏感性,还要具有对信息迅速做出反应的能力,最终通过信息管理提高管理的有效性。

6. 技术资源 技术是自然科学知识在生产过程中的应用,是直接的生产力,是改造客观世界的方法和手段。对于一个组织来说,技术包括两个方面,一是与解决实际问题有关的软件方面的知识,二是解决这些实际问题而使用的设备、工具等硬件方面的知识,两者的总和构成了组织的技术资源。

7. 空间资源 空间资源是空间环境中能够为人类开发利用、获得经济和其他效益的物质或非物质资源的总称。研究和开发空间资源,是为了更好地利用空间资源弥补地球资源不足、优化资源配置、提高资源的综合利用水平,以拓展人类的生存与发展空间。

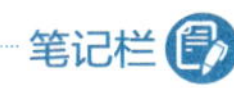

(二)管理方法

管理的基本方法是在管理活动中为实现组织管理目标,保证管理活动顺利进行所采取的工作方式。常用的管理方法有以下几种:

1. 行政方法 指在一定的组织内部,以组织的行政权力为依据,运用行政组织的权威,使用命令、规定、指示、条例等行政手段,按照行政隶属关系,以领导和服从为前提,直接指挥下属工作的管理方法,是最基本、传统的管理方法。

2. 经济方法 指以人们的物质利益需要为基础,按照客观经济规律,运用各种经济手段,调节各种不同经济利益之间的关系,以获取较高的经济效益与社会效益的管理方法。

3. 教育方法 是按照一定的目的、要求,对受教育者从德、智、体诸方面施加影响,以提高受教育者素质、改变其行为的一种有计划的活动;是提高管理效率、增强组织凝聚力、调动员工积极性的重要方法。

4. 法律方法 指国家根据广大人民群众的根本利益,通过各种法律法令、条例及司法、仲裁工作,来调整社会经济的总体活动和各单位在微观活动中所发生的各种关系,保证和促进社会经济发展的管理方法。在管理的法律方法中,既包括国家立法机构颁布的法律,也包括各级政府机构和各个管理系统所制定的具有法律效力的各种社会规范。法律的方法具有权威性、强制性、规范性、稳定性、公平性等特点。

5. 数量分析方法 是建立在现代系统论、信息论、控制论等科学基础上,遵照数学和统计学的有关原理,通过处理有关数据,建立数量模型,从而对经济现象的数量特征、数量关系和数量界限进行研究、分析和决策的一系列方法的总称。这种方法运用得当,可以提高管理的科学性、决策的准确性。

6. 社会心理学方法 指运用社会学、心理学知识,按照群体和个人的社会心理活动特点及其规律进行管理的方法。例如激励理论、人的需要理论、人际关系理论的应用等。

此外,还有目标管理法、重点管理法、风险管理法、系统过程、网络技术等管理方法。作为一个管理者,应正确地、综合运用上述管理方法来调节人们的活动,实现组织目标,使管理活动正常进行。

拓展阅读

第二节 护理管理概述

护理管理是应用现代管理理论,紧密结合我国卫生改革的实际和护理学科的发展,研究护理工作的特点,找出其规律性,对护理工作中的人员、技术、设备及信息等进行科学的管理,以提高护理工作的效率和效果,提高护理质量。

一、护理管理的相关概念

(一)护理管理的概念

护理管理是一门科学,又是一门艺术。世界卫生组织(WHO)指出"护理管理是为了提高人们的健康水平,系统地利用护理人员潜在能力和有关其他人员、设备及社会活动的过程"。美国护理学家斯万斯波戈(Swansburg)提出:护理管理是有效地利用人力和物力资源,促进护理人员向患者提供优质护理服务质量的工作过程。美国护理管理专家吉利斯(Gillies)认为护理管理过程应包括:资料收集、规划、组织、人事管理、领导与控制的功能。护理管理的定义归纳为:护理管理是对护理工作的诸要素,如人力、财力、物力、技术、时间、信息等,进行科学的计划、组织、协调、控制,从而使护理系统有效地运转,放大系统的效能,实现组织

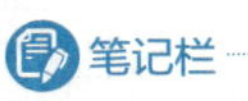
笔记栏

目标。

（二）护理管理者的概念

护理管理者是从事护理管理活动的人或人群的总称。具体是指那些为实现组织目标而负责对护理资源进行计划、组织、人事、领导、控制的护理人员。护理管理者的基本要求包括：①具有丰富的临床和管理经验；②掌握护理管理实践领域的知识和技能。

二、护理管理的发展史

（一）国外护理管理思想的形成与发展

护理管理的形成和发展，一方面是伴随着护理学科发展的需要，管理由简单到复杂；另一方面作为研究专业领域的管理规律，是管理学的分支学科，也受管理学发展的重要影响。

科学的护理管理是从19世纪中叶近代护理学创始人弗洛伦斯·南丁格尔（Florence Nightingale）时期开始的。她首先提出护理管理要采用系统化方式、创立护理管理制度、设置护理组织结构；重视采光、给水、通风、清洁等环境对患者康复的影响；注重护士技术操作的训练；研究人力资源、财力资源的使用效率；主张对患者不分信仰和贫富，给予同样的关爱和照料，强调预防医学的观念等。在克里米亚战争中，由于她的科学管理，奇迹般地降低了战地医院伤员的感染率，使伤员死亡率从50%降到2.2%，创造了护理发展史上的奇迹，极大地推动了护理学科及护理管理的发展。进入20世纪以后，随着医学与管理学的进步，护理管理也得到迅速发展。各级护理管理组织逐渐完善，各项护理管理职能不断明确，护理管理的重要性日益得到重视。20世纪70年代后，在欧美等一些发达国家，各种现代化科学技术开始广泛渗透到护理领域，护理工作由手工操作逐步向机械化、电子化、自动化方向发展，促使临床护理管理工作逐步进入现代化管理发展阶段。医院的护理管理组织体系进一步完善，护理管理人员的分工越来越明确。现代管理学的许多先进理论、观点和方法在护理管理实践中得到更加广泛的应用，护理管理实践中一些好的经验，也通过各种护理专业期刊和护理管理著作得到推广应用。

（二）国内护理管理思想的形成与发展

我国护理学的形成与发展在很大程度上受西方护理的影响。新中国成立后，随着卫生事业的发展，我国护理工作进入了一个新的时期。我国近20年护理事业和护理管理得到较快发展，取得的主要成绩有：①不断完善护理管理组织体系；②人力资源管理科学化；③护理质量管理实现标准化；④建立了适合我国国情的护理模式；⑤护理管理手段逐步现代化；⑥护理管理走向法制化；⑦加强专科护理和业务管理。同时，医疗卫生体制改革中，发展社区卫生服务和社区护理、老年护理、慢性病护理、临终护理、中医护理等，均取得了很大成效。

特别是近5年来，护理事业和护理管理发展取得突破性进展。护理队伍得到长足发展。护士队伍的数量、素质、能力基本能够适应卫生健康事业发展和人民群众健康需求。截止2020年底，全国注册护士总数达到470万，每千人口注册护士数超过3.35人，具有大专以上学历的护士占总数的70%以上。护理服务能力大幅提升，优质护理服务全覆盖，护理学科建设得到加强，专科护理水平不断提升。大力开展重症监护（ICU）、老年、中医、急诊急救、血液净化、肿瘤、器官移植等领域的专科护士规范化培训，使护士队伍的专科技术水平和整体素质不断提高。推进优质护理服务，落实责任制整体护理，深化“以健康为中心”的服务理念，加强护理管理信息化建设、护理质量持续改进、完善护理服务标准、规范护理行为，医院临床护理水平明显提高。深化公立医院护理管理改革，建立和完善医院护理管理体制和运行机制，开展护士岗位管理及培训，人力资源科学化管理，建立科学绩效考核和薪酬分配制度，建立稳定临床护士队伍、充分调动护士积极性；大力发展中医护理；加强与国际及港澳台地区的合作与交流;做了大量实证研究并发表护理管理研究学术论文;出版了许多护理管理专著,有效地促进了我国护理管理学科的建设与发展,护理管理学也逐渐形成了自己的学科体系,护理管理工作正朝着现代化、科学化、标准化、制度化和法制化的方向发展。

三、护理管理学研究的内容

护理管理学研究的内容非常广泛,涉及护理领域的各方面,包括护理实践、护理教育、护理科研、护理理论中的诸多问题。研究的目的是寻找护理领域内护理管理活动基本规律和一般方法,提高科学管理水平,进而推动整个护理学科的发展。目前护理管理研究的主要内容有:

(一) 护理管理模式研究

强调以人为中心,以信息技术为手段,注重人与事相宜,建立人性化、信息化的现代护理管理模式,尊重个人的价值和能力,通过激励来充分调动员工的工作积极性,并运用科学化的信息管理手段以达到人、事、职能效益的最大化。通过转变观念,凝练护士的职业精神,依靠激励来调动人的积极性,以经济为杠杆去调控各方利益来实施管理。

(二) 护理质量管理研究

质量是衡量医院医疗服务水平的重要标志,也是护理管理的核心。护理质量管理研究着重于探讨各种护理质量评价指标或体系的构建、质量管理方法的选择和应用等,以保证优质高效的护理服务,同时也明确护士在质量管理中的作用、注重团队合作、注重过程管理和系统方法、强调持续改进。

(三) 护理人力资源管理研究

护理人力资源的合理配置与优化是护理管理改革研究的一项重要内容。护理人力资源管理要从身份管理逐渐向护理岗位管理转变,建立符合护理职业生涯发展规律和适宜的护理人员考核体系,对医院和科室护士进行科学合理的测算,制定各级护士的聘任标准和岗位职数,建立护理人才库,研究探讨护士继续教育培训机制体系,深化专科护士培训并评价其效果。

(四) 护理成本管理研究

护理经济学研究成为护理领域中一个新的课题,护理管理者应关注护理成本、市场需求及护理相关政策方面的研究,增强成本管理意识,通过成本效益分析合理使用护理资源,解决护理资源浪费和不足的问题,以适应护理科学现代化的需求。

(五) 护理信息管理研究

现代管理在很大程度上是对信息的利用和管理,管理者要提高信息管理意识,获取系统、科学的数据信息并寻找途径对其进行专业化处理,进一步开展移动护理的应用研究,做出更精准、更科学的临床护理决策,进一步优化流程,改善服务质量。

(六) 护理文化建设研究

经济与文化"一体化"是医院发展趋势中的重要内容。护理文化是在一定的社会文化基础上形成的具有护理专业自身特征的一种群体文化。它是被全体护理人员接受的价值观念和行为准则,也是全体护理人员在实践中创造出来的物质成果和精神成果的集中表现。在凝聚员工力量、引导和塑造员工行为、提高组织效率等方面起到重要作用。医院护理文化内涵包括了人文科学、思想意识、沟通技巧、行为规范等。

(七) 护理管理环境研究

当前护理管理者应该主动适应医院内外环境的变化,掌握国内外护理管理的信息和发展动态,获取最新信息,并善于吸取先进的管理理念和方法,大胆研究与实践,勇于创新,创

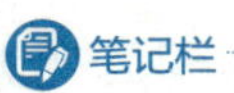

建最佳的护理工作环境，尽可能降低环境变化对护理工作造成的不利影响。

四、影响护理管理的因素

护理管理作为一个过程，在整个过程中，它受许多因素的影响（见图 1-3）。护理管理者的管理效果取决于其能否及时准确地掌握内外环境中的信息，及时迅速地做出反应，以积极的态度应对变化。

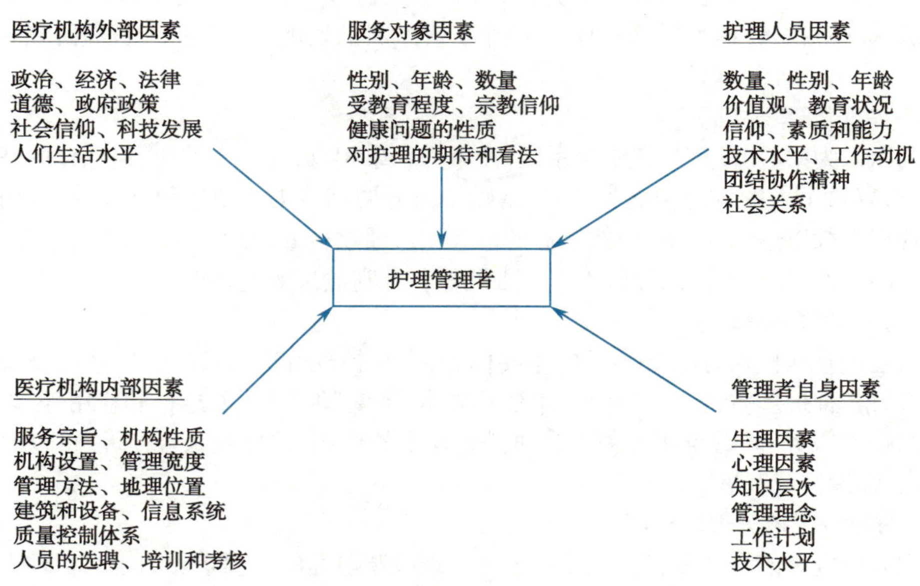

图 1-3 影响护理管理的因素

（一）医疗机构外在因素

是指医院和护理管理的外部环境，即是对医院和护理管理的绩效产生影响的外部条件和力量的总和，包括社会政治、经济、法律、道德、政府的政策、社会信仰、科技发展、人们的生活水平等方面，这些都会对护理管理产生深远的影响。随着我国社会主义法律体系的日益完善，与医院和护理管理有关的法律越来越多，从外部环境的角度对医院和护理工作起到规范和导向作用，使医院护理管理的活动符合国家和社会的利益。同时，要求护理管理者及时预测及了解这些变化，并及时采取应对措施，以适应这些变化对护理的影响。如 2008 年国务院颁布实施《护士条例》，护士要充分利用外部环境的优势和机会，建立护理人力资源管理的规划和发展，使得医院各个层面护理工作得以发展，通过补充护士数量，加强护士继续教育培训等，弥补自身不足，创造良好的执业环境。

（二）医疗机构内在因素

医疗机构的服务宗旨、目标、性质、机构设置、管理宽度、管理方法、地理位置、建筑及设备状况、信息系统、服务质量控制体系及要求、人员安排、培养及训练等会影响护理管理。护理工作宗旨包括对护理活动、患者、护士三个方面问题的认识和观点。明确组织宗旨是有效进行护理管理的基本前提。护理管理者明确宗旨目标，实行目标责任制管理，可帮助护理人员明确岗位责任；做好行动计划准备；利于激发护理人员自我实现意识，在护理管理过程有参与感，为职业发展做好规划。护理部是医院管理中的职能部门，在院长或主管护理的副院长领导下，负责组织和管理医院的护理工作。它与医务、行政、教学、科研、后勤管理等职能部门并列，相互配合，共同完成医院各项工作。护理部在护理垂直管理中的管理职能，对加

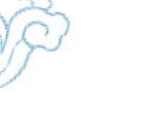

强护理管理,提高指挥效能有重要意义。目前我国医院均已实行护理部主任、科护士长、护士长三级或总护士长、护士长二级管理体系。

(三) 护理人员的因素

拥有一支高素质的护理人才队伍是护理工作不断发展,提高组织人才竞争力的关键。护理管理人员在医院护理人才队伍建设中具有十分重要的地位,选择素质好、能力强的护理人员,对高质量、高效率完成医院护理工作,实现医院护理管理目标有着十分重要的意义。护理人员的数量、个人背景、价值观及信仰、教育状况、素质及能力、技术水平、工作动机、凝聚力、社会背景及人际关系等因素会影响护理管理的方式及方法。例如,对于护理人员,要力求使其能力与岗位职责相匹配,兴趣尽可能与其工作内容相吻合,使组织成为年龄衔接、知识配套,智能互补、能级对应,心理相容、长短相济,目标一致,团结协作的群体。

(四) 管理者自身因素

管理者的生理因素、心理因素、知识层次、管理理念、工作计划和技术水平等均会影响护理管理成效。医院护理事业要持续蓬勃发展就必须保证长期拥有优秀的护理人才队伍。管理者如何使每个人发挥积极性,提高工作效率,做到人尽其才,才尽其用,对于医院生存发展是至关重要的。在现实的护理管理活动中,管理人员的能力具体主要表现为处理各个方面问题的能力。优秀的护理管理者应该学会充分运用管理艺术来保证护理管理活动的高效率。护理管理者要善于用简练的语言表达自己的意图;善于做思想工作,理解护理人员的心理,调动人员工作积极性;管理者要具有敏捷的思维和准确的判断能力,及时发现问题,做出正确的决策;通过全体组织成员共同努力实现组织目标。

(五) 服务对象的因素

医疗卫生组织要面对众多的服务对象,如患者、家属、社区健康人群等,而不同性别、年龄、文化教育背景、经济水平、生活方式、健康问题的性质和对护理人员的期望值等使人们对医疗卫生组织的服务有不同的需求和要求,而管理的目的就在于及时调整服务方向和战略发展决策来满足服务对象的需求。

案例分析

在克里米亚战场上,属于英国的两个高大英雄群体同时呈现:护士和士兵。南丁格尔的崇高形象不仅影响了数以千计的战地护士和医生,甚至连往日形象不佳的英国士兵也因此提高了政治素质、人文素质和战斗素质。南丁格尔这位不平凡的女性凭借超凡的护理管理能力、崇高的护理职业道德和精湛的护理业务技术为护士树立了典范,使原本不被人重视的护理岗位变成了神圣的职业,使护士获得了“天使”的美誉!

问题:

南丁格尔在护理管理方面做出了哪些贡献?

第三节 护理管理面临的挑战及发展趋势

随着我国经济社会发展、医疗体制的改革,人口老龄化进程的加快以及疾病谱变化,人民群众对医疗卫生服务有着更多样化、更高层次的需求,我国护理管理事业也面临着一系列

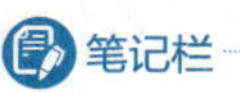

的挑战，同时也给护理管理工作创造了新的机遇。

一、我国护理管理面临的挑战

（一）健康需求多样化的挑战

1. 疾病谱和人口结构变化的影响　随着社会经济和医疗技术的发展，疾病谱及社会人口结构均发生了明显的变化。与生活方式、心理、社会因素密切相关的慢性非传染性疾病的发病率逐年增高，已成为威胁社会人群健康和生活质量的重要因素。人口老龄化进程不断加快，我国目前老年人口数量已超2亿，对康复护理、老年护理等的需求日益突出。同时，随着三孩生育政策的实施，对妇产、儿童、生殖健康等护理服务亦提出了更高的要求。

2. 医学模式转变的影响　现代医学模式由生物模式向生物-心理-社会医学模式和环境相结合的模式转变，对护理服务也出现了高、中、低不同层次的需求。需求的多样性促使护理服务向高质量、多元化和人性化方向发展，同时对护理管理者提出了新的要求。护理管理者要具有战略眼光，制订与社会及群众需求相适应的护理战略目标，发展适于我国国情的护理服务和管理模式迫在眉睫。

（二）医疗卫生体制改革的挑战

护理专业作为医疗卫生服务的重要组成部分，在医学科学的进步和市场经济的竞争中，护理工作的内涵及外延都有了新的拓展。

1. 护理专业人才短缺　“十三五”期间，是我国历史上护士数量增长最快的时期，医院医护比例倒置的问题已扭转，但是相比广大人民群众日益提高的健康服务需求，能够适应社会需要的护理人力资源还处于相对缺乏的状况。另外，由于目前我国护理管理者大多来自基层护理人员，缺乏专门的护理管理培训，经验式管理模式还较为普遍，与国外护理已经形成了不同领域的专业特色的情况相比，我国在形成科学化和专业化的护理管理队伍方面还有较大差距。

2. 护理经营模式转变　护理作为不可替代的医疗服务项目，由其工作价值带来的经济效益一直未得到应有的体现。护理服务成本在很大程度上反映了护理服务的社会效益和经济效益，是反映医院工作质量的一个重要指标，因此护理经济作为一个概念逐渐被引入医疗机构。管理者要重视护理价值的研究，逐渐将经济学的经营管理理念和知识渗透到护理管理工作中，要站在护理发展的长远利益和全局高度来思考护理工作发展中面临的问题，利用现代化护理信息管理手段，构建我国的成本核算模型，真实体现护理人员的工作价值。

（三）信息化技术的挑战

互联网发展已经进入大数据时代，引发了人们的工作、生活、思维乃至整个社会的巨大变革，互联网所引发的巨大变革最核心的是互联网思维对现代管理理念及管理职能的深刻影响与改变。护理管理者必须适应这一转变，树立现代管理理念，重新审视管理过程，需要运用先进的信息化技术对资源进行优化配置，大力推动移动护理、“互联网+护理服务”的发展，建立新型护理服务模式并对其进行持续改进，这都是护理管理者面临的新挑战。

（四）护理学科发展的挑战

护理学是一门综合性的应用学科，以人、环境、健康和护理作为学科的基本概念框架逐渐形成了自己的护理理论体系。2011年初将“护理学”定为国家一级学科，为护理学科的发展提供了更大的发展空间，同时也向护理管理人员提出了新的挑战。

1. 护理教育改革　伴随着经济社会的快速发展，医学模式、卫生保健以及人们的健康观念都在发生着改变，对护理人才培养的质量提出了更高的要求。在新医科建设背景下，护

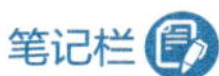

理管理者要落实立德树人根本任务，以健康中国战略发展目标及满足人们日益增长的健康需求为导向，以培养科研和专业能力并重的实用型护理人才为目标，以岗位胜任力为核心，建立起护理人才培养与行业需求密切衔接的机制，逐步完善院校教育、毕业后教育、继续教育相互衔接的护理人才培养体系。

2. 临床护理实践 随着护理学科范围扩展及专业方向的细化，临床护理工作内容及形式也日趋多样化和专业化。近些年来，专科护士的培养和使用已成为护理管理者关注的重要议题。此外，随着循证护理在临床实践中的重要性日益被认可，如何将护理科研成果与临床护理实践进行有机结合，如何在遵循证据的基础上规划临床实践和管理活动，也是管理者面临的重要挑战。

3. 护理研究 学科建设是科学研究的基础和推动力，科学研究是学科建设的前提。近年来，护理研究发展迅速，但具有学科特色的理论研究仍相对滞后，研究问题、研究方法等在深度和广度上也存在较大局限。在经济飞速发展和医疗技术不断进步的大环境下，管理者要抓住机会，善于发现新的护理现象和护理问题，采用适宜的护理研究方法和手段进行研究，用科学的证据来指导临床实践，促进护理学知识体系的建立与完善，以加快护理学科的发展进程。

(五) 经济全球化改变对护理管理的挑战

在最近的几十年中，经济全球化得到了迅猛发展，现在各国经济上互相依存、互相补充、争取共赢的局面已经形成。经济全球化改变了护理工作模式、卫生保健服务形式以及护理教育的环境和方式。护理领域中日益扩大的国际交流与合作为专业发展提供了机遇，但同时也给管理者带来了一系列有关人才流失和人才引进的工作挑战。经济全球化进程中最为显著的特征就是对人才的竞争，因此，如何进一步加强国际交流与合作，在适应国际间技术、服务、人才相互开放的同时，吸纳并保留更多的高水平护士是管理者必须思考的问题。

知识链接

护理学科成为一级学科

2011 年 3 月 8 日，国务院学位办颁布了新的学科目录设置，其中护理学从临床医学二级学科中分化出来，成为一级学科，与中医学、中药学、中西医结合、临床医学等一级学科平行，为护理学科的发展提供了更大的发展空间。新的学科代码为 1011。

长期以来，护理学一直作为临床医学一级学科下的二级学科发展，在生物医学模式及国内护理教育体系不健全的背景下，这种模式在一定时期内推动了护理学科的进步。但随着社会的发展以及护理实践内容的不断扩大，护理学科内涵也不断扩展。护理学作为临床医学二级学科的现状，已对我国护理学科发展，特别是高等护理教育(如学生培养定位、学位授予和培养类型确定等)造成限制。而从英、美、德、澳大利亚等发达国家经验看，护理需要成为医学门类下的一级学科。鉴于此，从 2005 年始，全国护理同仁协同努力，积极申请护理一级学科认定。经过近 5 年的努力，护理学终于被列入国务院学位办(二〇一一年二月)新修订学科目录。

此次国务院学位办对护理学一级学科的确认，既是对全国护理人员辛勤付出的肯定，也是对全国护理人员的极大鼓舞，是继国家卫生部(现为国家卫生健康委员会)将护理列入重点专科项目后国家对发展护理学科的又一大支持。

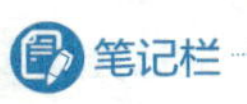
笔记栏

二、护理管理的发展趋势

《"健康中国 2030"规划纲要》指出"立足全人群和全生命周期两个着力点,提供公平可及、系统连续的健康服务,实现更高水平的全民健康"。为了实现这一目标,要做好科学合理的护理战略规划,健全完善护理服务体系,加强护理人才队伍建设,创新护理服务模式,精准对接新时代人民群众日益增长的多样化健康需求,这也是护理管理未来的发展方向。

(一)护理专业多样化

我国进入全面建设小康社会的新时期,护理服务不断适应人民群众日益多样化、多层次的健康需求,服务领域逐步向家庭、社区延伸,在老年护理、慢性病护理、中医护理、临终关怀等方面发挥积极作用,护理服务领域不断拓展。护理管理者要根据需求的变化,改革护理服务模式,充分发挥护理专业技术和人才优势,建立以机构为支撑、社区为平台、居家为基础的护理服务体系,覆盖急性期诊疗、慢性期康复、稳定期照护、终末期关怀的护理服务格局,满足不同层次的护理服务需求。提高护理服务能力,实现优质护理服务全覆盖,面向社会提供高质量的护理服务,从而适应卫生事业的发展和人民群众的健康服务需求。

(二)护理管理队伍专业化

护理管理队伍的专业化水平是决定管理效果的重要因素。在医院护理管理改革中,培养和建设一支政策水平较高、管理能力强、综合素质优的护理管理专业化队伍是未来的趋势。按照"统一、精简、高效"的原则,建立完善的责权统一、职责明确、精简高效、领导有力的护理管理体制及运行机制;从经验型管理转向科学型管理,注重国内外先进理论或模式的学习和应用,创新管理理念,推动多学科知识的交叉以及跨学科的团队合作;依法依律进行管理,护理管理者应进一步增强法制观念,掌握并运用各项法规,健全护理管理制度,在保障患者安全的同时也能够维护护士的合法权益。

为了适应经济发展及人类活动全球化趋势,国内护理人才培养需要具有国际视野,加强护理领域的国际交流与合作,有助于推动我国护理事业的持续发展。管理者应积极创造条件供有发展潜力的护士出国深造、参与国际会议交流,从而更好地学习和借鉴国外先进的护理理论、临床护理实践和管理技能。护理人才培养模式将逐渐从通科培养转向以拥有某特定临床专科领域的知识和技能的专科护士培养,以适应护理学科专业化、护理方向精准化的发展趋势。

(三)管理手段信息化

大数据将加速新技术从互联网向更广泛的领域渗透,全面辐射到各行各业,护理专业领域也不例外。未来护理管理的重点必然是信息系统的建立以及对大数据的管理和应用。将信息化手段全面应用于临床护理及护理管理工作,能够优化护士的工作流程,保证护理安全,提高工作效率;把计算机技术与科学化管理有机地结合起来,把综合开发利用信息资源与全面实现人、财、物、信息的数字化管理相结合,对提高护理科学化水平和加快护理学科发展具有重要意义。未来的护理信息化管理将着重于构建系统化、多功能、广覆盖的数字化信息网络平台,充分利用护理信息系统的功能,就护理人力资源管理、护理质量管理、绩效评价、薪酬体系、护理研究、教学管理等方面更好地发挥护理管理职能。同时大数据技术的应用还可以帮助护士和其他医务工作者减少医疗成本,用科学证据做出最佳的临床决策,从而有效地改善患者的结局。此外,发展"互联网 + 护理服务",推进智慧护理等,将成为护理管理者面临的新课题。

(四)管理方法人性化

随着管理有效性研究的深入,制度管理时代开始进入人性化管理的时代。护理管理者需要不断更新管理理念和管理模式，树立人本观念，构建多元的护理组织文化，适应不同护理人员管理的需要，在人文理论的指导下，将科学、人性、和谐的思想用于管理之中，最大限度地发挥管理效益，提高护理专业的核心竞争力。在护理管理过程中，实施“以人为本”的柔性管理，尊重个人的价值和能力，提供个人自我管理和自我提升的空间，充分调动员工的工作积极性。护理管理者应树立以人为本的管理理念，构建多元的护理组织文化，适应不同护士管理的需求，以最大限度地发挥管理效益；以护士需求及职业发展为导向进一步完善绩效评估体系，建立科学的弹性化激励方案，进一步提高护士的工作积极性和职业满意度。

（五）护理风险管理

护理风险管理是对现有的和潜在的护理风险的识别、评估、评价和处理，系统地消除或减少护理风险事件的发生及风险对患者和医院的危害及经济损失，以最低成本实现最大安全保障的科学管理方法。

由于疾病的复杂性，不可预测性及医学技术的局限性，医学风险无处不在，护理风险也始终贯穿在护理操作、处理和抢救等各环节和过程中。近几年，医患和护患关系成为较为敏感的社会问题，护患冲突也使得护理风险越来越高，护理风险管理已成为日常管理工作的重要部分。通过建立健全风险管理组织、管理制度、安全监控系统，加强护理风险教育培训，提高风险防范意识和能力、建立新型护患关系、提高患者满意度等一系列护理安全管理策略，明显提高了护理风险管理的水平。

（六）管理效益合理化

护理成本效益是护理服务使社会获得的使用价值与护理服务在创造这些价值时所消耗劳动的比较关系。21 世纪护理服务正在向医院和社区两大主体发展，护理成本效益研究有利于护理的整体发展。为了提高医院护理经济管理水平，增强护理服务的市场竞争力，研究护理成本效益成为护理管理发展的一种趋势。因此，护理管理人员必须重视护理价值的研究，注重成本、市场、效益、服务、品质与信息等因素，合理地分配资源，提高护理服务的效益和效率，实现护理成本核算标准化、系统化、规范化。

（胡艳宁）

复习思考题

1. 管理的基本特征有哪些？
2. 护理管理学研究内容主要有哪些？
3. 分析管理二重性的基本内容。
4. 护理管理学发展面临的挑战是什么？如何应对？

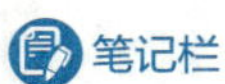

PPT 课件

第二章 管理理论和原理

学习目标

识记：1. 准确说出系统的概念、特征；

2. 正确描述人本原理、动态原理、效益原理的基本内容。

理解：1. 能举例说明中国古代有代表性的管理思想及其主要观念；

2. 能举例说明西方工业革命以后有代表性的管理思想；

3. 能举例说明各种古典管理理论的特点。

运用：1. 能运用学习型组织理论进行管理；

2. 能运用人本原理、动态原理、效益原理到护理管理实践中。

第一节 管理思想的形成与发展

一、中国管理思想的形成与发展

（一）中国古代的管理思想

中国传统文化博大精深、源远流长，深刻影响了中国社会的发展。在数千年封建社会的进程中，形成了多元文化体系，出现了不同的学派和管理思想，其中以儒家、道家、兵家、法家为突出代表。

1. 儒家管理思想　儒家管理思想在我国渊源已久，但作为一个独立的体系正式形成，是通过孔子完成的。其代表人物有孔子、孟子、荀子、董仲舒等。其主要管理思想观点为德治、仁政和礼制。

孔子主张积极入世的管理态度，提倡“德治”。“仁”是孔子管理思想中的核心所在，把“仁爱”和“德治”作为管理方法，提出“己欲立而立人，己欲达而达人”“己所不欲，勿施于人”，宣扬“爱人”的管理主张。

在孔子的管理思想体系中另一个重要的组成部分是中庸，曾在儒家管理思想中被奉为最高的伦理准则。其中体现了儒家管理辩证法的思想，承认管理双方的矛盾和对立统一，主张采取不偏不倚的“中道”，主张调和。此外，孔子提出的“天命观”，是儒家管理思想中比较巧妙的一种管理哲学，为后世儒家管理哲学的发展奠定了基础。

孟子继承和发展了孔子“仁”的管理价值理论，提倡“仁政”。这种管理思想的核心是“重民”，认为“民为贵，君为轻”，承认普通百姓在维护国家管理者地位上的重要作用。孟子在“仁政”的基础上，提出了“性善论”，为“仁政”学说找到了有力的论据，以此来论证其“仁政”

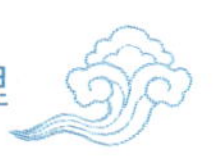

笔记栏

的合理性。

荀子是继孟子之后的儒家管理思想家中的又一位代表人物,他在继承和发展孔孟的儒家管理思想的基础上,提出要建立统一封建制的管理理论和"统礼义",认为"礼制"是理想的管理制度。他独创性地提出了"性恶论",批判了"性善论",吸收了法家的管理思想,对法治管理的思想予以肯定。荀子改变了孔孟学派管理思想中"天道观"的管理哲学论,由神本的天命论转变为人本论,这对以后儒家管理哲学的发展有着至关重要的意义。

董仲舒是西汉哲学家,其著作《举贤良对策》阐述了他的哲学体系的基本要点,并建议"罢黜百家,独尊儒术",为汉武帝所采纳。董仲舒以《公羊春秋传》为依据,将周代以来的宗教天道观和阴阳、五行学说结合起来,吸收法家、道家和阴阳家思想,建立了一个新的管理思想体系,成为汉代的官方统治哲学。儒家的管理思想经过董仲舒的发展确立了其在国家管理思想上的主导地位,结束了管理思想百家争鸣的局面。董仲舒以后,儒学管理思想逐渐作为官方管理哲学的意识形态出现,通过教育、科举等社会制度的推行,渗入到社会管理的各个层面,逐步开始了长达两千多年的思想统治。

2. 道家管理思想　道家管理思想的代表人物主要有老子、庄子、彭蒙、田骈等。其内部形成了老庄学派和黄老学派,前者思想主要以《老子》《庄子》《列子》等典籍为代表,后者思想主要以《管子》中的《心术》《内业》等四篇和《经法》《上六经》四篇及《淮南子》为代表。道家管理思想以老庄学派为鼻祖,老庄学派奠定了道家管理思想的基本范畴和基本的管理思想,道家管理思想的主要内容是崇尚"无为而治"。

知识链接

老庄其人

老子,姓李名耳,又称老聃,春秋时楚国苦县(今河南鹿邑)人,春秋末期伟大的思想家、哲学家,道家思想的创始人,被尊为道祖。著有《道德经》一书,是反映老子管理思想的主要材料。其作品的精华是朴素的辩证法。

庄子(约公元前369—公元前286),名周,字子休,蒙城县城东郊人(今河南商丘附近),战国时期伟大的哲学家、思想家和文学家,道家学说主要创始人。庄子一生著书十余万言,代表作《庄子》反映了庄子丰富的哲学思想和管理思想。

老子与庄子因其对道家的重要影响,世称"老庄"。

老子的管理思想核心是围绕着"道"而展开的,在他的管理思想体系中,"道"是一般管理规律,是生成万物而又为万物终极归宿的管理精神本原。

老子主张"无为而无不为",他的管理终极目标即"小国寡民""使有什佰之器而不用,使民重死而不远徙;虽有舟舆,无所乘之;虽有甲兵,无所陈之。使民复结绳而用之。至治之极。甘其食,美其服,安其居,乐其俗。邻国相望,鸡犬之声相闻,民至老死,不相往来。"老子主张无为的管理意识,消极的管理模式,最后达到"小国寡民"这种最原始的管理状态。

庄子继承了老子"道生万物"的基本观点。他认为整个客观的管理世界都是人的主体意识派生出来的。他的管理思想中也具有明显的辩证法思想,主张"登假于道"的管理价值理论,提出"农夫无草莱之事则不比"的农业管理理论和"九征至"的人才管理原则。

笔记栏

知识链接

庄子识人"九征至"

孔子曰:"凡人心险于山川,难于知天。天犹有春秋冬夏旦暮之期,人者厚貌深情。故有貌愿而益,有长若不肖,有顺懁而达,有坚而缦,有缓而釬。故其就义若渴者,其去义若热。故君子远使之而观其忠,近使之而观其敬,烦使之而观其能,卒然问焉而观其知,急与之期而观其信,委之以财而观其仁,告之以危而观其节,醉之以酒而观其侧,杂之以处而观其色。九征至,不肖人得矣。"庄子在《庄子·杂篇·列御寇》中,借孔子之口说出以上识人可用的办法。

庄子的管理思想体系中也存在一些消极因素,特别是在管理哲学方面有一些结论是不正确的,但是他继承了老子朴素的管理辩证法,反对专制管理,要求民主管理,对古代管理思想的发展以及后世的管理思想都有一定的积极作用。

道家管理学说作为一种学术派别影响到国家高层的管理决策是在汉代。这就是黄老之学。黄老之学形成于战国末期,在西汉初期十分兴盛,到汉武帝"罢黜百家,独尊儒术"之后,逐渐开始衰退。"黄老之学"是黄帝与老子的学说。是新道学家假托黄帝立言,改造老子的学说,并综合吸收了先秦各家学说重要内容的一种理论体系。其主要代表是陆贾、盖公。黄老之学主张以法治国,赏罚分明,言出必行,也主张用战争来完成国家统一,"省苛事,薄赋敛,毋夺民时",主张"贵清静而民自定",使统治者少生是非、少扰民,以利人民休养生息。黄老之学主张清虚自守,卑弱自恃,因此它适应汉初农民战争后的政治形势,符合恢复生产、稳定封建秩序的需要。所以,在汉初统治者的提倡下,黄老之学盛极一时。

《黄老帛书》作为黄老学派道家管理思想的作品,也继承了老子的管理思想,以"道"为管理本体。《黄老帛书》中"规蛲毕争"和"敌者早生争"的观点体现了辩证法思想,提出了"度"这个概念,认为"度"是矛盾双方相互转化的条件。《黄老帛书》在继承老子管理思想的基础上,提出了"无为论",要比老子的思想更为积极,在战略决策上提出"贵柔守雌"的原则,对后世有十分重要的意义。

3. 兵家管理思想　战争是由计划、组织、协调、指挥等诸要素组成的,所以,战争也是一种管理行为。中国兵家管理思想是我国历代军事家对战争决策、指挥、统筹及其基本规律理性认识的总和。兵家强调预谋,《孙子兵法》和《三十六计》为其代表作。

孙武,字长卿,是春秋末期吴国的将军。他所著的《孙子兵法》总结了商周以来,特别是春秋时期的上百次战争的决策和指挥以及战略、战策和经验,结合当时的兵家思想,建立了一个严密的兵家管理理论体系。兵家管理理论从此摆脱了原始的零散状态,开始了系统化和理论化的过程。

《孙子兵法》开篇就提出了"经五事,校七计"的系统思想。战争的胜败取决于各个方面的因素和情况,但关键是"经五事",即"道、天、地、将、法"5个方面的因素:"道者,另民与上同意也",即要老百姓与统治者同心同德,即"人和";"天者,阴阳、寒暑、时制也",即时机或"天时";"地者,高下、远近、险易、广狭、死生也",即地理位置或"地利";"将者,智、信、仁、勇、严也",即要有智有谋、诚信、仁慈、勇敢、严明;"法者,曲制、官道、主用也",即强调编制与制度规范。知胜负还要"校七计":"主孰有道?将孰有能?天地孰得?法令孰行?兵众孰强?士卒孰练?赏罚孰明?"《孙子兵法》强调预谋,即要有预见性,要进行正确的决策和谋划:"夫未战而庙算胜者,得算多也;未战而庙算不胜者,得算少也。多算胜,少算不胜,而况

无算乎！”“知己知彼，百战不殆。不知彼而知己，一胜一败，不知彼，不知己，每战必败。”孙子提出“全胜”和“利害”的决策管理思想，把“全胜”作为管理世界所追求的最高目标。孙子在人才管理上重视领导者的“智、信、仁、勇、严”五种品格，提出了“举贤授能”的人才管理思想。

《三十六计》是根据我国古代卓越的军事思想和丰富的斗争经验总结而成的兵书，是中华民族悠久文化遗产之一。各计所含内容，多属古代兵家诡谲之谋，可以说它是采集兵家之“诡道”，专讲军事谋略的一本兵书。《三十六计》中的多数解语，是选用《易经》的语辞为依据的。所以，《三十六计》的兵家管理哲学倾向于道家管理哲学思想。《三十六计》用《易经》中的阴阳变理，推演成兵法的刚柔、奇正、攻防、彼己、虚实、主客、劳逸等对立关系的相互转化，使每一计都含有朴素的军事辩证法色彩。书中论述的战略思想包括：①发展：要根据客观条件的变化转变战略，以取得自己的发展。②差别：要掌握双方的差别并根据双方的差别调整战略。③重视运用时机和技巧：抓住时机，寻找战机，注重技巧，最后取胜。④重视全军士气、氛围对战争胜利的重要性：强调不断鼓励我方士兵的斗志，给予最强大的精神力量是战争取胜的重要条件。

4. 法家管理思想　我国古代的法典早在五千年以前就已经出现。据史书记载：“夏有乱政，而作禹刑；商有乱政，而作汤刑；周有乱政，而作九刑。”周穆王统治时期命吕侯制定了《吕刑》《禹刑》《汤刑》《九刑》，一脉相承。商朝的刑法比夏朝完整且严酷得多。西周的国家机构和法律规定比商朝更趋完善，建立了以宗法等级制和分封制结合为特征的管理体系。真正系统地出现法家思想的代表人物及著述是从战国时期的李悝开始的，商鞅形成了系统的法家管理思想，韩非子在发展了系统的“法治”理论后，提出了“法治”的方法。法家管理思想强调法治和刑治。

李悝，战国时期著名的政治家。作为一个杰出的法家代表人物，在魏文侯的支持下，李悝进行了一系列的变法，提出“食有劳而禄有功，使有能而赏必行，罚必当”的名言。李悝为了进一步实行变法，巩固变法成果，汇集各国刑典，著成《法经》一书，通过魏文侯予以公布，使之成为法律，以法律的形式肯定和保护变法，固定封建法权。

《法经》共六篇，为《盗法》《贼法》《囚法》《捕法》《杂律》和《具律》，对维护封建地主阶级利益起到了很好的作用，为后世所效仿。《晋书·刑法志》便说商鞅“受之以相秦”，而“秦汉旧律，其文起自魏文侯师李悝”。先秦思想学派的法家学说和我国传统法学，均以《法经》为奠基之作，而它在法制史上的开创之功，更不容忽视。

商鞅，姓公孙，卫国贵族，又称卫鞅或公孙鞅，战国时秦国政治家。商鞅在秦国执政21年，变法两次，为秦国统一全国奠定了基础。他在先秦法家中，以重法著称。在法家管理思想发展史上，他第一次多方面阐述了法家的基本管理理论，形成了较为系统的法家管理思想。

商鞅特别强调法律的重要性，他指出：“法令者，民之命也，为治之本也，所以备民也”，反复劝告统治者要“不贵义而贵法，法必明，令必行”“不可以须臾忘于法”。商鞅认为，只有法律才能解决一切争端，巩固统治阶级的统治。从揭示法律外部特点的角度提升了法律管理理念在一个国家管理结构中的重要位置，即“法者，国之权衡也”，进一步提出了“壹赏”“壹刑”“壹教”的管理思想，要统一奖赏的标准，统一刑罚标准和统一教育的内容。商鞅的这种管理办法，要求在管理意识形态领域中实行强制的手段，奖赏和刑罚标准的统一为贯彻富国强兵的法令、实现变法扫清了道路。

商鞅还提出了一套“法治”的管理方法。他说：“国之所以治者三：一曰法，二曰信，三曰权。”商鞅提出“权”是最重要的，必须由“君”“独制”，这样才能够使“法治”得以推行。商

笔记栏

鞅的这种管理思想为君主专制制度的建立奠定了理论基础，也被以后的法家管理思想所继承和发展。

到了战国中后期，法家的管理思想已经逐步走向成熟，韩非子正是在这个时期把法家的管理思想升华到了一个新的高度。韩非子，战国末期人，是法家的代表人物之一，喜好刑名法术之学，"而其本归于黄老"。他和李斯都是荀子的弟子。他在韩国曾多次向韩王提出很多兴国的计策，但都没有被韩王所采纳。于是，他发奋写了《孤愤》《五蠹》等十万言，后来集为《韩非子》一书。秦王非常欣赏韩非子，曾说："寡人得见此人与之游，死不恨矣。"

知识链接

徙木为信

司马迁所著《史记》中记载："商鞅变法令既具，未布，恐民之不信已，乃立三丈之木于国都市南门，募民有能徙置北者予十金。民怪之，莫敢徙。复曰：'能徙者予五十金。'有一人徙之，辄予五十金，以明不欺。卒下令，令行于民。"

这个故事说的是商鞅变法的法令已经准备就绪，但没有公布。他担心百姓不相信自己，就在国都集市的南门外竖起一根三丈高的木头，告示：有谁能把这根木头搬到集市北门，就给他十金。百姓们感到奇怪，没有人敢来搬动。商鞅又出示布告说："有能搬动的给他五十金。"有个人壮着胆子把木头搬到了集市北门，商鞅立刻命令给他五十金，以表明他说到做到。接着商鞅下令变法，新法很快在全国推行。

韩非子在发展了系统的"法治"理论后，提出了一套完整的实行"法治"的方法，即"以法为本"，强调法、术、势三者的结合。提出了"人情者有好恶"的管理行为理论及管理矛盾观，他完全继承了荀子的性恶论，认为人与人的管理关系是以"利"为核心建立起来的。韩非子认为人们之间不同的管理地位造成了人们之间利益的矛盾，由此揭示了统治阶级内部激烈的矛盾斗争。

韩非子还提出了"道尽稽万物之理"的管理天道观。他主张极端专制的中央集权管理机制，在如何管理国民经济上阐述了公利和富国的原则，"人多"和"事功"的原则，以农为本、工商为末的原则。韩非子在中国管理思想史上第一次提出了"矛盾"这一范畴，阐述了管理逻辑学所谓"不矛盾律"，他表述为"不相容之事，不两立也"，他的这种"矛盾"观念的提出，对中国管理逻辑思想的发展是有贡献的。

国内著名管理学专家周三多教授将中国古代管理思想分为宏观管理的治国学和微观管理的治生学，并将它们作为管理国家和经营性事业的指导思想和主要原则，具体可概括为以下要点：顺"道"、重人、人和、守信、利器、求实、对策、节俭和法治。以上要点在儒家、道家、兵家、法家等管理思想中有不同程度的体现。

（二）中国近代管理思想

1840年鸦片战争以后，中国社会的性质开始发生变化，由封建社会逐步转变为半殖民地半封建社会。列强打开了国门，同时也将西方的政治、经济意识形态带入了中国，中国传统作坊式的小农经济结构受到冲击，民族资本主义诞生并不断发展。随着西方思想的引入和中国民族工业的发展，中国近代的管理思想也出现了不同的派别。例如，以曾国藩、李鸿章、左宗棠等为代表的洋务派，其管理思想的特点是重技术轻管理；以康有为、梁启超、谭嗣同等为代表的维新派，其管理思想的核心是西方资产阶级进化论和天赋人权学说；以郑观

应、张謇、穆藕初等为代表的民族实业家们，其管理思想则是注重西方科学管理思想与中国传统文化的结合，形成了独具特色的组织管理理念。

二、西方国家管理思想的形成与发展

（一）西方古代管理思想

西方文明起源于古希腊、古罗马、古巴比伦和古埃及等文明古国，这些古国在国家管理、生产管理、军事、法律等方面都有过辉煌的实践。

古希腊文明是欧洲最早出现的，同时也是对西方文化产生深远影响的文明。古希腊人崇尚民主管理，所有的国家大事都由人民表决决定。古希腊著名的思想家苏格拉底、色诺芬、柏拉图、亚里士多德等都对管理有自己的见解。苏格拉底很早就认识到管理的普遍性原则，他认为不同组织的管理技术和管理职责事实上是相通的，例如“一个好商人和一个好将军具有相同的管理职责”。色诺芬的代表作有《经济论》，他的管理思想体现在他认为管理的中心是重视人的管理。柏拉图在他的著作《理想国》中提出了劳动分工的管理思想，而亚里士多德被称为“科学方法之父”，他的管理思想体现出古希腊科学的高度发展。

古罗马从公元前 8 世纪在意大利半岛中部兴起，至公元前 2 世纪，古罗马成为横跨欧亚非的地中海霸主，达到鼎盛时期。古罗马是靠武力征服建立起来的奴隶制国家，古罗马人在长期的军事生涯中建立了严密的等级管理制度，发展了集权、分权再到集权的实践经验，具有了以分工和权力层次为基础的管理职能设计能力。

古巴比伦是公元前 19 世纪初在两河流域建立起来的奴隶制王国。公元前 18 世纪，古巴比伦的第六代国王汉谟拉比颁布了一部法典，这是目前已知的人类历史上第一部完备的成文法典，即《汉谟拉比法典》。该法典正文共 282 条，内容对刑事、民事、贸易、婚姻、继承、审判等制度都做了详细的规定，该法典的颁布和实施体现了早期的管理思想。

古埃及位于非洲东北部尼罗河中下游，公元前 3150 年古埃及建立起统一的中央集权国家，历经 30 个王朝，公元前 343 年，埃及王朝灭亡。在古埃及，中央集权的专制政权是国家的基本特征，法老是国家的最高统治者，拥有全国的土地和财产。古埃及人在建造金字塔的过程中展现了非凡的管理制度和组织才能，他们最早意识到“管理跨度”的问题，在管理过程中“以十为限”，例如在工程管理中每个监工管理 10 名奴仆。

（二）欧洲中世纪的管理思想

中世纪是欧洲从西罗马帝国灭亡（公元 476 年）到东罗马帝国灭亡（公元 1453 年）的一个特殊时期，在这一时期，商业逐渐出现并得到发展，管理实践和管理思想都相应地有了较大的发展。

在中世纪，出现了两种类型的社会经济活动的组织形式，一种是商业行会和手工业行会，一种是厂商组织。行会是城市手工业者为保障自身利益而建立起的行业内部组织，它具有现代管理的某些雏形。厂商组织可以算作最早的“前店后厂”，有“合伙”和“联合经营”两种形式，这些都可以看作现代“公司”的前身。15 世纪世界最大的工厂之一威尼斯兵工厂就是这一时期管理实践的优秀代表。

威尼斯兵工厂是政府建立的造船厂，占有陆地和水面面积 60 英亩，雇佣工人一两千人。在当时的社会发展条件下，要实现对如此庞大规模工厂的管理不是一件容易的事情，如人事管理、生产过程管理、产品质量控制、存货控制、成本控制等方面的问题都需要得到妥善解决。而威尼斯兵工厂在这些方面都积累了丰富的经验，比如采用流水作业制度进行生产过程管理，所有产品部件都进行编号储存等，体现了较高的管理水平。

中世纪末期，文艺复兴以意大利为中心，逐渐兴起并席卷整个欧洲大陆。文艺复兴时期

笔记栏

人道主义兴起，人的作用得到前所未有的重视，管理思想出现很大的发展。代表人物是意大利的思想家、政治家和历史学家尼克罗·马基雅维利（Niccolo Machiavelli，1469—1527），他在著作《君主论》中提出了管理者做好国家管理应该遵循的四条原则：①领导应得到群众的认可；②领导者要维持组织的内聚力；③领导者要有生存意志力，即能够居安思危；④领导者的领导能力。这些原则对现在的组织管理也具有积极的意义。

（三）工业革命以后的管理思想

从18世纪下半叶开始，伴随着科学技术的发展，工业革命首先在英国暴发。工业革命引起了生产方式的巨大变化，人们更加重视如何进行工厂的管理实践，出现了很多有影响力的管理思想。

1. 亚当·斯密的管理思想　亚当·斯密（Adam Smith，1723—1790）是英国古典经济学体系的建立者，1776年，他出版了《国民财富的性质和原因的研究》（即《国富论》）一书，在书中他系统地阐述了其政治经济学观点，为资本主义经济的发展奠定了理论基础。亚当·斯密在书中论述了“经济人”的观点，他认为经济现象是具有利己主义的人们的活动所产生的，人的行为动机的根源是经济利益，个人的经济利益得到满足，才能产生社会利益。亚当·斯密还论述了劳动分工的重要性，他认为劳动分工是提高劳动生产率的重要因素。

2. 罗伯特·欧文的管理思想　罗伯特·欧文（Robert Owen，1771—1858）是英国空想社会主义者，是英国职工会最早的组织者之一，也是人事管理的创始人，被称为“人事管理之父”。在人事管理方面，欧文致力于改善工厂的工作条件、缩短劳动时间、提高工资待遇、为职工子女设立幼儿园和学校、发放抚恤金。欧文所采取的这些管理措施，使工人对工厂的满意度增加，工厂的盈利也得到增加。欧文的管理思想重视人的作用，而不是把人当作“工具”，因此也被认为是人本管理的先驱者。

3. 查尔斯·巴贝奇的管理思想　查尔斯·巴贝奇（Charles Babbage，1792—1871）是英国著名的数学家、机械学家，现代科学管理的先驱。1832年，巴贝奇出版了《论机器和制造业的经济》一书，在书中他指出制定企业管理的原则要建立在对事情进行严密调查、获得数据进而科学分析研究的基础之上。另外，巴贝奇还发展了亚当·斯密关于劳动分工的思想，他认为，劳动分工减少了工人转换工种的学习和时间成本，有利于提高工人的熟练程度，同时有利于工具和机器的改进。巴贝奇还很重视对生产的研究和改进，鼓励工人提出改进生产的意见和建议。

第二节　经典管理理论

一、古典管理理论

古典管理理论以泰勒的科学管理理论、法约尔的管理过程理论和韦伯的行政组织理论为代表。

（一）科学管理理论

“科学管理”是20世纪初在西方工业国家影响最大、推广最普遍的一种管理理论。它包括一系列关于生产组织合理化和生产作业标准化的科学方法及理论依据。美国的弗雷德里克·泰勒（Frederick Winslow Taylor，1856—1915）是科学管理学派奠基人。针对美国工厂中管理落后、工人劳动生产率低下的状况，泰勒进行了一系列的探索，他的3个代表性的实验研究为：搬运铁块实验、铁砂和煤炭的铲掘实验和金属切削实验。通过实验研究，他提出了

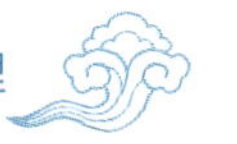

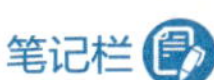

提高劳动生产率、改进管理制度和方法的一整套设计。1911 年，在这些研究的基础上，泰勒出版了《科学管理原理》一书，该书的出版，成为管理科学正式产生的标志，泰勒也因此被称为“科学管理之父”。

泰勒的一系列科学试验为他的科学管理思想奠定了坚实的基础，使管理成了一门真正的科学。科学管理的中心问题是提高劳动生产率。其理论主要内容包括：

1. 改进工作方法，并根据工作的要求挑选和培训工人

(1) 改进作业方法，以提高工作效率、合理利用工时：泰勒对工人工作的工时和动作进行详细的分析，科学制定工作定额，以谋求最高的工作效率。

(2) 作业环境与作业条件的标准化：在科学分析的基础上确定有关标准，使工作人员能够掌握标准化的操作方法，使用标准化的工具、机器和材料，从而使工作环境标准化，提高劳动生产率。

(3) 根据工作的要求，挑选和培训工人：根据工作的要求，挑选最适合该项工作的一流人员，实现工作人员的能力与所从事工作的最佳适配，并根据岗位要求培训人员。

知识链接

搬运铁块实验

1898 年，泰勒从伯利恒钢铁厂开始他的实验。这个工厂的原材料是由一组记日工搬运的，工人每天挣 1.15 美元，这在当时是标准工资，每天搬运的铁块重量有 12~13 吨，对工人的奖励和惩罚的方法就是找工人谈话或者开除，有时也可以选拔一些较好的工人到车间里做等级工，并且可得到略高的工资。后来泰勒观察研究了 75 名工人，从中挑出了四个，又对这四个人进行了研究，调查他们的背景习惯和抱负，最后挑了一个叫施密特的人，这个人非常爱财并且很小气。泰勒要求这个人按照新的要求工作，每天给他 1.85 美元的报酬。通过仔细地研究，使其转换各种工作因素，来观察他们对生产效率的影响。通过长时间的观察实验，把劳动时间和休息时间很好地搭配起来，工人每天的工作量可以提高到 47 吨，同时并不会感到太疲劳。他也采用了计件工资制，工人每天搬运量达到 47 吨后，工资也升到 1.85 美元。这样施密特开始工作后，第一天很早就搬完了 47.5 吨，拿到了 1.85 美元的工资。于是其他工人也渐渐按照这种方法来搬运了，劳动生产率提高了很多。

知识链接

铁砂和煤炭的铲掘实验

早先工厂里工人干活是自己带铲子。铲子的大小也就各不相同，而且铲不同原料时用的都是相同的工具，那么在铲煤沙时重量如果合适的话，在铲铁砂时就过重了。

泰勒研究发现每个工人的平均负荷是 21 磅，后来他就不让工人自己带工具了，而是准备了一些不同的铲子，每种铲子只适合铲特定的物料，这不仅使工人的每铲负荷都达到了 21 磅，也是为了让不同的铲子适合不同的情况。为此他还建立了一间大库房，里面存放各种工具，每个的负重都是 21 磅。同时他还设计了一种有两种标号的卡片，一张说明工人在工具房所领到的工具和该在什么地方干活，另一张说明他前一天的工作情况，上面记载着干活的收入。工人取得白色纸卡片时，说明工作良好，取得黄色纸

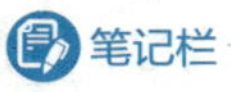

卡片时就意味着要加油了,否则的话就要被调离。

将不同的工具分给不同的工人,就要进行事先的计划,要有人对这项工作专门负责,需要增加管理人员,但是尽管这样,工厂也是受益很大的,据说这一项变革可为工厂每年节约8万美元。

2. 改进分配方法,实行差别计件工资制 实行奖励性的报酬制度,根据对工时和动作的分析制定科学的定额标准,按照标准使用刺激性的报酬制度——“差别工资制”。差别工资制度是根据工人的实际工作表现支付酬金,其目的是调动工人的积极性,提高产量。

3. 改进生产组织,加强组织管理

(1) 实行计划职能与执行职能的分离:计划职能归属于专门的计划部门,计划部门在科学研究的基础上制订工作计划,并对工人发布命令、进行控制;工人则专门从事执行职能,而且必须按照计划规定的标准执行。

(2) 实行“职能工长制”:泰勒认为,职能工长应具有9种素质,但是一个工长不可能同时具备9种素质,为了使工长职能有效地发挥,就要更进一步细化,使每个工长只承担一种管理职能,管理人员职能明确,更容易提高工作效率。

(3) 提出例外原则:即高级管理人员把例行事务授权给下级管理人员,自己只处理例外事务。这种例外原则,至今仍是管理中极为重要的原则之一。

(二) 管理过程理论

法国的亨利·法约尔(Henri Fayol,1841—1925)是欧洲一位杰出的经营管理思想家。他在一个煤矿担任了30多年的总经理,通过自己的管理实践及对管理过程的研究创立了管理过程理论,被称为“管理过程之父”。法约尔的管理过程理论集中体现在他的《工业管理与一般管理》一书中,其主要内容有:

1. 关于管理的基本职能 法约尔认为,就一般企业而言,其主要活动有6项,即技术活动、经营活动、财务活动、安全活动、会计活动和管理活动。他认为,管理活动在企业的6项活动中处于核心地位,是关系到其他活动能否顺利进行的关键。法约尔进一步分析认为,管理活动可以划分为不同的职能性活动,一般来讲,它包含5项基本职能,即计划、组织、指挥、协调和控制。

2. 关于管理的一般原则 围绕着管理活动和职能,法约尔提出了管理人员解决问题时应遵循的14项原则,即管理分工原则、权力与责任原则、纪律原则、统一命令原则、统一指挥和领导原则、个人利益服从整体利益原则、公平支付报酬原则、权力适度集中原则、管理划分等级系列原则、秩序原则、公平管理原则、保持组织成员稳定原则、主动性原则、团结协作原则。

(三) 行政组织理论

德国的马克思·韦伯(Max Weber,1864—1920)是经济学家和社会学家,他为官僚的行政机构建立了一个完美的模型,从而创立了全新的组织理论。

韦伯的研究主要集中在行政管理方面,他从行政管理的角度对管理的组织进行了深入的研究,其主要思想和理论集中体现在他的代表作《社会和经济组织的理论》一书中,韦伯在组织管理方面的思想主要有:

1. 权力和权威是组织形成的基础 韦伯认为组织中存在三种纯粹形式的权力与权威:一是法定的权力与权威,是以组织内部各级领导职位所具有的正式权力为依据的;二是传统的权力,是以古老传统的、不可侵犯性的以及执行这种权力的人的地位的正统性为依据的;

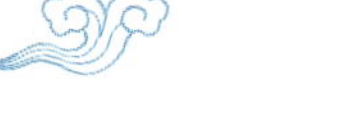

笔记栏

三是超凡的权力,是以对别人特殊的、神圣英雄主义或模范品德的崇拜为依据的。韦伯强调,组织必须以法定的权力与权威作为组织体系的基础。

2. 理想行政组织体系的特点 韦伯认为理想的行政组织体系至少要做到:

(1) 明确的分工:组织内存在明确的分工,每个职位的权利和责任都应有明确的规定。

(2) 森严的等级系统:组织内的各个职位,按照等级原则进行法定安排,形成自上而下的等级系统。

(3) 规范的考评和教育:组织中人员的任用,要根据职位的要求,通过正式的教育培训,考核合格后任用。

(4) 管理人员职业化:管理人员有固定的薪金和明文规定的升迁制度,是一种职业管理人员。组织成员的任用必须一视同仁,严格掌握标准。

(5) 遵守规则和纪律:管理人员必须严格遵守组织中规定的规则和纪律。

(6) 组织中人员之间的关系公私分明:组织中人员之间的关系完全以理性准则为指导,不受个人感情的影响。

韦伯认为这种理想的行政组织是最符合理性原则的,其效率是最高的,在精确性、稳定性、纪律性和可靠性方面优于其他组织形式。

二、行为科学理论

行为科学是研究人类行为规律的科学。西方管理学家试图通过行为科学的研究,掌握人们行为的规律,找出对待员工的新方法和提高工效的新途径。行为科学管理理论研究的主要内容包括对人的本性和需要的研究、对行为动机的研究、对人际关系的研究等。具有代表性的理论包括人际关系学说、人类需要层次理论、人性管理理论等。

(一) 人际关系学说

在管理中关注人的本性问题始于1924—1932年的“霍桑实验”(Hawthorne studies)。霍桑实验由美国行为科学家乔治·梅奥(George Elton Mayo,1880—1949)主持,在西方电器公司的霍桑工厂,进行了一系列测量各种因素对生产效率的影响程度的实验。

知识链接

霍 桑 实 验

实验共分四个阶段:

1. 照明实验 当时的实验假设是“提高照明度有助于减少工人疲劳,使生产效率提高”。可是经过两年多实验发现,照明度的改变对生产效率并无影响。

2. 福利实验 实验目的总的来说是查明福利待遇的变换与生产效率的关系。但经过两年多的实验发现,不管福利待遇如何改变,都不影响产量的持续上升,甚至工人自己对生产效率提高的原因也说不清楚。

3. 访谈实验 工人们长期以来对工厂的各项管理制度和方法存在许多不满,无处发泄,访谈计划的实行恰恰为他们提供了发泄机会。发泄过后心情舒畅,士气提高,使产量得到提高。

4. 群体实验 梅奥等人在这个实验中选择14名男工人在单独的房间里从事绕线、焊接和检验工作。对这个班组实行特殊的工人计件工资制度。实验者原来设想,实行这套奖励办法会使工人更加努力工作,以便得到更多的报酬。但观察的结果发现,产量只保持在中等水平。进一步调查发现,工人们之所以维持中等水平的产量,是担心产

笔记栏

量提高，管理当局会改变现行奖励制度，或裁减人员，使部分工人失业，或者会使干得慢的伙伴受到惩罚。

霍桑实验奠定了管理行为科学的基础，其通过实验得出的结论构成了管理中人际关系学说的主要观点：

1. 工人是社会人　它认为人不仅仅是追求经济利益而活动的“经济人”。实验结果也证明，工人除了有物质收入方面的需求，还有社会、心理等方面的需求，比如人际感情、安全、归属和受人尊重的需要等。

2. 管理者要注意提高工人的满意度　全面准确把握工人本性，要求管理者改变管理方式，即管理者必须按照社会人的要求来对待和激励工人，善于倾听和理解工人，多方面满足工人的需求，这既是提高管理效率的途径，也是检验管理能力的标准。提高工人的士气是提高生产效率的关键。

3. 组织中存在着非正式组织　非正式组织是组织成员在工作和长期接触中，由于相互了解和感情加深，从而形成的一种相对稳定的非正式群体。非正式组织具有特定的规范和规则，它影响着组织的运行和组织成员的行为，从而影响劳动生产率的提高。管理活动必须重视这种人际关系形成的非正式组织。

此后，许多管理学家、社会科学家和心理学家展开了对于管理过程中的行为研究，形成了一系列的理论，使得行为科学成为管理科学发展的重要阶段。这些研究主要集中在研究个体行为、群体行为和领导行为等方面。

（二）人类需要层次理论

亚伯拉罕·马斯洛（A.H.Maslow，1908—1970）是一位著名的心理学家。他在管理学上的主要贡献是进一步发展了美国心理学家亨利·默里（H.A.Murray，1893—1988）把人的需要分为 20 种的分析研究，提出了人类的基本等级论，即需要层次理论。在其代表作《人类动机的理论》和《激励与个人》中，对人的行为动机进行了深入研究，提出人的动机是由需要决定的，这些需要按照人的生存和发展的重要性可以划分为 5 个层次，即生理的需要、安全的需要、社交的需要、尊重的需要和自我实现的需要。

马斯洛认为，人们在满足了低层次的需要后就会追求更高层次的需要，因此在管理中，只有从满足不同的需要入手，才能激励被管理者的积极性。当然这些需要的层次并不一定完全按这个顺序来排列，在实践中，管理者要依据所管理人员的具体情况进行不同的分析对待。尚未满足的需要，才能对行为产生激励作用。

在马斯洛的人类需要层次论基础上，美国著名心理学家赫茨伯格（Frederick Herzberg，1923—2000）提出了“双因素理论”。他认为引起职工不满的因素主要有金钱、地位、安全、工作环境、人际关系等，并称这类因素为“保健因素”；另一类因素为激励积极性的因素，包括工作成就感，事业上能得到发展。他认为“保健因素”得到满足能平息不满，“激励因素”能激发积极性，提高效率。

（三）人性管理理论

人性管理和人类的需要层次理论一样，都侧重于对个体行为的研究。人性管理研究的代表性成果是麦格雷戈的 X-Y 理论。

社会心理学家道格拉斯·麦格雷戈（Douglas M.Mc Gregor，1906—1964）在进行大量研究的基础上，于 1957 年提出了两大类可供选择的人性观。

1. X 理论　这种观点对人性的假设是：①人生而好逸恶劳，所以常常逃避工作；②人生

而不求上进，不愿负责，宁愿听命于人；③人生而以自我为中心，漠视组织需要；④人习惯于保守，反对改革，把个人安全看得高于一切；⑤只有少数人才具有解决组织问题所需要的想象力和创造力；⑥人缺乏理性，易于受骗，随时被煽动者当作挑拨是非的对象，作出一些不适宜的举动。

基于以上假设，以 X 理论为指导思想的管理工作的要点是：①管理者应以利润为出发点来考虑对人、财、物等诸生产要素的运用；②严格管理的制度和法规，处罚和控制是保证组织目标实现的有效手段；③管理者把人视为物，把金钱当作人们工作中最主要的激励手段。

2. Y 理论　这种观点对人性的假设是：①人并非天生懒惰，要求工作是人的本能；②一般人在适当的鼓励下，不但能接受任务，而且能担负责任结果；③外力的控制和处罚不是使人们达到组织目标的唯一手段，人们是愿意实行自我管理和自我控制来完成相应目标的；④个人目标和组织目标可以统一，有自我实现要求的人往往以达到组织目标为个人目标；⑤一般人具有相当高的解决问题的能力和想象力，只是一般人的智力潜能没有得到充分发挥。

基于以上假设，以 Y 理论为指导思想的管理工作要点是：①管理要通过有效地综合运用人、财、物等要素来实现组织目标；②人的行为管理，其任务在于给人安排具有吸引力和富有意义的工作，使个人目标和组织目标尽可能地统一起来；③鼓励人们参与自身目标和组织目标的制订，信任并充分发挥下属的自主权和参与意识。

行为科学阶段管理理论的特点是：强调对人性的全面关注；重视非正式组织；主张在管理方式上由监督制裁转向人性激发，由专断转向民主。这些理论改进了古典阶段的管理理论，但是，由于过分偏重对组织中人的行为的研究，忽视了组织的结构及其制度、规则的重要性；在强调非正式组织的同时，有忽视正式组织的倾向；过分强调人际关系和人的心理需求的满足，忽视了对于专业和职位角色的要求。

第三节　现代管理理论

一、现代管理理论各家学派

第二次世界大战以后，工业生产迅速增长，企业经营范围不断扩展、结构更加复杂；技术进步的速度日益加快；生产的社会化程度不断提高。随着科学技术和社会格局的巨大变化，诸多学者从不同的学科、不同的角度出发，运用不同的方法对管理展开研究，形成了各种各样的管理学派。1961 年，美国加州大学洛杉矶分校的哈罗德·孔茨（Harold Koontz）认为，管理学至少形成了 6 大学派。1980 年，他又进一步把管理学派划分为 11 个，他认为，现代管理学派林立，形成了“管理理论丛林”现象。

1. 管理过程学派　主要代表人物是哈罗德·孔茨等。这一学派是目前占主导地位的学派。它以管理过程或者管理职能作为研究对象，认为管理就是在组织中通过别人或与别人共同完成任务的过程。管理的职能或过程包括计划、组织、人事、领导和控制。管理过程学派试图通过对管理过程或者职能的分析研究，从理性上加以概括，把用于管理实践的概念、原则、理论和方法结合起来，构成管理的科学理论。他们的学说都是围绕管理过程或职能的分解和设定开始的，其他的管理学内容，则多归入所划分的管理过程或职能之中。

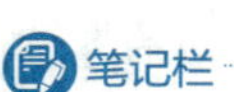

2. 社会系统学派　这一学派从社会学的角度研究管理，认为社会的各级组织都是一个协作系统，进而把组织中人们的相互关系看成是一种协作系统。其主要观点是：组织是由人组成的协作系统，由 3 个因素构成，即协作的意愿、共同的目标和组织成员之间的信息沟通。管理人员在组织中的作用，就是在信息沟通系统中作为相互联系的中心，并通过信息沟通来协调组织成员的协作活动，以保证组织的正常运转，实现组织的共同目标。管理人员的主要职能有 3 项：①建立和维持一个信息沟通系统；②确定组织的共同目标及各部门的具体目标；③选拔任用组织成员，使组织成员为这些目标的实现作出贡献，同时保证协作系统的生命力。

3. 管理科学学派　与泰罗的“科学管理”属于同一思想体系。管理科学学派认为，管理中的人是理性的人，组织是追求自身利益的理性结构，经济效果是其最根本的活动标准，管理过程是一个合乎逻辑的系统过程，组织是人 - 机系统、是决策网络。因此，管理活动可以运用数学的方法来分析和表达。科学管理学派的重要特点是采取数学模型和程序来分析和表达管理的逻辑过程，借助于计算机和运筹学，求出最佳答案，实现管理目标。科学管理学派创设了若干管理研究的定量分析方法，如决策树方法、线性规划方法、网络技术方法、动态规划方法、模拟方法、对策方法等。

4. 系统管理学派　系统管理理论把管理对象看作是一个整体，是一个有机联系的系统。系统管理学派认为，组织是一个整体的系统，它由若干子系统组成。组织中任何子系统的变化都会影响其他子系统的变化，为了更好地把握组织的运行过程，就要研究这些子系统和他们之间的相互关系，以及它们如何构成了一个完整的系统。同时，组织又是社会系统中的一个子系统，它受到其他社会子系统的影响，组织系统必须通过和周围环境的相互作用，并通过内部和外部信息的反馈，不断进行自我调节，以适应自身发展的需要。对于组织的管理分析，应该遵循系统的范畴、原理，即以系统的整体最优为目标，对组织的各方面进行定性或定量的分析，选择最优方案，强调组织整体效率的提高。

5. 决策理论学派　决策理论学派是以社会系统理论为基础，吸收了行为科学、系统理论、运筹学和计算机科学等学科的内容而发展起来的，是西方有较大影响力的管理学派。这一学派认为，管理就是决策，决策贯穿于整个管理过程。决策是组织及其活动的基础。组织是由作为决策者的个人所组成的系统。决策过程分为 4 个阶段：收集情报、拟订计划、选择计划和评价计划。他们特别强调信息联系在决策过程中的作用。决策学派的代表人物西蒙等人把社会系统理论同心理学、行为科学、系统理论、计算机技术、运筹学结合起来考察人们在决策中的思维过程，并分析了程序化决策和非程序化决策及其使用的传统技术和现代技术，提出了目标 - 手段分析法等决策的辅助工具，帮助管理人员进行决策，并对今后的人工智能等问题的深入研究提供了基础。由于对决策理论的研究作出了杰出的贡献，西蒙于 1978 年获得了诺贝尔经济学奖。

6. 权变理论学派　权变理论学派认为，组织和成员的行为是复杂的、多变的，这是一种固有的性质。而环境的复杂性又给有效的管理带来困难，所以没有一种理论和方法适合于所有的情况，必须根据管理的条件和环境随机变化，通过观察和分析大量的案例，从中分析管理方法与条件环境的联系，寻求管理的基本类型和模式。权变理论强调随机应变，灵活应用过去各学派的特色。权变理论是能把各种管理的基本原理统一起来的理论，但权变理论对于管理理论没有突破性的发展，是对以往理论的灵活应用。

另外，管理理论丛林还包括行为科学学派、经验主义学派、经理角色学派、社会 - 技术学派和经营管理学派等。

笔记栏

知识链接

哈罗德·孔茨(Harold Koontz)

哈罗德·孔茨(Harold Koontz,1908—1984)1908年出生于美国俄亥俄州的芬特利,曾先后获得美国西北大学企业管理硕士学位、耶鲁大学哲学博士学位。是美国当代最著名的管理学家之一,是西方管理思想发展史上管理过程学派最重要的代表人物。孔茨担任过企业和政府的高级管理人员、大学教授、公司董事长和董事、管理顾问,给世界各国高层次管理集团人员讲课。自1941年以来,撰写了大量的有关管理理论的专著和论文,许多重要著作被翻译成多种文字,对世界很多地区管理理论的发展产生过重要影响。他的《管理学原理》(现已出版第11版)已经被译成16种文字。他的《董事会和有效管理》一书,于1968年被授予“管理学院学术书籍奖”。

二、现代管理理论新发展

进入20世纪80年代,尤其是90年代以来,随着知识经济的崛起、全球经济一体化进程的加快、市场竞争的日益激烈以及员工需求的深切呼唤等企业内外环境的变化,导致组织管理面临许多前所未有的新情况和新问题。针对这些新情况和新问题的探讨与研究的结果,产生了众多新的、颇具建设性的管理理论,这些理论分别从不同的视角提出了组织管理的发展思路。尽管有些管理理论尚不成熟,还处于发展之中,但它们所体现出来的管理思想和观点是不容忽视的,值得深入研究。

1. 学习型组织理论　美国学者彼得·圣吉(Peter M. Senge)在《第五项修炼》一书中提出此管理理论,学习型组织(learning organization),是指通过弥漫于整个组织的学习气氛而建立起来的一种符合人性的、有机的、扁平的组织。这种组织具有持续学习的能力,是可持续发展的组织。学习型组织的特征为:①组织成员拥有一个共同愿景;②组织由多个创造性个体组成;③善于不断学习;④“地方为主”的扁平式组织结构;⑤自主管理;⑥组织边界不再像传统组织一样清晰;⑦员工家庭与事业的平衡;⑧领导者的新角色为设计者、服务者和指导者。学习型组织的真谛在于:一方面,学习是为了保证组织的生存,使组织具有不断改革的能力,提高组织竞争力;另一方面,学习更是为了实现个人与工作的真正融合,使人们在工作中体现生命的意义。

2. 企业能力理论　是一种以强调企业生产、经营行为和过程中特有能力为出发点,制订和实施企业竞争战略的理论。这一理论有两种极具代表性的观点,一种是以汉默尔和普拉哈拉德为代表的“核心能力观”,另一种是以斯多克等为代表的“整体能力观”。核心能力是指蕴涵于企业生产经营环节之中的、具有明显优势的个别技术和生产技能的结合体;整体能力主要表现为组织成员的集体技能和知识以及员工相互交往方式的组织程序。两种能力观均强调企业内部行为和过程所体现的特有能力,认为企业内部能力、资源和知识的积累是企业获得超额收益和保持竞争优势的关键。

3. 企业再造理论　企业再造也称业务流程再造,是20世纪80年代末至90年代初发展起来的一种全新的企业管理理论。1990年,美国新一代管理专家迈克尔·哈默(Michael Hammer,1948—2008)发表了一篇题为《再造:不是自动化,而是重新开始》的文章,率先提出了企业再造的思想。1993年,他又与詹姆斯·钱皮合著了《企业再造——企业革命的宣言书》一书。该书发展了再造原理,明确提出了企业再造的概念。企业再造(business process

笔记栏

reengineering，BPR）是针对企业业务流程的基本问题进行反思，并对它进行彻底的重新设计，以及在成本、质量、服务和速度等当前衡量企业业绩的重要尺度上取得革命性的改善。企业再造理论的指导思想为：顾客至上、以人为本和彻底改造。企业再造的主要程序为：①对原有的流程进行全面的功能和效率分析，发现其存在问题；②设计新的流程改进方案，并进行评估；③对制订与流程改进方案相配套的组织结构、人力资源配置和业务规范等方面进行评估，选取可行性强的方案；④组织实施与持续改进。

4. 竞争合作理论 竞争合作理论的主要代表作《协作型竞争》一书的开篇写道："对多数全球性企业来说，完全损人利己的竞争时代已经结束。驱动一公司与同行业其他公司竞争，驱动供应商之间、经销商之间在业务方面不断竞争的传统力量，已不可能再确保赢家在这场达尔文游戏中拥有最低成本、最佳产品或服务，以及最高利润""很多跨国公司日渐明白，为了竞争必须合作，以此取代损人利己的行为……跨国公司可以通过有选择地与竞争对手和供应商分享和交换控制权、成本、资本、进入市场机会、信息和技术，为顾客和股东创造最高价值"。这就是竞争合作理论的核心。贡献、亲密、远景是竞争合作成功的三要素，"双赢"或"多赢"是竞争合作的目标。

5. 团队管理理论 著名的《团队的智慧》的作者乔恩 .R. 卡曾巴赫等认为，"团队就是少数有互补技能、愿意为了共同的目的、业绩目标和方法而相互承担责任的人们组成的群体"。在这个定义中，他们强调团队有 5 个基本要素：①人数不多：一般在 2~25 人，多数团队的人数达不到 10 人；②互补的技能；③共同的目的和业绩目标；④共同的方法；⑤相互承担责任。责任与信任是支持团队的两个重要方面。

团队进行有效运转的四个相互关联的必备条件：一是团队内必须充满活力，活力可通过员工创造性的主动发挥、员工出成就的高度热情、员工和睦相处的精神氛围体现出来；二是团队内必须有一套为达到目标而设置的控制系统；三是团队必须拥有完成任务所需的专业知识；四是团队必须要有一定的影响力，特别是团队要有这样一小部分人，他们不仅对团队内部有影响力，而且对团队以外的更大范围也有影响力。

6. 情境管理理论 古典管理理论认为所有情境中的管理都存在着一个统一的普遍适用的原则、过程和一个"最好的方法"，然而，实际并非如此。不同时代有不同的管理方式，处于不同组织层次上的管理人员有不同的管理类型。因此，情境管理理论的代表人物拉塞尔·巴塞认为决定情境的主要因素划分为两类：一类是组织层次，一类是组织文化。组织层次不同，企业所采取的管理类型就不同；组织文化不同，企业所具有的管理风格就会有差异。就是说，管理职能的执行应与特定的情境相匹配。情境管理理论实际上是权变管理理论的发展。

现代管理新理论还包括智力资本理论、知识管理理论、局限管理理论、可持续发展理论、企业文化理论和六西格玛理论等。

知识链接

六西格玛

六西格玛又称 6σ，six sigma。西格玛（σ）在统计学中称为标准差，用来表示数据的分散程度。其含义是：一般企业的瑕疵率大约是 3~4 个西格玛，以 4 西格玛而言，相当于每一百万个机会里，有 6 210 次误差。如果企业不断追求品质改进，达到 6 西格玛的程度，绩效就几近于完美地达到顾客要求，在一百个机会里，只找得出 3.4 个瑕疵。

六西格玛概念作为品质管理概念，最早是由摩托罗拉公司的比尔·史密斯于 1986

笔记栏

年提出，其目的是设计一个目标：在生产过程中降低产品及流程的缺陷次数，防止产品变异。六西格玛真正流行并发展起来，是在通用电气公司的实践，杰克·韦尔奇于20世纪90年代发展起来的六西格玛管理是总结了全面质量管理的成功经验，提炼了其中流程管理技巧的精华和最行之有效的方法，形成的一种提高企业业绩竞争力的管理模式。

随着实践经验的积累，它已经从一个单纯的流程化概念，衍生成一种管理哲学思想。它不仅是一个衡量业务流程能力的标准，一套业务流程不断优化的方法，更是一种应对动态竞争环境，提升企业竞争力，取得长期成功的企业战略。

三、全球化与管理

进入21世纪，全球化进程加速，各国在政治、经济、文化等方面的变革不断发展。其中，以经济全球化的影响最为深远，国际货币基金组织（International Monetary Fund，IMF）认为，经济全球化是指跨国商品与服务贸易及资本流动规模和形式的增加，以及技术的广泛迅速传播使世界各国经济的相互依赖性增强。经济全球化的迅猛发展，使得人们的生产方式和生活方式发生了巨大的变化，同时，管理思维、管理方式、管理组织等也随之发生相应的变革。管理者要认识到全球化对管理带来的前所未有的机遇和挑战。

首先，全球化使得管理环境发生了前所未有的变化。进入21世纪以来，人类科学技术进步和各国社会经济变革共同促成了今天的经济全球化。以计算机、通信和信息技术为标志的高科技是推动全球化的重要力量。今天，基于互联网的快速发展，远程教育、电子商务、电子政务、家庭办公等都已经大大改变了人们的工作和生活方式，而人工智能的出现，也将成为未来的发展趋势。这些都将给组织管理带来巨大的挑战。同时，科技的发展使得知识经济时代已经到来。知识经济是以智力资源的占有引导资源配置，因此今天人才竞争比以往任何时候都更加激烈，尤其是高精尖人才资源的占有成为企业发展的重要因素。

全球化的发展使得多国公司和跨国公司的规模越来越大，资本、人才、知识、信息、服务等在国家之间的流动空前频繁，经济活动和管理活动更加国际化，对管理者的能力也提出了更高的要求。首先，管理者的管理理念要更新，适应全球化形势下科技和经济发展的速度，将信息管理向知识管理转变，知识管理是知识经济发展的必然要求；其次，管理者要做好跨文化管理，不同社会文化的差异性，在全球化形势下更加凸显，来自不同文化背景下的工作人员或者消费者有着不同的价值观念和需求，需要管理者寻求避免文化冲突的管理理念和管理机制；第三，创新管理模式，21世纪创新是永恒的话题，管理理念创新、管理制度创新、管理结构创新等，从各方面进行创新管理才能适应经济全球化背景下的市场经济。

第四节　管理的基本原理和原则

管理原理（principle of management）是对管理工作的本质及其基本规律的科学分析和概括。管理原则是根据对管理原理的认识和理解而引申出的管理活动中所必须遵循的行为规范。管理原理和原则对管理实践具有普遍的指导意义。现代管理的基本原理包括：系统原理、人本原理、动态原理和效益原理等，每项原理又包含若干原则。

笔记栏

一、系统原理

系统论是美籍奥地利生物学家贝塔朗菲(Ludwig Von Bertalanffy,1901—1972)创立的,系统原理是运用系统论的基本思想和方法指导管理实践活动,解决和处理管理的实际问题。

(一) 系统及其特征

1. 系统的含义　系统(system)是指由若干相互联系、相互作用的要素组成的,在一定环境中具有特定功能的有机整体。

系统按照与环境的关系,可分为封闭系统和开放系统。封闭系统又称孤立系统,指与外界没有联系或联系较少的系统;开放系统是与环境保持密切联系的物质、能量、信息交换的系统,具有输出某种产物的功能,完整的开放系统必须以从环境中输入为基础,经过处理之后才能得到,通过反馈进行调节。开放系统的基本要素(见图 2-1)。

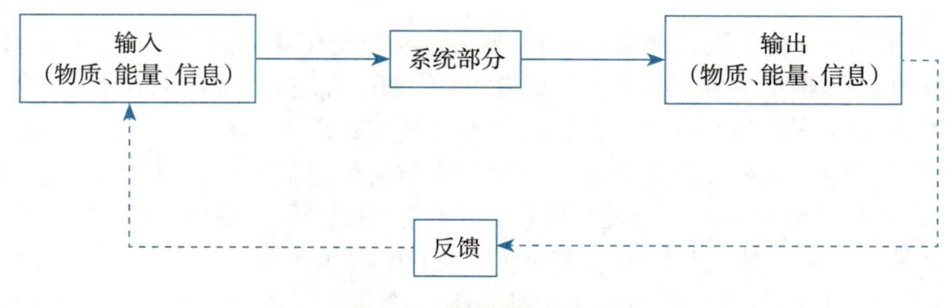

图 2-1　开放系统示意图

2. 系统的特征　系统的一般特征包括整体性、相关性、层次性、动态平衡性、目的性、环境适应性。

(1) 整体性:这是系统最基本的特征。系统的整体性表现为系统是由两个或两个以上相互区别的要素,按照一定的方式和目的,有秩序地排列而成的,系统的功效大于各要素的功效之和。

(2) 相关性:系统的相关性即组成系统的各要素之间存在着相互作用、相互联系。正是这些作用和联系,才能使各要素结合成一个整体。分析系统必须分析系统内部存在的各种联系。

(3) 层次性:作为系统的各种组织,它属于更大、层次更高的一个系统的组成部分,同时,它本身也包含着若干子系统,这是系统层次性一个方面的表现;另外,系统内部各组成要素的排列组合,也是按照一定的层次进行的,处于不同层次的系统要素,其功能和作用也不一样。

(4) 动态平衡性:系统不断运动、发展、变化,以维持动态平衡,并通过反馈来控制动态平衡。凡是封闭的系统,都具有"消亡"的倾向,这一特性可以用一个科学名词"熵(entropy)"来表示,在管理系统中,熵是指把宇宙间的物质和能量经过衰变而达到的最后状态。封闭的系统得到正熵的结果,开放的系统从外界环境接受输入,如果这些输入的能量和信息与系统本身消耗及输出的能量和信息一样多,甚至大于输入的能量和信息,则可能取得负熵的结果,该系统就不会消亡,而是发展壮大。

(5) 目的性:系统活动最终趋于有序和稳定,这是因为有序方向正是系统的目标方向。任何一个系统都有明确的总目标,子系统为完成系统的总目标而协调工作,而子系统又有自己的分目标。

(6) 环境适应性:任何系统的状态与功能都不是一成不变的,系统不仅作为一种功能实

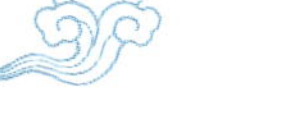

体而存在，而且作为一种运动而存在，这种运动表现为系统内部的联系和系统与环境的相互作用。系统的功能只有在对环境的动态适应过程中，才能得以充分体现。

（二）与系统原理相对应的管理原则

1. 整分合原则　指在管理中把统一领导与分级管理有机结合起来，在整体规划下明确分工，在分工基础上进行有效的综合。整体把握、科学分解、组织综合，是整分合的主要含义。例如：护理质量控制的目标管理必须遵循整分合原则。护理质量是由不同层次护理部门的工作质量体现，各级护理部门必须明确各自的责任分工，保证各自的护理质量。最终护理质量的实现是通过各部门严密有效的合作完成。

2. 反馈原则　任何管理系统虽然都因为与外部环境有输入和输出关系而具有开放性，但就其内部而言，则必须构成一个各个环节首尾衔接、互相约束、互相促进的连续封闭的回路，在这个封闭系统中，反馈起着关键作用，这样才能有效地发挥管理中各个环节的功能和作用，从而形成有效的管理，这就是反馈原则。只有在管理体制上保证信息反馈的有效运转，才能使管理工作充满活力。例如：为保证各科室按要求执行护理部下达的任务，护理部下达任务时要制订反馈方案，进行定期检查，以验证效果，发现问题，及时纠正，保质保量完成任务。

3. 相对封闭原则　指对于系统内部，管理的各个环节必须首尾相接，形成回路，使各个环节的功能作用都能充分发挥；对于系统外部，任何系统又必须具有开放性，与相关系统有输入输出关系。管理在系统内部是封闭的，管理过程中的机构、制度和人都应是封闭的，如管理中的人要一级管一级，一级对一级负责，形成回路才能发挥各级的作用。不封闭的管理没有效能。

（三）系统原理在护理管理工作的应用

从整体要求出发，制订护理管理系统的目的和战略措施；根据科学的分解，明确各科室和部门的目标，进而在合理分工的基础上进行总体综合，从而保证护理管理目标的顺利实现，这就是系统原理对管理活动的基本要求。在护理管理活动中，坚持系统原理要做到以下几点：

1. 具有全局观念　拥有全局观念是充分发挥护理管理系统整体功能、实现整体效应的前提条件。这就要求护理管理者在错综复杂的实际工作中，不能孤立地看问题，必须把握整体和全局，用系统分析的方法，分析实际问题。要正确处理护理系统内部与外部、局部与全局、眼前与长远利益的关系。这也是护理管理者做好管理工作的基本标准之一。

2. 关注护理系统结构的状况　系统的结构在发挥护理管理系统的整体性能中起着重要的作用。护理管理工作必须根据面临的不同环境、不同任务、不同内部条件，适时、适当地进行结构调整，这是保证护理管理系统整体性能优化的重要条件之一。这也指导护理管理者系统合理运用所需各种要素和资源。护理管理必须在整体规划下有明确的分工，又在分工的基础上有效地合作。

3. 处理好管理宽度和管理层次之间的关系　由于管理者本身能力的限制，当其直接领导的下属人员超过一定数量时，就不能对其有效管理，所以必须划分管理层次，逐级进行管理。护理管理需要有合理、适度的管理层次和宽度。

二、人本原理

（一）人本原理的基本内容

1. 人本原理的含义　管理作为一种社会活动，其主体和客体都是人，人是管理过程的关键和根本。一个组织的竞争力主要取决于人，人积极性和创造性的充分发挥，是现代管理

笔记栏

活动成功的保证。在管理中，应当把人看作最主要的管理对象和最重要的资源，确立以人为本的指导思想，依靠广大员工实现组织发展，运用各种激励手段，充分发挥和调动人的积极性和创造性。

2. 人本管理思想　①管理活动坚持以人为本，强调尊重人，充分信任员工，紧紧依靠员工实现组织发展；②做好人的工作，首先要抓好人的思想，这是调动员工积极性的根本途径；③组织为人的需要而产生，为人的需要而存在，主张人和组织共同发展。

（二）与人本原理相对应的管理原则

1. 能级原则　是管理者在从事管理活动时，为了使管理活动高效、有序、稳定和可靠，在组织系统中建立一定的管理层次，设置各管理层次相应的管理职责和工作要求，然后按照管理系统中组织成员的自身特点、能力和素质情况，安排在各个职位上，使人尽其才。遵循能级原则要求管理工作必须做到以下几点：①准确全面地掌握下属的能力结构和特长；②对各种工作岗位进行科学的职位分析；③员工能力与岗位相匹配；④不同的能级应该拥有不同的权力、责任和利益。

2. 动力原则　人的行为是需要动力的。管理的动力原则是指管理者在从事管理活动时，必须正确认识和掌握管理的动力源，运用有效的管理动力机制，使被管理者的行为聚集到组织整体目标的方向上。遵循动力原则，首先，要正确认识和综合运用各种管理动力。在管理中有 3 种不同而又相互联系的动力：物质动力、精神动力和信息动力。①物质动力：是通过一定物质手段，推动管理活动向特定方向运动的力量。对物质利益的追求而激发出来的力量是支配人们活动的原因。②精神动力：是在长期管理活动中培育形成，大多数人认同和恪守的理想、奋斗目标、价值观念和道德规范、行为准则等，是个体行为推动和约束的力量。精神动力不仅可以补偿物质动力的缺陷，而且在特定情况下，可成为决定性的动力。③信息动力：当今社会是信息社会，信息是组织经营中的关键性资源，是推动组织发展的动力。要正确认识和把握 3 种动力的作用和关系，综合协调地运用各种动力，调动被管理者的积极性。其次，要建立有效的动力机制，使动力的作用方向与组织目标保持一致。

（三）人本原理在护理管理中的应用

1. 加强护理组织文化建设　通过组织文化的综合功能，保证人本管理原理得以充分的运用。同时，护士在良好的护理文化中感受更多的人本关怀。

2. 加强护理人力资源管理　在护理管理中要以人本原理为基础，吸引护理人才、注重护理人才的选拔、培养、考核和使用，充分发挥护理人才的作用。人员的任用要遵循能级原则，使岗位要求与任职资格相匹配，做到“职责权利”四位一体。

3. 建立有效的激励机制　了解不同护理人员的需求，对其动力源进行分析识别，建立有效的激励机制，充分调动护理人员的工作积极性。

三、动态原理

（一）动态原理的基本内容

管理的动态原理不仅体现在管理的主体、管理的对象、管理手段和方法上的动态变化，而且组织的目标以至管理的目标也是处于动态变化中。因此，有效的管理是一种随机制宜的管理。动态管理原理要求管理者应不断更新观念，避免僵化、一成不变的思想和方法，具体情况具体处理。

（二）与动态原理相对应的管理原则

1. 弹性原则　指管理应具有伸缩性，要求管理者在进行决策和处理管理问题时，尽可

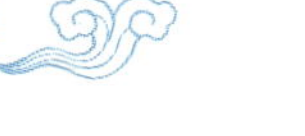

笔记栏

能考虑多种因素的同时还要留有余地；同时，在组织机构的设置和人员的配备上，也应富有弹性，使组织机构能够适应环境的变化，保持组织的活力。

2. 随机制宜原则 随机制宜原则与权变管理学派的管理思想一致，反映了管理活动应从具体实际出发，因时、因地、因人、因事不同而采取最优的处理方法。

（三）动态原理在护理管理中的应用

遵循动态的原理，就要密切关注并不断满足社会对护理工作提出的新要求，关注新的科技发展成果和患者需求的新变化，不断调整护理工作。护理管理者还要意识到，由于管理本身就是一个过程，无论宏观的组织目标还是微观的患者护理目标，都要根据具体情况不断地发展变化，避免一成不变的思想和方法。

四、效益原理

（一）效益原理的基本内容

效益原理是指在管理中要讲求实际效益，以最小的消耗和代价，获取最佳的经济效益和社会效益。经济效益是指人们的经济活动所取得的收益性成果。社会效益是指人们的社会实践活动对社会发展所起的积极作用和所产生的有益效果。

效益原理要求每个管理者必须时刻不忘管理工作的根本目的在于创造出更多更好的经济效益和社会效益，为社会提供有价值的贡献，充分发挥管理的生产力职能。坚持效益原理还要区别效益和效率的概念，效益 = 正确的目标 × 效率。由此公式可以看出，提高现代管理效益不仅要有高的工作效率，而且必须有正确的工作目标，效益体现了效果与效率的统一。

（二）与效益原理相对应的管理原则

价值原则：管理学中的价值是指衡量事物有益程度的尺度，是功能与费用的综合反映。管理者应使用财力资源、物力资源、人力资源、时间资源和信息资源，以最少的耗费达到最高的效用，以满足服务对象的需要。提高服务价值的途径有五种：功能不变，降低成本；费用不变，提高功能；功能提高，费用减低；费用略有提高，功能大幅度提高；功能略有降低，费用大幅度下降。

（三）效益原理在护理管理中的应用

护理管理要遵循效益原理，必须做到两个方面：首先，遵循效益原理要加强科学管理。科学管理可以根据具体的内外部环境变化情况，把护理工作中的各种要素、关系以最佳的方式组合起来，使其协调有序地朝着预期目标发展，达到提高护理工作效益的目的；其次，遵循效益原理要不断发展护理方法和技术。护理技术的发展是提高科学管理水平的基础，可以为护理工作提供新观念、新方式和新手段。护理技术转化为生产力，可以提高护理工作效益。

（刘 丽）

复习思考题

1. 谈一谈如何理解中国古代管理思想中“顺‘道’，重人，人和，守信，利器，求实，对策，节俭，法治”的思想要点？
2. 学习型组织的特征有哪些？你认为学习型组织的本质特征是什么？
3. 如何将系统原理体现在护理管理工作中？
4. 结合人本原理，思考在护理管理中如何做到以人为本？

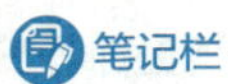

PPT 课件

第三章 计划职能

学习目标

识记：1. 准确说出计划、目标、目标管理、决策及时间管理的概念；

2. 正确描述计划的基本步骤、目标管理的过程、决策的程序和 ABC 时间管理方法。

理解：1. 能举例说明目标管理的优点与局限性；

2. 能举例说明时间管理的意义。

运用：1. 能运用计划职能来规划自己的生活、学习和工作；

2. 能运用目标管理、决策管理和时间管理的方法来指导护理管理实践。

哈罗德·孔茨认为："计划工作是一座桥梁，它把我们所处的此岸和我们要去的彼岸连接起来，以克服这一天堑。"计划职能是管理的首要职能，是控制的基础，是实现组织目标的保证，是各级管理者对未来的行动方案所进行的预先筹备和安排的过程，主要包括预测未来、设立目标、决定政策、选择方案等。护理管理中的计划有利于合理使用资源，有利于保证工作的秩序性，有利于应对突发事件，有利于提高护理质量。

第一节 计划概述

一、计划的概念和特征

（一）计划的概念

计划（plan）是为实现组织目标而对未来的行动预先设计方案的过程。计划是一项基本的管理活动，是其他管理职能的前提和基础，是管理过程中最关键的阶段。计划有狭义和广义之分。狭义的计划是指制订计划的单一过程，根据组织的实际情况，通过科学分析，权衡客观需要的主观可能，提出在未来一定时间内要达到的目标，并设计出实现目标的方法和途径。广义的计划是指制订计划、实施计划、检查和评价计划三个阶段的工作过程。

计划的内容通常用"5W1H"表示，计划必须清楚地确定和描述这些内容：What——做什么？目标与内容。Why——为什么做？原因。When——什么时候做？时间。Where——在哪做？地点。Who——由谁来做？人员。How——怎样去做？方式、手段。

（二）计划的特征

计划的特征主要包括五个方面：

1. 目的性　各种计划及其辅助计划的制订都是为了完成组织的目标。因此制订计划

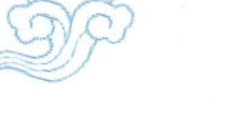

要时时把握组织的目标，使行动方案有利于实现组织目标。

2. 普遍性　一方面，计划工作是每位管理者必须进行的活动过程，只是根据各级管理者的层次、部门、职权不同，所进行的计划工作的侧重点有所不同。另一方面，计划渗透到其他各项管理职能中，既相互联系，又相互影响，共同发挥管理作用。

3. 效率性　通过制订计划不仅可以防止组织活动偏离组织目标从而确保实现组织目标，还可以预先选择最优的资源配置方案保证组织工作高效运行。

4. 前瞻性　计划工作是其他管理职能的前提，针对需要解决的问题和可能发生的变化等作出的预先设计方案，是一种创造性的管理活动。

5. 适应性　组织的内外环境不断变化，制订计划时要充分考虑到各种影响因素，在实施计划阶段要对计划做相应的调整，使计划能适应环境的变化。

二、计划的种类和形式

（一）计划的种类

1. 按计划的规模分类

(1) 战略性计划（strategic plan）：通常由高层管理者制订，具有长远性和全局性，多关系到组织全局的目标和发展方向的计划，包括组织目标及达到目标的基本方法、资源的配置等。如医院护理学科建设规划、护理人才队伍建设规划等。

(2) 战术性计划（tactical plan）：通常由中层管理者制订，具有局部性和阶段性，是针对具体工作问题实施的计划，是某些战略性计划的一部分，将其中具有广泛性的目标转变为确定的目标。如护理人员专业培训计划、病房护士的排班计划。

2. 按计划的时间分类

(1) 长期计划（long-term plan）：一般指 5 年以上的计划。长期计划通常由高层管理者制订，具有战略性指导意义，是针对未来很长时间所作的计划，内容多涉及组织的重大方针、政策等，较为宏观。

(2) 中期计划（medium-term plan）：一般指 2~4 年的计划。中期计划通常由中层管理者制订，是针对未来较长时间所做的计划，根据组织的总目标，解决关键问题，以保证组织总目标的实现，内容较长期计划详细。

(3) 短期计划（short-term plan）：一般指 1 年或 1 年以下的计划。多由基层管理者或操作层制订，是针对未来较短时间内所做工作的安排，以任务为中心，内容单纯、具体。如各病房护理工作的年计划、月计划、病房护理人员新技能培训计划等。

3. 按计划的约束程度分类

(1) 指令性计划（mandatory plan）：由组织的主管部门制订，以指令的形式下达给各执行单位，在计划中规定了目标、方法和步骤等，要求执行单位严格遵照执行，具有强制性约束力。如政策、法规。

(2) 指导性计划（guidance plan）：由上级主管部门下达给执行单位，只规定完成的目标及指标，对实现目标的方法、步骤不作严格的规定，只是通过宣传教育、经济调节等手段来引导执行，是非强制性的。如病房护士业务学习计划。

4. 按计划作用的范围分类

(1) 综合计划（comprehensive plan）：是一个组织和系统的整体计划和全面安排，用来把握全局。如整个医院的年度发展计划。

(2) 专项计划（special plan）：是以综合计划作指导，为完成某一项特定工作所拟定的计划，具有明显的专业性。如医院建设重点专科的专项计划。

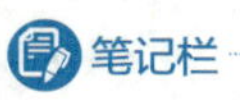

(二) 计划的形式

计划的内容非常丰富,具体表现形式也多种多样。哈罗德·孔茨和海因茨·韦里克从抽象到具体把计划分为一个层次体系:目的或使命、目标、战略或策略、政策、程序、规则、方案、预算。

1. 目的或使命(purpose or mission) 它指明一定的组织机构在社会上应起的作用,所处的位置。它决定组织的性质,决定此组织区别于彼组织的标志。比如,医院的使命是治病救人,学校的使命是教书育人等。

2. 目标(objective) 组织目标是在目的或使命的指导下,一个组织所要达到的最终的、具体的、可测量的结果。例如医院护理部本年度目标包括“患者对护理工作的满意度达到98%”。

3. 战略或策略(strategy) 战略是为了达到组织总目标而采取的行动和制订总计划,其目的是通过一系列的主要目标和政策,去决定和传达希望成为什么样的期望。如医院为改造就医流程,做适当的工作部署和相关资源分配计划。

4. 政策(policy) 政策是组织在决策时或解决问题时的思想指南及一般规定。它规定了组织成员行动的方向,不是具体的方案。针对具体问题,管理者决策时在界定的范围内有一定的自由处置权。组织制定的政策有三个基本作用:①为组织成员的行动指出方向;②保证组织成员的活动协调一致;③能够树立和维护组织的尊严。例如某省卫生健康委员会制定的关于提高护士待遇的政策。

5. 程序(procedure) 程序是对所要进行的行动规定时间和先后顺序,是落实政策的具体方案,明确规定完成某项活动的方式。程序与战略不同,它是行动的指南而非思想的指南;程序与政策不同,行动者没有自由处置权。

6. 规则(rule) 规则是根据具体情况对是否采取某种特定行动所做的规定。规则和政策的区别在于规则在运用中不具有自由处置权,规则可以理解为规章制度、操作规范。如无菌技术操作规范。规则可以约束执行者的行动,避免出现错误。规则与程序的区别在于规则不规定时间顺序。

7. 方案(或规划)(program) 方案是一个综合性的计划,它包括目标、政策、程序、规则、任务分配、采取的步骤,资源配置以及完成既定行动方案所需的其他因素。一项方案可能很大,也可能很小。通常情况下一个主要方案(规划)可能需要很多支持计划。例如护理部制订的关于对护士的绩效考核方案。

8. 预算(budget) 预算也称为数字化的计划,是用具体数字表示行动预期结果的计划。预算包括人员、设备、财务、时间等方面的内容,有助于管理者控制业务、指导工作。例如护理部关于专科护士培训的经费预算等。

三、计划的步骤

计划是管理的一项基本职能,计划要体现目的性、主导性、普遍性和有效性的特点。管理的环境是动态的环境,计划作为行动之前的方案选择和行动安排就要适应这样的环境变化。科学、合理地制订计划需要按照一定的步骤。根据计划过程中各部分的联系,制订计划可以分为以下八个步骤:分析形势,确定目标,评估组织资源,提出备选方案,比较方案,确定方案,制订辅助计划,编制预算(见图 3-1)。

(一) 分析形势

计划工作的起点是对组织现存形势的分析和估量。通过社会调查,掌握组织的现状,并根据自身的优势和劣势判断本组织的竞争地位,初步考察、分析、探讨将来可能出现的发展

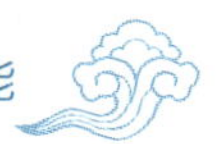
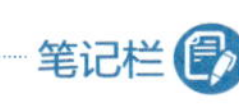

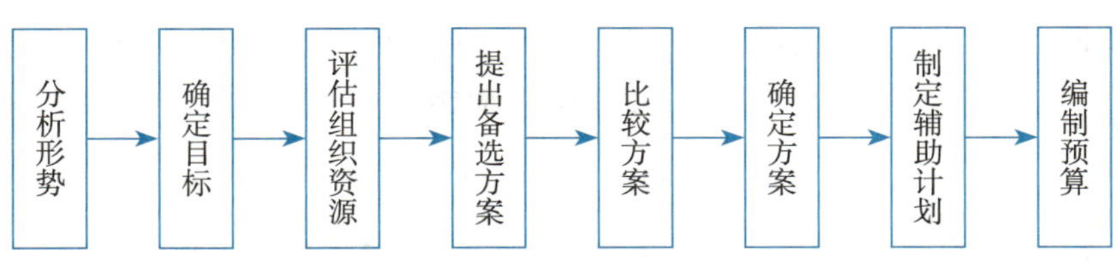

图 3-1 计划的步骤

机会，同时客观判断影响组织机会的各因素，达到全面掌握整体情况，从而使计划建立在充分了解情况的基础上。通过调查分析，还可以找出组织所面临的不确定因素，综合分析问题发生的可能性和影响程度，尽可能地限定影响因素。分析形势应评估以下几个方面：①组织的外部环境、社会需求；②组织的资源状况，包括人力、物资、财力、业务能力等；③组织内部环境，包括组织管理现状、组织竞争力、组织政策、组织文化、科研及技术能力等；④服务对象的需求。例如，医院护理部计划开设某一专科护士培训班，应该先评估社会对专科护士的需求；开展专科护士培训班的师资、物力资源情况；医院的地理位置及影响力；医院的专科护理水平；其他医院开展专科护士培训班的有关信息资源。

（二）确定目标

在分析组织形势的基础上，计划工作的第二步是要确定组织或个人的可行性目标。通常在确定组织的总目标后，组织中的各部门及成员按照总目标制订各部门的分目标和个人目标。计划工作的目标，是组织在一定时期内所要达到的预期结果，这是组织成员的努力方向，也是组织、领导、控制等其他管理活动的依据。目标包括时间、空间、数量这三个要素。制订目标要有时限性，要指明工作的预计完成时间；内容要清晰准确，明确预计要完成的工作项目；要注意目标的优先次序；目标可行性要强。总目标是分目标的主体，分目标是总目标的基础，总目标和分目标要相互关联、协调、有序，形成完整的目标体系。

（三）评估资源

要将确定的目标变成现实离不开组织资源，评估资源就是明确实施计划的前提条件。要尽可能地对组织所处的外部环境和具有的内部条件作出全面分析，预测环境的发展趋势，认清计划实施过程中的有利条件，只有对前提条件了解得越细致越透彻，才能制订出切实可行的计划。因此管理者应对组织的人力、物力、财力、业务能力进行 SWOT 态势评估，其中 S（strength）指组织内部的有利条件，W（weakness）指组织内部的不利因素，O（opportunity）指组织外部存在的机会，T（threats）指组织外部存在的危机。

（四）提出备选方案

根据当前形势和资源状况，为实现组织目标制订可供选择的行动方案，要综合多种因素，集思广益、运用创造性思维，从不同角度出发，设立几个高质量的备选方案。提出的备选方案应从以下几点考虑：①与组织目标保持一致；②讲究社会效益和经济效益；③考虑到公众和下属的接受程度；④考虑时间因素、注重管理效率。

（五）比较方案

计划工作面向未来，充满可变性和不确定性。一般情况下，几个备选方案各自存在着可变因素和局限性，因此，在方案比较阶段要用科学手段和工作经验相结合考察几个备选方案的可变因素和限定条件，进行充分论证。论证的内容主要包括计划依据的可靠性、方案的科学性、实施的可行性、经费预算的合理性、组织效益的显著性等。

（六）确定方案

确定方案是制定计划过程中作出实质性决策的一步。经过对备选方案的分析比较，权

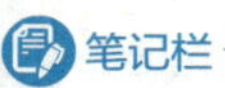
笔记栏

衡利弊，选择既科学合理，又具有较强的可行性和可接受性，同时具有少投入、高产出的经济性的最优方案。有时在选择方案过程中会综合多个方案的优点，形成一个新的满意度更高的方案。

（七）制订辅助计划

确定方案后，还要制订一系列辅助计划来帮助总计划的落实。辅助计划是以总计划为核心编制成的分计划，是总计划的基础，总计划需要分计划的支持。例如某医院引进一项新技术，相应的辅助计划有：相关人员培训计划、采购计划、设备安装计划、设备维修计划等。

（八）编制预算

编制预算的实质是对组织资源的分配计划，包括人员、经费、物资、时间等方面的内容。这是制订计划的最后一步工作。在完成上述工作后，就可以将计划转化为预算的形式，使之数字化。预算是综合平衡和汇总各种计划的工具，是衡量计划完成进度的重要标准。计划的量化是通过数字反映计划，这种定量分析很重要，可以更好地对计划方案加以评价，制订出翔实的计划，保证计划目标的实现。

案例分析

为贯彻落实国家中医药管理局《中医医院中医护理工作指南》及国家卫生健康委员会要求开展2014—2017年为期三年的《优质护理服务评价工作》的活动，提高中医护理质量，充分发挥中医护理特色优势，某医院心内科护士长对此进行了一系列的计划工作：①根据科室实际情况，发现科室护士中医知识和技能普遍薄弱这一问题，认为需要提高其中医护理知识水平和技术；②确定开展护理人员中医护理方案培训计划，并计划3个月内参加培训的护士掌握至少8项中医护理技术，中医护理操作及中医基础理论知识考核合格率达80%以上；③开座谈会了解护理人员对开展中医护理方案培训计划的认识和态度；④提出培训及考核的3种方案，包括培训时间、人员、方式；⑤对3种方案进行论证比较；⑥权衡利弊，最终选定实施方案；⑦对护理人员进行培训；⑧编制预算。

问题：

1. 护士长制订的计划是否完善？为什么？
2. 如果你是护士长，你将如何制订护理人员中医护理方案培训计划？

第二节 目标管理

一、目标概述

每个组织都有其目标，这是组织宗旨的具体体现。目标是在宗旨和任务指导下，一个组织有意识的主动行动所要达到的最终的、具体的、可测量的成果。例如：在护理质量管理中要求对危重患者的护理无压疮、烫伤、坠床发生。

（一）目标的作用

组织内的一切管理工作都以目标为基础，它决定着管理的内容、方法、资源配备、部门的

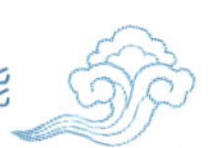

建立等。

1. 导向作用　目标是组织的预期成果，对组织的各项管理活动、发展规划、成员的奋斗方向等起着导向作用。管理活动的内容、方法、资源分配、组织结构等都是为实现组织目标服务。目标直接影响到组织活动和组织成员的行为，没有目标，就没有前进的方向。

2. 标准作用　目标具有标准作用，是评价和衡量组织成员工作成效的尺度。明确的组织目标为组织成员成果评价和组织成员工作绩效评价提供可参考的评价标准。在进行组织成员的成果评价及绩效评价中，组织管理者如果仅凭主观臆断来实施评价显然是不科学的，也是不理性的，只有通过明确的目标体系进行量化考核，才能更加有效地对员工进行正确的绩效评价。

3. 激励作用　具体明确而又切实可行的组织目标使管理者和被管理者都受到激励，转化为一种强烈的推动力，使其尽最大努力完成组织目标，其中制订目标时注重将组织成员需要与组织目标有机结合，使个人目标与组织目标方向一致，可提高组织成员工作的自主性和责任感，激励组织成员在实现组织目标的同时充分发挥个人潜能，在工作中获得更大发展。

4. 协调作用　目标规定了组织成员的具体任务和努力方向，各部门目标及个人目标的制订也是为了最终实现组织的总目标，因此目标对组织各部门和成员的思想及行为具有统一和协调的作用，将每个组织成员的工作与组织的整体发展目标紧密联系起来，增加员工的集体荣誉感和归属感，使部门和个人的思想行为协调一致，提高工作效率。

（二）目标的特征

1. 目标的层次性　组织是分层次的系统组织，组织的目标也是层层分解。组织目标分为总目标和各部门的分目标，总目标关系到整体，起导向作用，分目标是总目标的分解、细化，详细的具体目标的落实有助于总体目标的实现，二者在方向上保持一致。总目标下分多少分目标应根据组织具体情况具体分析。

2. 目标的相关性　目标很少是单一的，目标和具体计划通常构成一个网络，即目标之间在组织活动中相互关联、相互促进、上下贯通、彼此呼应，融会成一个整体。同时由于各方面的影响因素的作用使目标与目标之间的关系更加复杂化，任一分目标的变化都会影响组织总目标的实现。

3. 目标的多样性　目标的多样性表现在目标可以按次序分为主要目标和次要目标，按目标的性质可分为定性目标和定量目标，按预期时间长短可分为长期目标和短期目标。

（三）制订目标的要求

1. 目标的陈述应清晰明确　为了保证目标对行为的指导作用，目标的叙述应尽量具体并且词义表达明确。如护理部提出的年度总目标为“患者对护理服务的满意度为 98% 以上”等。

2. 目标应有时间规定　目标中必须要有完成目标的具体期限，明确规定实现目标的时间跨度，一般护理组织管理的目标时限可按天、周、月、季度、年等为基础。例如：在一年内床位周转率提高 10%。

3. 目标应有明确的限定条件　组织是在一定内外环境条件下完成任务，实现组织目标的，因此，制订目标要确定实现目标的基本前提条件，使其能符合环境要求。例如：在保证医疗质量的前提下，一年内平均住院日缩短至 12 天。

4. 目标应具有可测量性　为保证组织成员能明确理解目标的含义，利于实现组织目标，目标的制订应尽可能数量化、具体化，使目标具有可测量性，例如：基础护理技术操作合格率 95% 以上。但是目标的可测量性有时很难直接做到，这样的目标就要通过其他角度的

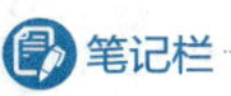

笔记栏

测量来衡量。

5. 目标应切实可行又要有挑战性 制订目标要难度适宜，不可过低或过高。目标过低，太容易达到，则难以调动组织成员的工作热情和积极性；若目标过高，使人难于达到则会挫伤员工的工作积极性。目标要切合实际，并且具有一定的挑战性，这样才有利于激发组织成员的积极性、主动性和创造性。

二、目标管理

目标管理（management by objectives，MBO）是由美国管理学家彼得·德鲁克于1954年提出的。目标管理是把组织运营的目的或使命转化为组织的目标，实现各层次的目标管理。通过把总目标逐级分解，形成各部门和个人的分目标，鼓励组织成员参与管理与决策，在工作中满足了自我实现的心理要求，激发其责任心和创造性，同时也促进了组织目标的实现。它以工作目标为中心，加强组织的全面管理。

（一）目标管理的含义

目标管理是现代管理中的一种先进的管理思想和管理方法。目标管理是由组织中的管理者和被管理者共同参加目标制订，在工作中实行自我管理、自我控制并努力完成工作目标的管理方法。目标管理是组织内的管理者和被管理者建立目标体系，并就具体和特定的目标达成书面协议，并写成书面文件、定期（如每月、每半年或每年）以共同制订的目标为依据来检查和评价目标完成情况的管理过程。

（二）目标管理的特点

1. 管理者与被管理者共同参与管理活动 目标管理强调管理者与被管理者共同参加制订总目标、分目标和个人目标。组织各层次、各部门及组织成员个人都明确自己的任务、方向、考评方式，互相协调配合，共同努力完成组织目标。

2. 目标特定性 目标管理是将组织总目标转化为切实可行的部门分目标和个人目标，使目标具有特定性，有利于组织成员自检、自查，有利于管理者的评价，促进各方面协调合作，共同实现组织总目标。对于目标的制订，不能只有简要的说明，必须转换成可衡量的具体目标，如护理部的年度总目标不能仅说明为“护理质量比去年有所提高”而应当具体化为“护理文件书写合格率≥95%”“患者对护理服务的满意度≥95%”等。

3. 自我管理为主 目标管理强调组织中各部门、个人确定自己的目标，明确其在组织活动中的责任和权力，按照目标自我管理、自我控制，尽心竭力实现目标。管理者对实现目标的程序、方法等不作指令性规定。目标管理有利于增强员工的责任感并鼓励员工发挥自己的积极性、创造性，激发其工作的潜能。

4. 整体性管理 目标管理是将组织的总目标逐级分解落实，各部门和组织成员的分目标以总目标为导向，与总目标方向保持一致。各分目标相互联系，相互促进形成一个有机整体。

5. 自我评价 目标管理在确定分目标时就明确了考评方式和内容，在管理过程中各级管理者定期评价，检查考核，制订相应的奖惩措施，激励员工充分发挥自己的作用。其中特别强调自我检查、自我评价，员工通过工作绩效方法评估自己的业务绩效，了解自身存在的不足，以便作进一步完善和调整，实现组织目标。

（三）目标管理的基本过程

目标管理可分为制订目标体系、组织实施、检查评价三个阶段（见图3-2）。

1. 制订目标体系 实施目标管理的第一步是建立一套完整的目标体系，这是最关键的一步。目标越明确合理，随后的实施过程和评价阶段就会越简便有效进行。这一阶段分为

笔记栏

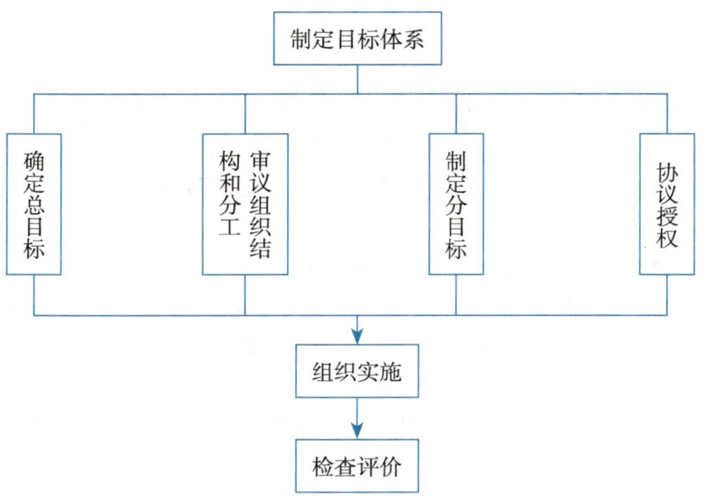

图 3-2 目标管理的过程

四个步骤：

(1) 高层次管理者确定组织总目标：根据组织的长期发展规划和环境条件，管理者和下级经过共同充分讨论研究后制订出总目标。

(2) 审议现有组织结构和职责分工：目标管理要求每个目标和分目标都要落实到个人，因此在制订总目标后，需要重新审议组织结构是否合理及能否满足目标管理的要求，根据目标要求明确各项职责分工。

(3) 制订分目标：在明确各项职责后，根据总目标制订下级目标和个人目标，分目标与总目标要始终保持一致，个人目标应与组织总目标协调。制订具体目标时应注意目标必须有重点，不宜过多；目标要尽量数量化、具体化，以便测量；目标还要有一定的挑战性以鼓舞士气。

(4) 协议授权：管理者和下级就实现各目标所需要的支持条件及实现目标后的奖惩事宜达成协议，并授予下级完成目标所需的相应的权力。双方意见统一后，写成书面协议。不过形成目标责任往往需经过多次协商及正式或非正式的沟通。

2. 组织实施　这一阶段是实施组织目标。目标管理强调执行者自行管理，自主选择实现目标的方法和途径，调动各种积极因素，发挥聪明才智，确保目标实现。但管理者也要定期检查，纠正偏差，提供必要的帮助和支持。如医院护理部、护理技术操作质控小组通过定期提供操作指导、训练、考核等提高护士的护理技术操作水平，而护理技术操作的平常训练由各病房或护理单元自行进行。检查方法是自下而上，由下级主动提出问题。由于在目标管理中，任一分目标的变化都会影响总目标的实现，因此管理者和被管理者要定期检查双方协议的执行情况。

3. 检查评价　此阶段是对各级目标的完成情况进行考评的阶段。在达到规定的期限后要以各自目标为依据，首先下一级对目标实施的结果进行自我评价，提交书面报告，最后由上下级共同考核并评价绩效。然后根据考评结果，对照目标及协议采取奖惩措施，最后总结经验教训，找出不足，各部门主动承担必要的责任，并启发被管理者自检，维持相互信任的气氛，同时共同制订新的工作目标，开始下一轮的循环。

(四) 目标管理的优点

1. 调动各级人员的工作积极性和自觉性　目标管理促使管理者适当地授权给下属，使

笔记栏

下属有机会锻炼管理能力，增强对组织的责任心。目标管理有助于完善组织机构和职责分工，提高各级人员的工作效率。

2. 提高工作业绩　员工自行制订目标比传统的被迫遵循目标更具生产力。目标管理是一套科学的管理方法，通过建立目标体系实现对目标的逐级分解，而目标分解要求各分目标互相协调、互相支持，如此紧密联系，把各方面优势都集中起来，大大提高了工作业绩。

3. 促进思考和提高工作方法　目标管理为组织成员及管理者明确了组织目标。组织成员在实现目标过程中认识到了自己在整体工作中的作用和责任，就会向着努力方向积极寻找合理有效的工作方法，并通过得到实现目标后的奖励，将个人利益与组织利益联系在一起，使考核评价更加公正、客观。

4. 有利于控制　目标管理中的目标体系使考核目标更明确，同时可作为管理者监督控制的标准。管理者通过定期检查、监督、反馈，可及时发现工作中的问题，采取适当的措施纠正和调整偏差，做到有效控制。

5. 提高管理效率　目标管理需要管理者对实施目标的组织资源进行合理分配，整体考虑实施过程中的各种问题，提高了管理的科学性。明确了各部门和各级各类人员的职责分工、管理者和被管理者之间对目标进行讨论协商后，可清楚地划分各层级管理者的职责范围和工作汇报关系，提高了管理效率。

（五）目标管理的局限性

目标管理虽然是一种比较先进的管理方法，但也有它的局限性。

1. 目标制订有难度　一些目标难以量化和具体化；组织成员对总目标和个人目标的关系认识不清；组织结构、组织制度以及职责分工等方面存在的问题都会增加目标制订的难度。

2. 费时费力　目标的制订需要管理者、被管理者反复协商、讨论，需要花费较多的时间和人力成本。目标管理强调成果，容易使员工不注意工作方法，较少去探索省时、省力、省钱的方法。

3. 限制管理者管理能力的发挥　目标管理注重一般问题的处理，忽略了管理者对紧急事件的应变能力等方面的培养。目标管理重视未来的成果，常常忽视常规工作的管理，有可能导致工作秩序混乱。

4. 缺乏灵活性　目标管理制订目标体系后，不宜更改，否则会导致目标体系的不一致，即所谓的牵一发而动全身，造成一系列的工作困难。

（六）目标管理在护理管理中的应用

护理工作中的目标管理是将护理组织的整体目标转化为各部门、各层次及组织成员的个人目标，建立组织管理的目标体系，实施相应的护理管理行为，最终实现总目标的过程。在应用目标管理时要对各级护理人员进行相关管理知识的培训，并使护理人员了解护理部的任务、工作标准、组织现有资源及限制，组织分目标的确定要恰当，实施目标管理期间管理者应定期了解工作进度，对下属的工作给予必要的支持、帮助和鼓励，从三个方面进行目标成果评价即目标的完成情况、目标的难易程度及个人在实现目标过程中的努力程度。具体管理活动包括：护理部根据医院的整体规划制订护理工作总目标，其次建立护理管理目标体系，制订各部门、各病室及护理人员的个人目标，确定目标和工作标准、职责分工、工作期限、评定方法及奖惩措施。通过定期检查、指导实施及考核评价等措施实现全院护理工作目标。

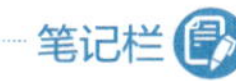

第三节 决策管理

思政元素

抗击疫情——“中国奇迹”

新型冠状病毒肺炎(简称新冠肺炎)疫情来势汹汹,迅速席卷全球。面对突如其来的疫情,中共中央高度重视,坚持把人民生命安全和身体健康放在第一位,统筹全局、沉着应对,果断采取一系列防控和救治举措,用1个多月的时间初步遏制了疫情蔓延势头,用2个月左右的时间使本土每日新增病例得到有效控制,用3个月左右的时间取得了武汉保卫战、湖北保卫战的决定性成果。习近平指出,对我们这样一个拥有14亿人口的大国来说,这样的成绩来之不易!世界称之为“中国奇迹”。

中国奇迹的实质是什么?是政令的畅通无阻,是决策的英明果断,更是举国上下在思想和认识上的高度一致!从千万级人口城市武汉封城,到全体国民居家隔离,阻断疫情,我们没有拖延和犹豫,为取得胜利赢得了时间和主动!从放弃利益到逆行而上全国驰援武汉,驰援湖北,彰显着对生命的敬畏,对同胞的关爱和对社会负责的国民情怀!国家的态度,政府的决策凝聚起整个民族的力量,激发出人们的社会责任感,向心力和积极奉献的使命感——这就是最伟大的奇迹。

启示:疫情防控是国家行为,是典型的组织决策,决策难度之高是未从事组织管理的人难以想象的。中国的体制和文化因素,国人的家国担当,决定了防疫措施实施的高效。

“管理就是决策”是美国著名管理学家赫伯特·亚历山大·西蒙(Herbert Alexander Simon)的一句名言。管理和决策,是任何时代、任何国家、任何行政组织最基本的实践活动。决策,普遍存在于社会生活的各个领域,贯穿于管理过程的始终。大至国家领导人处理国家大事,小至病房护士长安排本病房的护理工作,都需要决策。“运筹帷幄之中,决胜千里之外”是形容古代兵家卓越决策才能的一句成语,也就是指决策的制定和实现。在当今复杂的管理活动中,如何才能正确运筹帷幄、稳操胜券?正确决策的产生要基于管理者的扎实的管理理论知识和丰富的管理实践经验。

一、决策概述

决策(decisions)是为实现一定目标,在两个或两个以上的备选方案中,选择一个最佳方案的分析判断过程。决策是一个全过程的概念。它包括环境分析、拟定备选方案、分析方案、选择方案、实施方案、评估方案的整个过程。是组织或个人为了解决当前或未来可能发生的问题,从确定行动目标到拟定、论证、选择和实施方案的整个活动过程。

决策贯穿于管理的全过程。确定目标、制订计划是决策;在两个或两个以上备选方案中选择一个行动方案也是决策;组织设计、权力和责任的分配、人员的选拔使用等,是组织工作的决策;把实际执行的情况同预定的计划相比较,发现偏差,采取措施纠正偏差,或者在发现原计划的错误时,重新制订计划或修正原计划,是控制工作中的决策。总之,决策存在于领

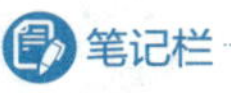

笔记栏

导工作的所有方面和全部过程，决策是领导的关键，抓住了决策问题，就是抓住了领导的核心和本质。护理领导的过程，就是从事一系列决策和实施决策的过程。决策正确与否，关系到管理绩效的成败。如果决策正确，实施起来就会顺利，效率就高，效果就好。反之，就难以实施，效率不会高，效果也不会好。

二、决策类型

可按决策的主体、决策的影响范围、对决策问题的了解程度进行分类。

1. 个人决策和集体决策　按决策主体的不同，决策可分为个人决策和集体决策两种。

个人决策是领导者个人作出的决策，集体决策则是由领导者组织集体作出并实施的决策。在我国，各级组织普遍实行集体领导与个人分工负责相结合的民主集中制。因此，凡属重大问题的决策，应由集体做出，领导者个人不应擅自独断；至于日常工作中具体或需作紧急处置的问题，分工负责的领导者就应大胆决策，而不应事无巨细都拿到集体的会议上去讨论。

2. 宏观决策和微观决策　按决策影响范围的大小，决策可分为宏观决策和微观决策两种。

宏观决策又称为战略决策或全局决策，主要是指与确定组织发展方向和长远目标有关的重大问题的决策。宏观决策具有全局性、长期性与战略性的特点，它主要解决的是“干什么”的问题，其主要涉及组织目标、战略规划等重大决策。组织全局性、长期性、战略性，实施时间较长，对组织影响较为深远，一般由高层管理者做出，需使用定性和定量分析相结合的方法，特别要进行科学的定性分析。

微观决策也称战术决策或局部决策，主要指基层的、局部的、针对具体问题的决策。它是为完成战略决策所规定的目标而制订的组织在未来一段较短的时间内的具体的行动方案，其主要解决的是“如何做”的问题。微观决策是宏观决策在系统管理工作上的延续和具体化，因此要更多地运用定量分析的方法。

3. 常规性决策和非常规性决策　按对决策问题的了解程度的不同，可分为常规性决策和非常规性决策。

常规性决策也称作确定性决策，是指对经常出现的活动进行的决策，也称为日常例行决策，是可以依标准化的例行做法处理的重复决策。这是对所要决策问题的性质、情况有充分的了解，并且一般可预计到最后结果的一种决策。决策问题所处的环境是确定的，每一个方案只有一个结果，决策者只需从备选方案中选择经济效果最好的方案。如对经常出现而又有一定处理规范、有章可循的问题作出的决策，就属于常规性决策。

非常规性决策也称作非确定性决策，一般指涉及面广、偶然性大、不定因素多、无先例可循、无既定程序可依的决策。在可供选择的方案中，存在两种或两种以上的自然状态，状态发生的概率无法估计。这类决策，一般是过去从未出现过的、非例行性的。通常用于对新出现的、不确定性的机会或威胁作出应对，这种应对更多依赖于决策者个人的知识、经验、判断力和创造力等。

非常规性决策包括风险型决策和博弈型决策。如果存在两种以上的决策方案，而任何一种均有利有弊，这种决策称作风险型决策；如果决策所涉及的是同一定的对手进行竞争的问题，则称为博弈型决策。对风险型决策，要加强预测和信息反馈，选用适当的模型进行概率分析；对博弈型决策，除了采用上述方法外，还要特别注意掌握对手的有关信息，提高应变能力。在新形势和实现护理管理现代化过程中，护理领导者经常要进行这类决策。了解这类决策的特点，有助于护理领导者作出科学的决策。

拓展阅读

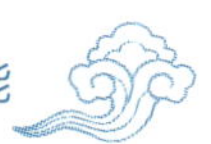
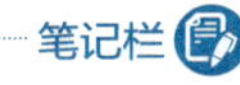

知识链接

“灰犀牛”和“黑天鹅”事件

“灰犀牛”，比喻大概率高风险事件，该类事件一般指问题很大、早有预兆，但是没有得到足够重视，从而导致严重后果的问题或事件。所谓“黑天鹅”，比喻小概率高风险事件，主要指没有预料到的突发事件或问题。“灰犀牛”与“黑天鹅”是相互补充的概念，灰犀牛体型笨重、反应迟缓，你能看见它在远处，却毫不在意，一旦它向你狂奔而来，定会让你猝不及防，直接被其扑倒在地。它并不神秘，却更危险。实际案例如：汶川地震、9·11事件、泰坦尼克号沉船、突如其来的新冠肺炎疫情等，这些都属于黑天鹅事件，不可预测却影响巨大；人口老龄化、经济结构不平衡问题等这些人们司空见惯的问题就是灰犀牛事件，人们习以为常，不以为意，却潜藏着巨大的危机。

三、决策原则

要作出科学的决策，决策者必须遵循一定的原则。

1. 目标原则　组织中的任何一项决策，不管是事关全局，还是具体小事，都应围绕组织预定的整体目标而进行，各项微观决策应是宏观决策在本地区、本部门、本单位的具体化。护理组织的各级领导者一方面要根据所处的情境，作出符合实际的决策；另一方面，要注意所作的决策不能与护理组织的目标、医院的目标、卫生工作的目标以及国家、社会的有关政策相违背。

2. 信息真实原则　信息是科学决策的基础。只有掌握了大量真实的信息，并对其进行科学的归纳、整理、比较、选择，去粗取精，由表及里，由此及彼地加工制作，才可能作出正确的决策。没有资料、情报、数据做依据，难以作出科学的决策。由于信息对决策具有十分重要的意义，所以，决策者务必要高度重视信息工作，力求各种数据、资料的全面性和真实性。

3. 可行性原则　在作出任何一项决策前，都应考虑到该项决策是否可行。因此，决策前要从实际出发，分析现有人力、财力、物力等主客观条件，研究决策实施过程中可能出现的各种变化，预测决策实施后在各方面可能产生的影响。在作出较重要的决策前，更需经过慎重论证，周密审定、评估，确定其可行性。切忌只强调需要、只考虑有利因素或不利因素。遵循可行性原则，有利于防止片面性和局限性，保证决策的正确性。

4. 对比择优原则　对比择优是决策的一个重要原则。科学的决策，必须建立在对多种方案对比择优的基础之上。如果只有一种方案，就无法对比，也无从择优。对于较重要的决策，应事先准备两种以上的方案，以供管理者对比择优。从某种意义上说，决策就是管理者从多种方案中选择出最优方案的决定。

5. 集体决策原则　现代医院服务内容多、涉及面广，可以说现在的医疗服务系统是一个复杂的大系统。虽然护理组织是医院大系统中的一个子系统，但是护理组织也是十分复杂的。组成医院系统的各个部分，相互联系，相互制约，形成了牵一发而动全身的局面。护理领导者决策中哪怕是一个小小的失误，也会引起其他部门的连锁反应。坚持集体决策原则，有利于集思广益，克服领导者个人在知识和经验方面的局限性。同时，也有利于调动其他人的积极性。集体决策原则并不排斥个人在决策中的重要作用。

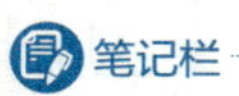

四、决策程序

决策必须程序化。决策作为管理的一种活动，包括了一定的步骤和程序，虽然各领域决策的具体过程不尽相同，但就一般决策程序而言，主要分为以下八个步骤:(见图 3-3)

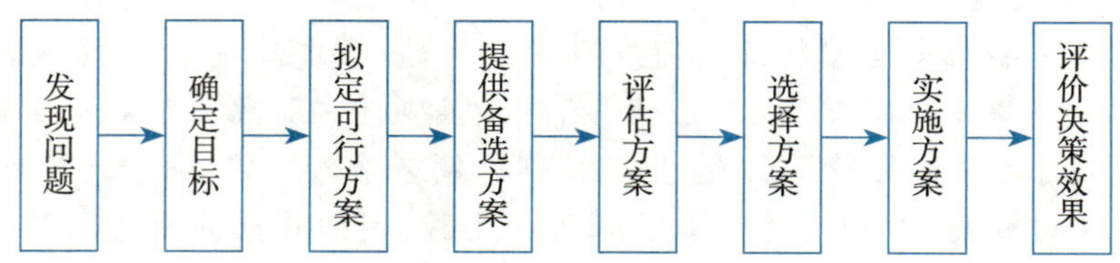

图 3-3 决策程序

1. 发现问题　发现问题是决策的起点，是进行科学决策的前提，也是领导者决策能力的集中反映。决策是为了解决问题而作出的决定和采取的行动。只有发现问题，搞清问题的性质，找出产生问题的原因，才能确定目标，并进行决策。决策者要善于在全面调查研究、系统收集环境信息的基础上发现差距，在众多的问题中，抓住主要问题。

2. 确定目标　目标是决策的方向，管理者确定了要解决的问题，就要针对问题确定解决问题所要达到的目标，这就是确定目标。确定目标是进行科学决策的重要一步。没有目标的决策，是盲目的决策。目标选择不准确，势必导致决策的失误。好的目标应具备以下四个条件：一是目标内容的含义应十分明确，不能含糊不定，模棱两可；二是应确定实现目标的责任人，不能无的放矢，放任自流；三是应将目标具体化、量化，具有可操作性；四是目标的设置应适当，不能不切实际、好高骛远。

3. 拟定可行方案　发现存在的问题、确定了正确的目标之后，就要从多方面寻找实现目标的有效途径。这一步工作做到了，目标的实现就有了可靠的基础。绝大多数决策都是在已形成的方案中经过选优而做出的。所以，制订可供选择的各种方案，是决策的重要步骤。科学决策的一个特点就是它的选择性。仅有一个方案，就无从比较，无从选择，也就难以做出“满意”的决策。

4. 提供备选方案　一个备选方案的产生，至少要经过两步：一是初步设计。所谓初步设计，就是根据目标，大致勾勒出各种不同的方案，提出轮廓的设想。其基本做法是：先从已知条件中做出简单方案，在简单方案的基础上，再拟定较复杂的方案；先考虑易于控制的、有把握实施的方案，再考虑较难控制的、把握不大的方案。二是具体设计。所谓具体设计，就是对初步设计出来的方案进一步修改、补充、完善，拟定出具备执行条件的各种方案。这一步还应包括四方面的内容：即本方案的各个构成要素；本方案中各要素之间的相关性分析；实施本方案所需要的条件；对可能产生的实施结果做综合估计。只有具备以上内容的方案，才能提供给领导者选优。

5. 评估方案　在这一步骤中，领导者凭借自己的经验、才能，对提供选择的几种方案，从总体权衡利弊，进行综合评价，最后选出“满意”方案，或者在诸方案的基础上，归纳出一套“满意”的方案。方案要选择得好，必须具备两个条件：一是要有一个合理的选择标准；二是要有一个科学的选择方法。为了追求优化的“满意”方案，应有一个统一的选择标准。“满意”的决策应当符合以下三个标准：①全局性标准，这是选择方案的首要标准；②适宜性标准，方案选择时，不能一味追求最优、最佳的决策，而是首先选择合理、适宜，满意的方案；③经济性标准，任何决策，都要从经济方面进行评估和比较，力争以最少的投入获得最大的效益。对于风险型决策，还应有动态性标准，因为，风险型决策的主要特征是不确定性。因此，

笔记栏

对于这类决策应当制订出具有不同决策变量的各种备选方案。

6. 选择方案　综合对比评价，是选择、优化方案的有效方法，具体挑选方案的方法包括：经验判断法，即对各个备选方案选择、优化的标准，经过反复的对比、筛选，逐步缩小选择范围，最后确定“满意”方案。这种方案常用于以定性为主的决策选择；数学模型法，这是一种定量分析的方法；模拟试验法，如实验室试验，计算机模拟等。

7. 实施方案　方案实施是将决策意图传递给有关人员并得到他们采取行动承诺的过程，作出的决策是否科学，有待于在实施过程中检验。一般情况下，人们的认识只能大致而不能完全同客观实际相一致，领导者所作的决策在实施过程中不可避免地要根据实际情况的变化而不断地进行调整、修改，甚至作大的改变。这一步骤应包括：组织发动、落实责任、监督检查、反馈评价。

8. 评价决策效果　决策实施的过程，又是信息反馈的过程。领导者在确定方案时，尽管已经尽可能地对实际情况作了估计，但实际情况是丰富的，多变的。实际情况与方案的关系，大体上有这样几种可能：第一种可能是，实际情况与决策方案在方向、途径方面基本一致，只是在个别问题上有一些偏差。领导者只要对方案作一些局部的调整即可。第二种可能是，偏差较大，如果坚持既定决策方案，就会产生较严重的不良后果。这时，领导者应对方案作重大修正。第三种可能是，实际情况发生了重大变化，使既定方案不可能继续实施。这时，领导者应该寻找新的决策方案。因此，在方案的实施过程中，领导者要注意收集有关信息，了解反应和动向，对决策的实施情况进行追踪评价，根据信息反馈，及时作出调整和修正。管理者的行为是要掌握全部的管理技能，在适当的场合加以应用，并把注意力投入到需要思考的新问题上。对于一个合格、优秀的决策者，熟练运用程序化决策是基本前提；而往往如何运用非程序化决策更能考察决策者的决策水平。决策者要在熟练运用程序化决策的前提下，运用直觉、判断和创造性提高自己非程序化决策的能力。

第四节　时间管理

课堂互动

时间管理

算算我们的时间，考虑一个问题，你能活多大岁数？按现在平均最长寿命80岁来算的话，我们来算一算你的时间账户，你花在睡觉、吃饭、娱乐休闲、穿衣打扮、生病疗养、读书学习、电话聊天、厕所……上的时间是多少？你的计算结果是什么？

大部分的人可能只有不到10年的时间（约3 650天），这是我们可以有效支配的时间，在这有限的支配时间里，想一想你的梦想……此时此刻你有必要反思你的时间都去哪儿了？你有浪费时间的行为和习惯吗？请写下来吧。想改变这种现状吗？知道如何改变吗？

一、时间管理概述

时间是宝贵而有限的资源，要想实现组织目标就必须善于利用时间。快节奏的工作是

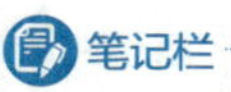

现代社会的一个特点，护理工作更是如此，而且护理工作十分繁杂，常有意外事件发生，管理者的时间经常被非计划性事务所占用。因此，管理者在面对时间管理的困扰时应重视学习使用各种时间管理的方法，提高时间的利用率，使管理工作更有成效。

（一）时间的概述

时间的本质是一种珍贵的有价值的无形资源。任何事情都需要时间，时间给予每个人的数量是固定的、公平的，也是有限的，因此时间对于人们是最稀有、最珍贵的特殊资源。时间是无形的，是有价值的，时间的价值是以一个人（或社会群体）在一定时间里取得的成果及对社会的贡献与作用来衡量的。

时间具有客观性、方向性、无储存性的特点。客观性是指时间是无形的但又同物质一样客观存在；方向性是指时间的流逝具有“一维性”，是以一定的方向、一定的规律运动的；无储存性是指使时间这种资源是无法储存的。管理者通过研究时间消耗的规律，认识时间的特征以探索科学地安排和使用时间的方法，从而提高工作效率。

（二）时间管理的概念

时间管理（time management）是指在同样的时间消耗情况下，为提高时间的利用率和有效性而进行的一系列活动，包括对时间的计划和分配，以保证重要工作能顺利完成，并留出足够的余地处理那些突发事件或紧急变化。

（三）时间管理的意义和作用

1. 提高工作效率　护理管理者常常因为繁琐的管理事务而不能充分地利用时间，以致于影响管理效率。管理者通过有效的管理时间，花费最少的时间获得最大的效益，可以使时间资源得到科学的分配和使用。

2. 有序地处理问题　管理者做好时间管理，可自行控制时间而不被时间支配，能控制自己的工作而不被工作牵制。将各项工作按照轻重缓急排出主次顺序，以保证重要工作得到及时落实，并有充分的时间解决其他问题。

3. 激发员工的成就感和事业心　时间管理是在有限时间内的自我管理。在相同的时限内进行时间管理，有效利用时间，可使管理者和组织成员获得更多的成果和业绩，从而激发人的成就感和事业心，满足自我实现的需要。

二、时间管理的过程

（一）评估时间使用情况

首先，应了解目前的工作时间是如何被消耗的。管理者可以用日志或记事本按照时间顺序记录每日所进行的活动和所用的时间。然后再将各项活动分成拟定计划、指导决策、评价等几大类，计算每类活动占用时间的百分比。如果结果显示不平衡或与事件的重要程度不符，管理者需重新调整行动方案。

（二）了解个人浪费时间的原因

时间浪费是指消耗了时间而没有取得效益或对实现目标没有任何意义。引起时间浪费的因素有很多，可分为主观因素和客观因素两个方面（见表 3-1）。

（三）确认个人最佳工作时间

评估个人的最佳工作时间。从生理学角度而言，25 至 50 岁年龄段是最佳工作时段；作为管理者，一般 35 至 55 岁是最佳工作时段。根据人体生物钟，可以了解人的精力和注意力的变化程度及身体生理功能的周期性，生物钟学在时间优化管理方面可以指导我们如何正确安排每一天。我们应该充分了解自己何时精力最旺盛，何时处于低潮，精力充沛时安排需要高度集中精力和富有创造性的工作，精力、体力不足时，可以从事部分团体活动或人际交往活动等。

表 3-1 时间浪费的因素

主观因素	客观因素
① 缺乏时间管理的意识和知识	① 意外的电话、来访、会议、应酬过多
② 缺乏决策力，处理问题犹豫不决	② 上级领导工作没有计划
③ 不善于拒绝非职责范围的工作	③ 合作者能力不足，需花费时间指导
④ 工作目标不明确	④ 政策、程序要求不清，需花费时间理解
⑤ 不集中精力工作，随时接待来访者	⑤ 信息沟通不畅，需反复澄清及确认
⑥ 不按照程序工作，工作日程无计划	⑥ 工作内容复杂
⑦ 没有适当地授权	⑦ 意外情况多
⑧ 工作拖拉	……
⑨ 工作不分轻重缓急	
⑩ 各种文件、物品乱放	
……	

知识链接

人体生物节律

生物节律、生物时钟、生物周期等有一个相似或相同的含义，即生物甚至自然万物的行为都按一定的周期和规律在运行。春去秋来，潮涨潮落；花开花谢，夜去昼来；日出而作，日落而息……所有这些，都是自然和生物的节律。2017 年 10 月 2 日，诺贝尔委员会宣布，由于在“生物节律的分子机制方面的发现”，本年度的诺贝尔生理学或医学奖颁发给美国遗传学家杰弗里·霍尔、迈克尔·罗斯巴什和迈克尔·扬。三位获奖者的工作正是在这方面有了深入的发现。人和动物的生物时钟是由 Clock 基因和蛋白、Per 基因和蛋白、Tim 基因和蛋白、DBT 基因和蛋白这 4 种基因和蛋白共同作用，形成了动物和人 24 小时生物节律。例如，到了夜晚，人大脑中的松果体分泌褪黑激素增多，可以帮助人安然入睡，但在白天褪黑激素分泌减少，又让人以饱满的精力去工作。而且，褪黑激素也能调整时差，纾解压力，解决情绪失调，并且是一种很强的抗氧化物，能中和并清除自由基。所以褪黑激素也被视为一种生物时钟。如果人们不按生物时钟作息、生活和工作，工作效率会很低，而且还会患病。例如，糖尿病就被发现与生物时钟有关。

三、时间管理的方法

(一) ABC 时间管理法

ABC 时间管理法是由美国管理学家莱金（Lakein）提出的，他建议每个人都要确定三个阶段的目标，包括今后 5 年的长期目标、今后半年的中期目标和现阶段要达到的短期目标，根据各阶段的工作目标列出相应的主要工作内容，再将各工作内容分成 A、B、C 三个等级，A 级是必须完成的并且最重要的工作；B 级是很想完成的又较为重要的工作；C 级是可以暂时搁置的较不重要的工作。

1. ABC 时间管理法的核心　ABC 时间管理法的核心是抓住主要问题解决主要矛盾，保证重点工作，兼顾全面，有效地利用时间，提高工作效率。ABC 时间管理法的特征及管理要点（见表 3-2）。

笔记栏

表 3-2 ABC 时间管理法的特征及管理要点

分类	占工作总量的百分比(%)	特征	管理要点	时间分配占工作时数百分比(%)
A	20~30	最重要、最迫切 后果影响大	必须做好 现在就做 亲自去做	60~80
B	30~40	重要、一般迫切 后果影响不大	最好亲自做 也可授权	20~40
C	40~50	无关紧要、不迫切 后果影响小	授权	0

2. ABC 时间管理的步骤

(1) 列清单:每天工作开始时列出全天工作日程清单。

(2) 工作分类:对清单上的工作进行归类,按常规性程序办理。

(3) 对工作排序:根据工作的特征、重要性及紧急程度确定 ABC 顺序。

(4) 划出分类表:按 ABC 级别分配工作项目、各项工作预计的时间分配方案及实际完成的时间记录(见表 3-3)。

表 3-3 ABC 工作分类表

分类级别	工作项目	预计时间	实际消耗时间
A	1.		
B	1. 2.		
C	1. 2.		

(5) 实施:首先要全力投入 A 类工作,直到完成,取得预期效果再转入 B 类工作,若有人催问 C 类工作时,可将其纳入 B 类,尽量减少 C 类工作,或可以安排他人执行 C 类工作,以避免浪费时间。

(6) 总结:记录完成每项工作实际消耗的时间,填入分类表,每日进行自我训练,并不断总结评价,提高管理效率。

(二) 时间管理统计法

管理人员在时间控制上所遇到的问题是一些活动或任务的范围、深度、广度难以精确掌握。时间管理统计法是事先拟定活动时间进度表。时间进度表应力求详细,尽可能地把将来发生的情况安排到计划之中并留有余地,以防出现意外事件时束手无策。

时间管理统计法的目的是对时间进行记录和总结,并可分析浪费的原因。评价时间的应用情况以采取适当的措施节约时间。记录时注意真实性和准确性,并做到及时,以达到时间管理的目的。记录的方法可利用台历或效率手册记录表的式样(见表 3-4)。

(三) 时间管理"四象限"法

时间管理"四象限"法是美国的管理学家科维提出的一个时间管理的理论,把工作按照重要和紧急两个不同的程度进行了划分,基本上可以分为四个"象限":

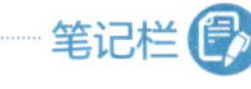

表 3-4 效率手册记录表

日期	时间(上午)	时间(下午)
2020 年 11 月 23 日 星期一	8	2
	9	3
	10	4
	11	5
2020 年 11 月 24 日 星期二	8	2
	9	3
	10	4
	11	5

1. 第一象限　既紧急又重要的事情(如人事危机、投诉、即将到期的任务、财务危机等)。

2. 第二象限　重要但不紧急的事情(如建立人际关系、人员培训、制订防范措施等)。

3. 第三象限　紧急但不重要的事情(如电话铃声、不速之客、部门会议等)。

4. 第四象限　既不紧急也不重要的事情(如上网、闲谈、邮件、个人爱好等)。

"四象限"法的关键在于按顺序处理事件:根据事件的紧迫性和重要性,先处理既紧急又重要的,紧接着是重要但不紧急的,再是紧急但不重要的,最后才是既不紧急也不重要的(图 3-4)。

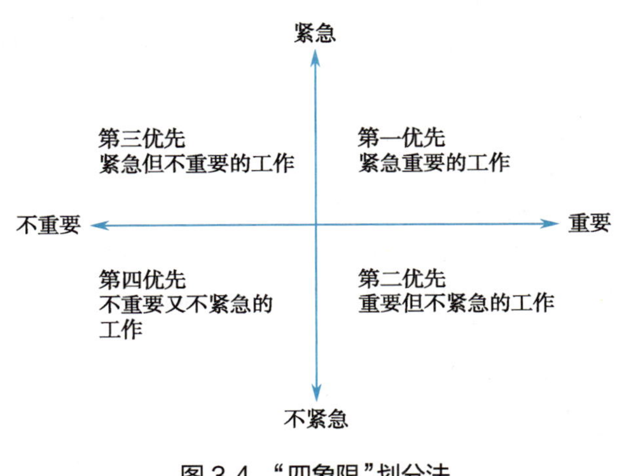

图 3-4 "四象限"划分法

知识链接

新时间管理概念 GTD

GTD,getting things done 的缩写。来自 David Allen 的一本畅销书"Getting Things Done"。GTD 的具体做法可以分成收集、整理、组织、回顾与行动五个步骤。

1. 收集　将能够想到的所有的未尽事宜罗列出来,记录下所有的工作。

2. 整理　将这些工作按是否可以付诸行动进行区分整理。

3. 组织　组织主要分成对参考资料的组织与对下一步行动的组织。

4. 回顾　一般需要每周进行回顾与检查,通过回顾及检查所有清单并进行更新,可以确保 GTD 系统的运作,而且在回顾的同时可能还需要进行未来一周的计划工作。

5. 行动　在具体行动中可能会需要根据所处的环境时间的多少、精力情况以及重要性来选择清单以及清单上的事项来行动。

实施 GTD 的工具包括在线工具、计算机软件、掌上电脑、纸和笔等。

笔记栏

四、有效时间管理的技巧

（一）确定优先处理的工作

根据时间管理的特点，管理者要达到良好的工作效益，必须优先处理好最重要、最紧急的任务。将每日的工作内容排出先后次序，然后根据先后顺序安排时间，工作时要集中精力，全力以赴，避免各种干扰因素，按次序完成工作。把前一项工作完成后再进行下一项工作，以免重复劳动。同时建立完善组织内的时间管理系统，使用先进的管理方法、各种通信设备及现代化的办公软件等。

（二）适当授权

授权是领导者授予下属一定的权力与责任，使其在领导的监督下有适当的自主权、行动权和完成任务的责任。作为一名管理者，没有精力也没有时间或不必要亲自做某项工作，这就需要通过授权他人来增加自己的工作时间。然而一部分管理者不愿授权，常见的原因有：所处理的工作是一些软性的、言语性的、非文字性的信息，授权有难度；不放心把工作交给别人做；不愿向下属请求协助；害怕下属超越自己；担心因此失去自己的权力等。一个合格的管理者通过授权不仅使自己的工作时间更充足，还为下属提供了成长和锻炼的机会。

管理者计划授权的主要工作内容包括明确要授权的任务，书面整理要委派的项目，挑选合适的人选，对分派的工作当面作出详细而完整的解释，明确从事这项工作的责任、好处、权力，确定最后期限，包括授权期间进行工作情况汇报的日期，明确汇报方式，确保得到专业、有序的反馈，并不定期检查工作完成情况。

（三）学会拒绝艺术

管理者掌握拒绝艺术也是有效使用时间的手段之一。时间对每个人都是均等固定的，管理者也不例外。因此，面临各项被要求的工作，管理者要有所取舍。许多情况下，管理者很难拒绝同事的合理请求，类似事件在不经意间会占用管理者大量时间。在下列情况下管理者应该拒绝承担不属于自己工作范围的责任：①请求的事项不符合个人的专业或工作目标；②请求的事项非力所能及，且需要花费很多时间；③请求的事项是自己不感兴趣的内容；④承担该请求后会阻碍个人做另一件更有益于自己的工作。为了避免内疚以及预防因拒绝同事的请求而影响人际关系的后果，管理者一定要学会如何巧妙而果断地说“不”，并且不会让对方想出理由来反驳。拒绝时要注意时间、地点及场合，避免造成对他人的伤害。

（四）培养良好的工作习惯

护理管理者要处理的问题往往非常琐碎繁杂，因此在日常工作中应注重节约时间和讲究工作效率。有意识地培养自己良好的工作习惯：①减少电话的干扰，打电话要抓住要点，电话边上备好纸和笔，便于记录重要信息。工作时间避免打社交性的电话。②提倡预约谈话，将谈话安排在每日工作低峰时段进行。③在办公室外的走廊或过道谈话，可以节省时间。如果谈话内容重要，再到办公室详谈。④控制谈话时间，适时终止不重要的交谈。⑤对有关工作的档案资料进行文件归档，可按照重要程度或使用频度分类放置，及时阅读、处理，抓住重点。⑥减少不必要的会议，缩短会议时间，提前做好会议准备，明确会议主题，准时开会，提高会议效率。

（五）保持健康的心态

管理者具有健康的心态可使自己保持理性思维和极大的工作热情，提高办事效率。心理健康既有心理因素，又有复杂的社会因素，管理者要学会控制自己的情绪，调整自己的心理，避免因情绪因素影响自己的工作状态，造成时间浪费。一个心理健康的人，能够做到在几分钟内缓解不良的情绪，有效地利用时间，提高工作效率。

笔记栏

案例分析

某医院病房护士长李敏芝，在护理岗位上工作了八年，一年前到内科某病房担任护士长工作。她每天早来晚走，勤勤恳恳，早晨帮助护士做晨间护理，接班后帮助责任护士静脉输液，接着又亲自去执行医嘱，不仅如此，她还是个平易随和、有求必应的人，其他科室的同事有事都愿找她帮忙，比如找医生帮朋友看病、介绍床位、帮助发放患者住院费用清单等，每次她都立即帮助办理。她每天的工作都那么繁忙，但护理部质控小组检查时，科室多项管理未达标。

问题：

1. 为什么李护士长那么繁忙地工作，科室管理还不达标？
2. 假如你是李护士长，你如何管理好你的时间，对科室进行管理？

（熊振芳）

复习思考题

1. 护理管理中有哪些计划？请区分其类型。
2. 请用 SWOT 对自身进行评估分析。
3. 目标管理如何体现行为科学管理理论的观点？
4. 针对你自己的情况，思考如何有效地进行时间管理。

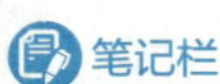

PPT 课件

第四章 组织职能

学习目标

识记：1. 能陈述组织的概念；
2. 能说出组织结构的基本类型及其优缺点；
3. 能叙述组织设计的概念和任务；
4. 能陈述组织文化的概念和功能。

理解：1. 能解释组织的基本要素；
2. 能比较正式组织和非正式组织的特点；
3. 能阐述组织设计的原则；
4. 能概括组织设计的基本程序和主要内容；
5. 能概括我国医院护理组织系统；
6. 能归纳创建护理文化的措施。

运用：1. 运用所学知识分析所在高校(医院)的组织结构类型；
2. 运用所学知识分析建立高效护理工作团队的方法与策略。

组织职能是管理的基本职能之一，是根据组织的任务和目标，设计及维持合理的组织结构，对组织各项资源进行有效安排，并通过完善的组织运作来实现既定目标。组织职能是进行人员配备、领导、控制的前提，是做好各项护理管理工作的基础。

第一节 组织概述

管理学家哈德罗·孔茨指出："为了使人们能为实现目标努力地工作，就必须设计和维持一种职务结构，这就是组织管理职能的目的。"管理者按照组织目标设计出合理、高效、能顺利实现组织目标的结构和体制，合理配置组织的各种资源，才能保证组织目标的顺利实现。

一、组织的概念和基本要素

(一) 组织的概念

组织(organization)一词可以从静态和动态角度来定义。从静态角度看，组织是指组织机构，是为了实现既定目标，按一定规则和程序设计的多层次、多岗位并有相应人员形成隶属关系的责权机构，如医院、学校、工厂等。从动态角度看，组织即组织职能，是一种工作过程，是为有效实现组织目标，建立组织结构，配备人员，使组织协调运行的一系列活动。综合两方面的内容，组织的概念包含以下 4 层含义：

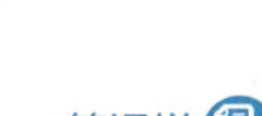

1. 组织必须有明确的目标　任何组织都是为目标而存在的，这个目标是组织活动所要达到的目的，它是组织存在的前提。

2. 组织是一个人为的系统　组织不是自然形成的，管理学上的组织是为了实现既定目标，由两个或两个以上的人组成的集合，进行分工合作，建立某种责权关系。它是实现目标的工具，是人为的结果。

3. 组织必须有分工与协作　适当的分工与协作是实现组织目标的必然要求，也是组织产生高效能的保证。组织成员通过分工而专门从事某项职能工作，又通过协作发挥群体的力量。

4. 组织有不同层次的权力和责任制度　这是由于分工之后，就要赋予每个部门以及每个人相应的权力和责任，为达成组织目标提供必要的保证。

（二）组织的基本要素

组织的基本要素是每个组织结构、组织活动以及组织的生存和发展最基本的条件。社会系统学派创始人切斯特·巴纳德认为，所有正式组织均包含三个基本要素：共同的目标、协作的愿望和信息联系。

1. 共同的目标　这是组织的基本要素。有共同的目标，就可以统一决策，统一组织内各个成员的行动。这种共同目标必须被所有组织成员所接受，共同目标是组织成员间协作愿望的必要前提。

2. 协作的愿望　协作愿望是指个人为组织目标贡献力量的愿望。这种愿望产生的效果是每个人努力的凝聚，没有协作的意愿，为协作做贡献的个人努力就不能持久。

3. 信息联系　组织的共同目标和组织成员的协作意愿需要信息联系沟通起来，把组织目标实现的可能性和对组织有协作愿望的个人连接起来，使之成为有机体的是信息的传递过程。

二、组织及组织结构的基本类型

（一）组织的基本类型

组织可以按不同的分类标准进行分类。根据组织的性质，可分为经济组织、政治组织、文化组织、群众组织、宗教组织，如公司企业、政府机构、学校、工会等；根据组织的规模大小，可分为小型组织、中型组织和大型组织，如同是医院，有个人诊所、专科医院和综合医院之分；根据组织的目标，可分为经营组织、服务组织、互益组织、公益组织，如商店、医院、俱乐部、消防队等；根据个人与组织的关系，可分为功利性组织、规范性组织、强制性组织，如工商企业、学校、劳教所等；根据组织形成方式分类，可分为正式组织和非正式组织；根据组织存在形态分类，可分为实体组织和虚拟组织。本节重点介绍正式组织和非正式组织。

1. 正式组织（formal organization）　指为了有效地实现组织目标，而明确规定组织成员之间的职责范围和相互关系的一种结构，其组织制度和规范对成员具有正式的约束力。正式组织一般有组织系统图、组织章程、职位及工作说明书等正式文件。如世界卫生组织、医院、护理部均是正式组织。

正式组织一般具有以下特点：①有共同的目标；②明确的信息沟通系统；③协作的意愿，即人们在组织内积极协作，服从组织目标；④讲究效率；⑤分工专业化但强调协调配合；⑥建立职权，权力由组织赋予，下级必须服从上级；⑦不强调工作人员工作的独特性，组织成员的工作及职位可以相互替换。

2. 非正式组织（informal organization）　指人们在共同工作和活动中，由于具有共同的兴趣和爱好，以共同的利益和需要为基础而自发形成的团体。如护理队伍中的登山爱好者团

笔记栏

队、同乡会、校友会等均为非正式组织。

非正式组织具有以下特点：①由成员间共同的思想和兴趣相互吸引而自发形成，不一定有明确的规章制度；②有较强的凝聚力和行为一致性，成员间自觉进行互相帮助；③具有一定的行为规范控制成员的活动，有不成文的奖惩办法；④组织的领袖不一定具有较高的地位和权力，但一定具有较强的影响力。

3. 正式组织与非正式组织的关系　正式组织和非正式组织的形成过程和目的不同（见图 4-1）。正式组织的活动以成本和效率为主要标准，要求成员为提高效率和降低成本而保持合作形式，根据在活动中的表现给予正式的奖惩，以此引导他们的行为。因此，维系正式组织的是理性因素。而非正式组织则以感性为基础，它要求遵守共同的、不成文的规则，以赞许、欢迎、鼓励作为奖励，以嘲笑、讥讽、孤立作为惩罚。因此，维系非正式组织的是接受、欢迎或孤立、排斥等情感因素。

一般情况下，组织管理都是针对正式组织而言，着重研究其结构、章程、规范等。但非正式组织对管理工作起着不可忽视的作用，它是在正式组织中占据各种职位的组织成员在较长时间的相互接触、相互作用过程中，逐渐形成的超出组织正式关系体系的、稳定的非正式关系模式。这种关系直接或间接地影响成员的个别及集体行为，对于一个组织的工作效率有重要的影响。非正式组织可以在正式组织与个人之间起调节作用，在实际工作中非正式组织所起的作用也不尽相同。非正式组织可发挥积极作用，有利于正式组织目标的实现；也可起消极作用，干扰或破坏正式组织达到既定的目标。值得注意的是，这些作用不是一成不变的，是可以发生转变的。一般情况下，正式组织的目标与非正式组织的目标总是呈一定的角度关系（见图 4-2）。当两维目标变量成 0° 即完全一致时，非正式组织对正式组织目标的实现产生最大的促进作用；当两维目标变量成 0°~90° 即基本一致时，非正式组织对正式组织目标的实现更大可能是产生促进作用；当两维目标变量成 90°~180° 即基本不一致时，非正式组织对正式组织目标的实现更大可能是产生促退作用；当两维目标变量成 180° 即完全不一致时，非正式组织对正式组织目标的实现有最大的阻碍作用。

非正式组织的存在和其产生的作用是一个客观现实，所以每一个管理人员都应当承认这个现实，正确对待非正式组织。一位有智慧的管理者，会根据情况处理与非正式组织的关系。尽量设法运用其正面作用，减弱其反面作用。管理一个组织时，应细心观察有哪些非正式组织存在，对非正式组织要有正确的分析和认识，对其性质、作用、形成原因、成员构成、“领袖”人物、发展趋势等情况要有所了解，这样才能找到合理引导、发挥其积极作用的方法。

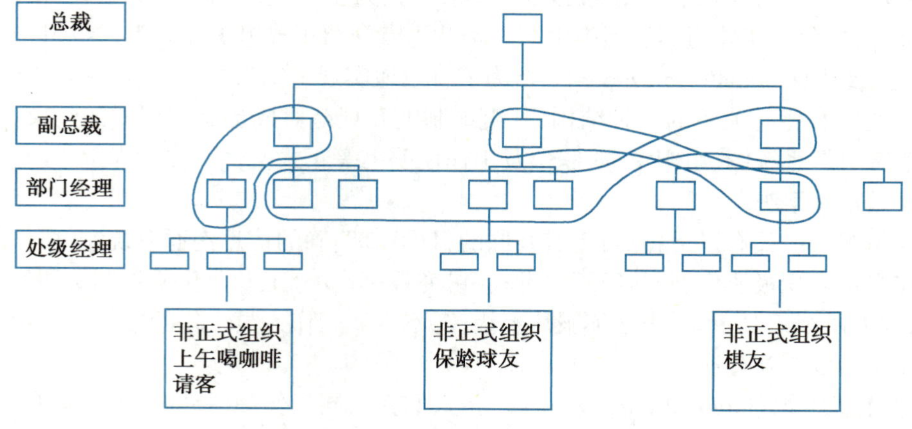

图 4-1　正式组织与非正式组织

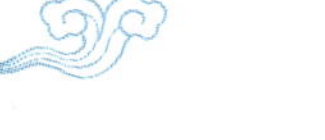

笔记栏

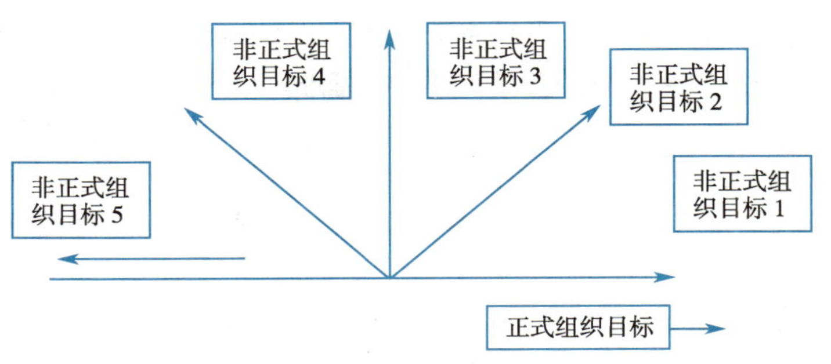

图 4-2　正式组织与非正式组织目标关系

知识链接

学习型组织

学习型组织是美国学者彼得·圣吉(Peter M. Senge)在《第五项修炼》一书中提出的一个管理观念,即企业应建立学习型组织,其涵义为面临变糟剧烈的外在环境,组织应力求精简、扁平化、弹性因应、终生学习、不断自我组织再造,以维持竞争力。知识管理是建设学习型组织的最重要的手段之一。学习型组织应包括五项要素:①建立共同愿景。②团队学习。③改变心智模式。④自我超越。⑤系统思考。

(二)组织结构的基本类型

组织结构是指构成组织的各要素之间相对稳定的关系模式。它表现为组织各个部分排列顺序、空间位置、聚集状态、联系方式,以及各要素之间相互关系的一种模式,是执行管理任务的结构,在管理系统中起到"框架"作用,它使组织中的人流、物流、财流、信息流保持正常流通,使组织目标的实现成为可能。组织能否顺利达到目标和促进个人在实现目标过程中作出贡献,在很大程度上取决于组织结构的完善程度。组织结构是随着生产力和社会的发展而不断发展的,常见的组织结构类型有:直线型、职能型、直线 - 职能型、矩阵型和委员会等。在现实中,大部分组织并不是"纯粹"的一种类型,而是多种类型的综合体。

1. 直线型结构(pure line structure)　又称单线型结构,是出现最早、形式最简单的一种组织结构类型。直线型组织结构有一个纵向的权力线,从最高领导逐步到基层一线管理者,其领导关系按垂直系统建立,不设专门的职能机构,自上而下形同直线,结构简单而权力明显(见图 4-3)。

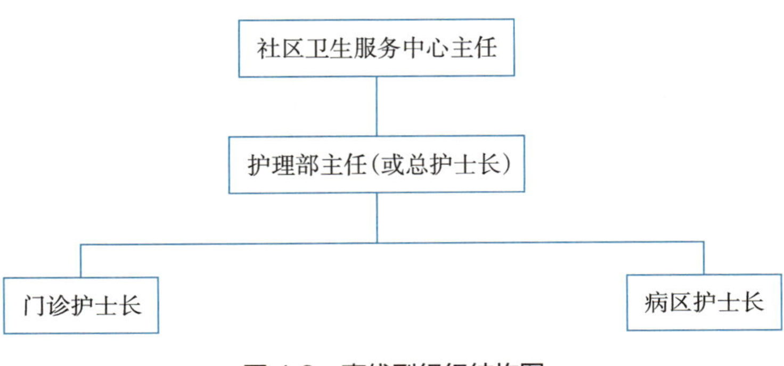

图 4-3　直线型组织结构图

笔记栏

直线型结构的优点是组织结构设置简单，指挥系统清晰、统一；责权关系明确；横向联系少，内部协调容易；信息沟通迅速，解决问题及时，管理效率比较高。其缺点是缺乏横向的协调关系，没有职能机构当领导的助手，缺乏专业化的管理分工，经营管理事务依赖少数几个人。一旦组织规模扩大，管理工作复杂化，领导者势必因经验、精力不及而顾此失彼，难以进行有效的管理。因此，直线型的适用范围是有限的，它只适用于那些规模较小或业务活动简单、稳定的企业。

2. 职能型结构(functional structure) 又称多线型结构，是一种以工作方法和技能作为部门划分的依据，采用按专业分工的职能管理者来代替直线型的全能管理者的组织结构。各职能部门在分管业务范围内有权直接指挥下属及下达指示(见图 4-4)。

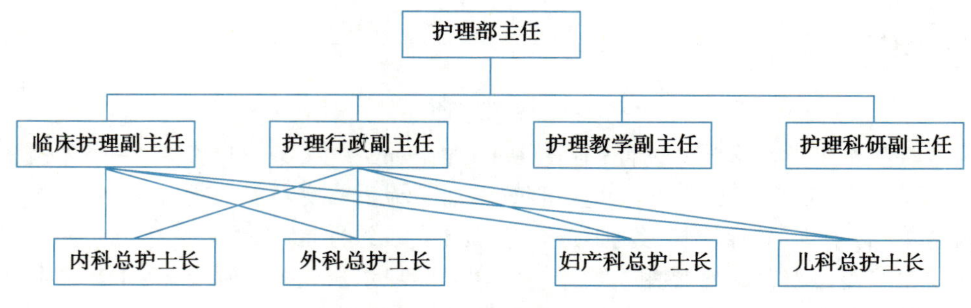

图 4-4 职能型组织结构图

职能型结构的优点是：能够适应现代组织技术比较复杂和管理分工较细的结构，职能部门任务专业化，可以避免人力和物质资源的重复配置，能够发挥职能机构的专业管理作用，减轻上级主管人员的负担。其缺点是：各种职能部门各自为政，难以实现横向协调，不利于培养全面型的管理人才；特别是妨碍了组织必要的集中领导和统一指挥，形成了多头领导、多头指挥，使下级无所适从，不利于明确划分直线人员和职能科室的职责权限，容易造成管理混乱。在实际工作中，纯粹的此类型组织结构较少。

3. 直线 - 职能型结构(line and functional structure) 又称直线 - 职能参谋型组织结构，是一种以直线型结构为基础，在各级行政负责人之下设置相应的职能部门，分别从事专业管理，作为该级领导者的参谋，实现主管统一指挥与职能部门参谋、指导相结合的组织结构形式(见图 4-5)。直线职能型结构既保持了直线的集中统一指挥的优点，又吸收了职能制发挥

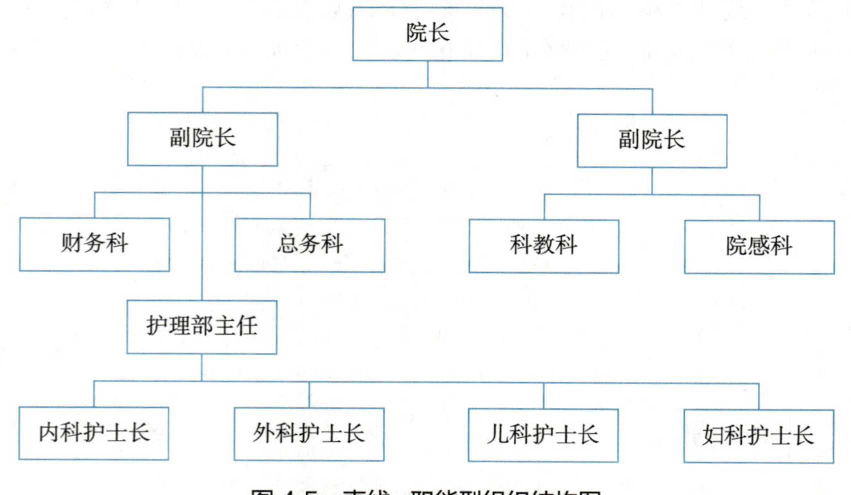

图 4-5 直线 - 职能型组织结构图

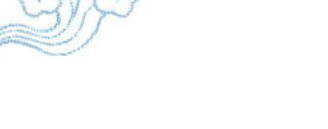

专业管理的长处，从而提高了管理工作的效率。我国目前大多数企业、学校、医院等都采用直线职能型结构。

直线职能型的优点是：职能机构和人员按管理业务的性质分工，分别从事专业管理。既可统一指挥、严格责任制，又可依分工不同和授权程度的不同，发挥职能人员的作用。其不足之处是：权力集中于最高管理层，下级缺乏必要的自主权。各职能部门之间的横向联系较差，容易产生脱节与矛盾。各参谋部门和指挥部门之间的目标不统一，容易产生矛盾。信息传递路线较长，反馈较慢，适应环境变化较难。

4. 矩阵型结构（matrix structure） 是指由纵横两套管理系统组成的组织结构，一套是纵向的职能领导系统，另一套是为完成某一任务而组成的横向项目系统。结构既保留了直线职能结构的形式，又设立了按项目划分的横向领导系统，即按组织目标管理与专业分工管理相结合的组织结构（见图 4-6）。有的组织同时有几个项目需要完成，每个项目需要配备不同专长的技术人员或其他资源，组织内横向成立项目管理协调小组就十分必要。如迎接三甲医院评审、开展新冠肺炎防治工作和推进医院信息化管理等，需多个职能部门派出有关人员形成矩阵型组织结构。矩阵型组织结构适用于需要对环境做出迅速、一致反应的组织。

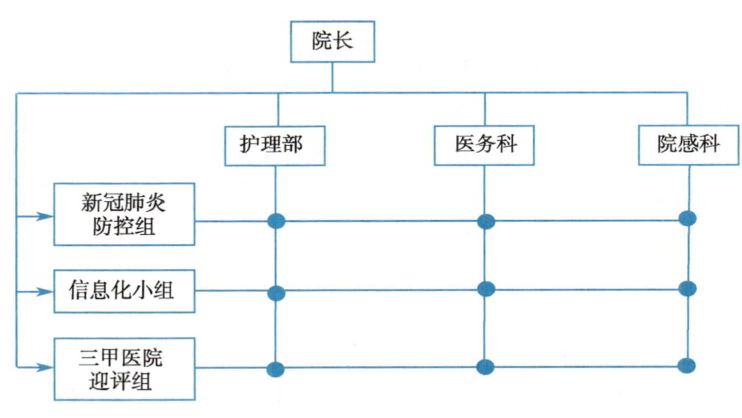

图 4-6 矩阵型组织结构图

矩阵型结构的优点是：加强各职能部门的横向联系，具有较大的机动性和适用性，实行集权与分权较优化的结合；有利于发挥专业人士的潜力，攻克技术难题；有利于培养和使用人才。其缺点是：实行纵向、横向的双重管理，容易出现分歧和矛盾，组织关系、资源管理复杂，权责不清，稳定性差。

5. 委员会型结构（committee structure） 委员会型结构是组织结构中的一种特殊形式，是一种以集体活动为主要特征的组织形式。一个结构，尤其是处在发展中的机构，有许多重要的专业计划很难指派组织中的某个单位独立负责时，多会以委员会的形式与上述的组织机构相结合，发挥咨询、合作、协调作用，委员会由来自不同单位的专业人员、专家等组成，共同研究各种管理问题，便于沟通，以弥补正式组织中一些管理上的功能，如由护理专家、护理行政领导者组成的护理职称评审委员会、各种护理学科委员会等。

委员会型结构的优点是：①可以集思广益；②防止个人滥用职权；③决策时会充分考虑各方面的利益，有利于实现组织整体上的统一及团结；④具有一定权威性；⑤委员会的设置推动了组织成员参与管理的积极性，有利于动员更多的人来关心组织的发展，促进管理人员成长。其缺点是：责任分散，职责分离，决策成本高，易形成少数人专制等。

笔记栏

第二节 组织设计

组织设计是以组织结构安排为核心的组织系统的整体设计工作，是一项操作性很强的工作，它是在组织理论的指导下进行的。美国管理学家哈罗德·孔茨提出：组织结构的设计应该明确谁去做什么，谁要对什么结果负责，并且消除由于分工含糊不清造成的执行中的障碍，还要提供能反映和支持企业目标的决策和沟通网络。

一、组织设计的概念

组织设计（organization design）是指设计一套符合组织需要，能够客观反映组织运行规律，适应市场竞争需求，保障组织内部运转有序，有效发挥整体机能的组织结构体系。组织设计建立在分工与协调的基础上，涉及组织内部的财产关系、利益分配关系、领导关系、组织规模等。

二、组织设计的任务

组织设计的任务是设计清晰的组织结构，规划和设计组织中各部门的职能和职权，确定组织中直线职权、职能职权、参谋职权的活动范围并编制职务说明书。组织设计的最终结果是组织系统图、职务说明书和组织手册。组织系统图是用图形的方式表示组织内的职权关系和主要职能，其垂直形态显示权力和责任的关联体系，水平形态显示分工与部门化的结果。职务说明书主要是说明职位的名称、主要的职能、职责、履行职责的相应职权以及与组织其他职位的关系。组织手册通常是职务说明书与组织系统图的综合。

三、组织设计的原则

1. 目标统一原则　是指在建立组织结构时，要有明确的目标，并使各部门员工的目标与组织的总体目标相一致。首先，一个组织要有明确的目标体系，这一目标体系是在对组织总目标分解的基础上建立的；其次，组织结构的总体框架应该建立在这一目标体系的基础之上，包括组织内部管理层次的划分，部门结构的确立，员工职责权力以及工作任务的确立等，都要服从于组织的总目标。

2. 专业化分工与协作原则　专业化分工是组织结构设计的基本原则。根据美国学者泰勒的观点，专业化分工的原则不仅适用于生产领域，而且也适用于管理活动领域。组织结构设计应贯彻专业分工和协调配合的原则。一方面要合理划分组织内部各职能部门的工作范围，分工应适应组织内外部环境的变化，切实反映组织活动的客观需求和现有条件；另一方面要明确专业分工之间的相互关系，明确上下管理层、左右管理部门之间的协调方式和控制手段，这样才有利于从组织上保证目标的实现。

3. 有效管理幅度原则　管理幅度又称管理宽度（span of management），是指一个主管人员直接有效地监督、指挥、管辖其下属人员数量的限度。管理幅度原则是指组织中的主管人员直接管辖的下属人数应当是适当的，才能保证组织的有效运行。由于一个人的精力是有限的，也就决定了管理者管理的人数是有限的。如果超过了一定的限度，管理效率就会降低。一般高层管理者从事组织的战略决策与管理工作，管理幅度应小一些，管理者与被管理者之比为 1∶4~1∶8；中层和基层管理者从事执行性管理职能较多，管理幅度可大一些，约为 1∶8~1∶15。幅度过小，会导致机构臃肿，人浮于事，造成人力资源的浪费；管理幅度过大，

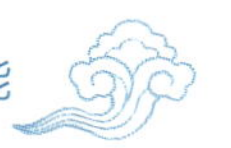

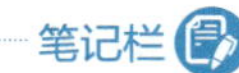

拓展阅读

会造成管理者的工作量过多，容易导致工作的失控，如一个护士长能有效管理 15 个护士，让她管理 30 个护士，就会有力不从心的感觉。

4. 最少层次原则　管理层次（hierarchy of management）是指组织结构中纵向管理系统所划分的等级数量。每个组织都有层次结构，组织中管理层次的多少，应根据组织的任务量与组织规模的大小而定。在保证组织合理有效运转的前提下，应尽量减少管理层次。组织结构中管理层次与管理幅度成反比。一般情况下，组织越大层次越多，但从高层领导到基层领导以 2~4 个层次为宜。组织层次中的指令和情报必须逐层下达和上报，若层次过多，对上报和下达情况的沟通效果是不利的。另外，层次过多，管理成本也会增加。因此，一般情况下，组织中的层次越少越好，命令路线越短越好。

5. 权责一致的原则　职权是管理职位范围内的权力。职责是担任某一职位时应履行的责任。职权是行使职责的工具，职责是岗位任务的具体化。权责一致原则是指为保证组织结构的完善和组织工作的有效进行，在组织结构的设计过程中，职位的职权和职责要对等一致。首先，要做到因事设岗、因职设岗，并明确规定每个职位、每个岗位成员的工作任务和相应的责任，以增强人们的责任感；其次，要对负有责任的组织成员授予明确的权力，做到责任到人，权力到人；第三，要使权力和责任相适应，有权无责或权大责小常会导致滥用权力，出现盲目指挥和官僚主义，权力过小会使组织成员无法尽职尽责。

6. 集权与分权相结合原则　集权是指把组织结构中的权力较多地集中在组织的较高管理层；分权是指把组织结构中的权力适当分散到较低管理层。集权与分权相结合原则是指在组织工作中必须正确处理好集权与分权的关系，这样才能保证组织的有效运行。首先，应认识到集权与分权是管理活动必不可少的手段，集权有利于统一指挥，提高绩效；分权有利于调动各级人员的积极性。其次，应认识到集权与分权是相对的。集权过度会妨碍组织成员工作的正常开展，制约人们积极性的发挥；分权过度，乱派权力，则会导致管理上的失控，造成组织的混乱。因此，应把握好集权与分权的程度，集权应以不妨碍下属履行职责，有利于调动积极性为准；分权则应充分考虑下属的能力，以下级能够正常履行职责，上级对下级的管理不致失控为准。

7. 稳定性与适应性相结合原则　是指要保证组织的正常运行，就必须在组织结构的稳定性与适应性之间取得平衡。组织结构若一成不变，就不能适应环境的变化；相反，经常调整组织结构，又会影响组织的正常秩序。管理者必须在稳定与动态变化之间寻求一种平衡，既保证组织结构有一定的稳定性，又使组织有一定的发展弹性和适应性。

四、组织设计的基本内容

组织设计的基本内容包括工作设计、部门设计、层次设计、责权分配和整体协调五个部分。

1. 工作设计　工作设计是规定组织内各个成员的工作范围，明确其工作内容和工作责权。工作设计可以通过编制职务说明书的具体形式来实现。职务说明书用文字或者表格具体说明每一个工作职务的工作任务、职责与权限，尤其是与其他部门、其他职务的关系。其基本内容包括工作描述和任职说明。工作描述一般用来表达工作内容、任务、职责、环境等；任职说明则用来表达任职者所需的资格要求，如技能、学历、训练、经验、体能等。随着组织规模的不断扩大，工作专业化成为工作设计的一个主要趋势，这就意味着原来由一个人完成的工作，可能细分为由多个人分工完成其中的一部分。工作专业化易于提高人们的工作熟练程度，大幅度地提高劳动生产率；但过细的工作专业化也使人逐渐减少工作热情，进而产生厌烦情绪。因此，工作设计在考虑工作专业化时必须适度，既能发挥专业分工的优势，又

笔记栏

尽可能避免其不足。

2. 部门设计　在选择和设计好整个组织活动过程的各种工作岗位的基础上，需要将这些工作岗位构成相应的工作单位和部门。部门设计是根据组织职能相似、活动相似和关系紧密的原则，按各个工作岗位的特征对它们进行分类，然后将相应职务的人员聚集在一个部门内，从而构成组织的各个内部机构，以便进行有效管理。这个过程也称为组织的部门化。部门设计的基本方式包括：①产品部门化，即按照产品或服务的要求对组织的活动进行分组。②顾客部门化，即根据目标顾客的不同利益需求来划分组织的业务活动。③地理位置部门化，即按照地理位置的分散程度划分组织的业务活动，继而设置管理部门管理其业务活动。④职能部门化，是一种传统而基本的组织形式。它是以同类性质业务为划分基础，在组织中广为采用。⑤生产过程部门化，即根据流程划分，多见于加工流程型的生产组织。⑥混合部门化，是综合以上各种划分方法而成的一种划分方法，一般被用于大规模的企业组织中。

3. 层次设计　在岗位设计和划分部门的基础上，必须根据组织内外部能够获取的人力资源状况，对各个职务和部门进行综合平衡，同时要根据每项工作的性质和内容，确定管理层次和管理幅度，使组织形成一个严密有序的系统。一个组织中，其管理层次的多少，一般是根据组织工作量的大小和组织规模的大小来确定的，同时与管理幅度密切相关。所谓管理幅度是指管理者直接有效指挥下属的人数。管理幅度越宽，层次越少，其管理组织结构的形式呈扁平形。相反，管理幅度越窄，管理层次就越多，其管理组织结构的形式呈高层形。工作量较大且组织规模较大的组织，其管理层次可多些。一般来说，管理层次可分为上层、中层和下层三个层次。上层的主要职能是从整体利益出发，对组织实行统一指挥和综合管理，制订组织目标、大政方针和实施目标的计划。中层的主要职能是制订并实施各部门具体的管理目标，拟定和选择计划的实施方案、步骤和程序，按部门分配资源，协调各部门之间的关系，评价生产经营成果和制订纠正偏离目标的措施等。下层的主要职能是按照规定的计划和程序，协调基层组织的各项工作和实施生产作业。

4. 责权分配　责权分配是通过有效的方式将职责与职权分配到各个层次、各个部门和各个岗位，使整个组织形成一个责任与权力有机统一的整体。职权是指由组织制度正式确定的，与一定管理职位相联系的决策、指挥、分配资源和进行奖惩的权力。职责则是指与职权相应的完成工作所承担的责任。责权分配的关键问题是通过规范组织中的授权程序，正确处理集权与分权的关系，既保证部门有充分的权力，又尽可能避免权力被滥用或越权行事。组织中任何一个职位都必须责权相连，拥有职权但不承担责任是产生“瞎指挥”的根源。集权与分权是组织设计中的两种相反方向的权力分配方式。集权是指决策权在组织系统中较高层次的一定程度的集中；与此相对应，分权是指决策权在组织系统中较低管理层次的一定程度上的分散。

5. 整体协调　层次设计和责权分配确定了组织内部各个部门之间的从上到下的纵向关系，但作为一个整体，组织要实现其既定目标，必须要求各部门在工作过程中形成共同协作的横向关系，这就需要在组织设计时必须考虑如何通过一定的方式，形成一种有效的组织内部协调机制，使各部门的工作能够达到整体化与同步化的要求。

五、组织设计的程序

1. 确立组织目标　组织目标是组织设计的基本出发点，因此，组织设计的第一步，是在综合分析组织外部环境和内部条件的基础上，合理确定组织的总目标及各种具体的派生目标。通过收集及分析资料，进行设计前的评估，以确定组织目标。资料包括：①同类组织的

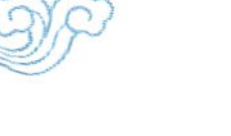

笔记栏

结构形式、经营管理思想和人员配备等方面的资料，如护理组织设计时，学习、借鉴同类医院的护理组织结构形式、管理思想和人员配备等资料；②外部环境的各种资料；③组织内部状况，如现有组织资源、规模、形式、运行状况及存在的问题。通过资料的收集及分析，以确定组织的发展趋向及基本组织结构框架。

2. 确定业务内容 根据组织目标的要求来确定为实现这些目标所必须进行的业务管理项目，并按照项目的性质进行适当的分类。例如，医院护理任务可按一级学科（内、外、妇、儿等）及二级学科（心血管、消化、呼吸、内分泌等）划分成不同病区，护理工作依次分派到群体或个人。

3. 确定组织结构 根据业务工作量的范围来确定组织的规模、部门设置、层次结构等。例如，护理组织结构设计时可根据医院规模大小，设立护理部主任、科护士长、护士长三级管理体制或总护士长、护士长二级管理体制。

4. 配备职务人员 根据业务工作的要求与所设置的组织机构，挑选与配备称职的人员及其行政负责人，并明确其职务与职称。

5. 规定职责权限 根据组织目标的要求，明确规定各层次、各部门以及每一职位对工作应负的责任及评价工作成绩的标准。同时，还要根据工作的实际需要，授予各单位和部门及其负责人适当的权力。

6. 联成一体 这是组织设计的最后一步，即通过明确规定各单位、各部门之间的相互关系，以及它们之间的信息沟通和相互协调方面的原则和方法，把各组织实体上下左右连接起来，形成一个能够协调运作、有效地实现组织目标的管理组织系统。

第三节 我国医疗卫生组织系统

我国的医疗卫生组织是贯彻实施国家的卫生工作方针政策，领导全国和地方卫生工作，制定具体政策，组织卫生专业人员，运用医药卫生科学技术，推行卫生工作的专业组织，是实现卫生工作目标的组织保证。

一、卫生组织的分类和功能

（一）卫生组织的分类

我国卫生组织系统是以行政体制建立为基础，在不同行政地区设置不同层次规模、大小不一的卫生组织（见图 4-7）。每个层次的卫生组织都是按医疗、预防、保健、教育和科研等主要职能配置的。按其性质和职能大致可分为三类：卫生行政组织，卫生服务组织和社会卫生组织。

1. 卫生行政组织 卫生行政组织是指对国家公共卫生事务实施管理的组织。从中央、特别行政区、省（自治区、直辖市）、省辖市、县（市、省辖市所辖区）直到乡（镇）各级人民政府均设有卫生行政机构。中央、省、市、自治区设有各级卫生健康委员会，县、区设卫生健康局（科），在乡或城市街道办事处设卫生专职干部，负责所辖地区的卫生工作。

2. 卫生服务组织 卫生服务组织是具体开展卫生业务工作的专业机构。按照工作性质可以分为：医疗预防机构；卫生防疫机构；妇幼保健机构；有关药品、生物制品、卫生材料的生产、供销及管理、检测机构；医学教育机构和医学研究机构。

3. 社会卫生组织 社会卫生组织是指不以营利为目的，主要开展公益性或互益性活动，独立于党政体系之外的正式的社会实体。可以分为群众卫生组织和卫生专业组织两大

笔记栏

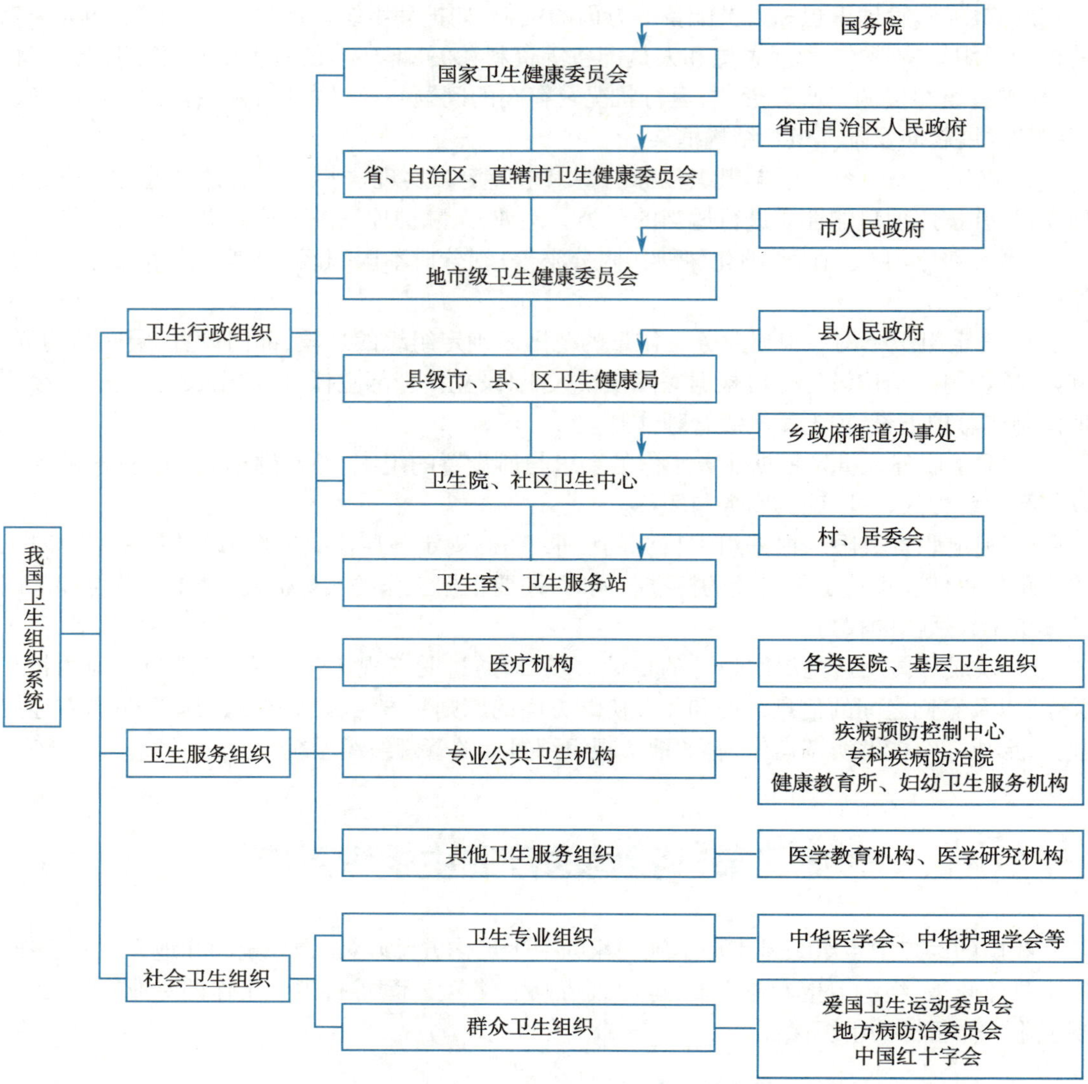

- 我国卫生组织系统
  - 卫生行政组织
    - 国家卫生健康委员会 ← 国务院
    - 省、自治区、直辖市卫生健康委员会 ← 省市自治区人民政府
    - 地市级卫生健康委员会 ← 市人民政府
    - 县级市、县、区卫生健康局 ← 县人民政府
    - 卫生院、社区卫生中心 ← 乡政府街道办事处
    - 卫生室、卫生服务站 ← 村、居委会
  - 卫生服务组织
    - 医疗机构 — 各类医院、基层卫生组织
    - 专业公共卫生机构 — 疾病预防控制中心、专科疾病防治院、健康教育所、妇幼卫生服务机构
    - 其他卫生服务组织 — 医学教育机构、医学研究机构
  - 社会卫生组织
    - 卫生专业组织 — 中华医学会、中华护理学会等
    - 群众卫生组织 — 爱国卫生运动委员会、地方病防治委员会、中国红十字会

图 4-7 我国卫生组织系统

类。群众卫生组织由国家机关和人民团体代表和广大群众中的卫生积极分子组成，如全国爱国卫生运动委员会、中国红十字会等。卫生专业组织是由卫生专业人员组成的学术性团体，如中华医学会、中华护理学会等。

（二）卫生组织的功能

1. 卫生行政组织　是贯彻执行党和政府的卫生工作方针政策，领导全国和地方卫生工作，制定卫生事业发展规划，制定医药卫生法规和督促检查的机构系统。

2. 卫生服务组织

（1）医疗预防机构：医疗预防机构是以承担治疗疾病任务为主的业务组织，是分布最广、任务最重、卫生人员最多的卫生组织。包括综合医院、专科医院、医疗保健所、门诊部、疗养院等。

（2）卫生防疫机构：卫生防疫机构是承担预防疾病任务为主的业务组织。防治疾病，并对危害人群健康的影响因素进行监测、监督。包括各级疾病与预防控制中心，寄生虫病、地方病、职业病防治机构及国家卫生检疫机构。

(3) 妇幼保健机构：妇幼保健机构承担保护妇女儿童健康的任务。包括妇幼保健院（站、所）、产科医院、儿童医院等。计划生育专业机构也属于妇幼保健机构。

(4) 有关药品、生物制品、卫生材料的生产、供销及管理、检测机构，主要承担并保证国家用药任务和用药安全。

(5) 医学教育机构：医学教育机构由高等医学院校、中等卫生学校及卫生进修学院（校）等组成。是培养和输送各级、各类卫生人员，对在职人员进行专业培训的专业组织。

(6) 医学研究机构：这类组织的主要任务是推动医学科学和人民卫生事业的发展，为我国的医学科学的发展奠定基础。包括中国医学科学院等。此外，各省市自治区有医学科学院的分院及各种研究所。医学院校及其他卫生机构也有附属医学研究所（室）。

3. 社会卫生组织

(1) 由国家机关和人民团体的代表组成的团体。主要任务是：协调有关方面的力量，推进卫生防病的群众性卫生组织。如爱国卫生运动委员会。

(2) 由卫生专业人员组成的学术性团体，包括中华医学会、中华护理学会等。这类组织的主要任务是组织会员学习，开展学术活动，提高医药卫生技术，交流工作经验，对提高学术水平尤为重要。

二、医院组织系统

（一）医院的概念

医院（hospital）是对个人或特定人群进行防病治病的场所，备有一定数量的病床设施、医疗设备和医务人员等，运用医学科学理论和技术，通过医务人员的集体协作，对住院或门诊患者实施诊治与护理的医疗事业机构。卫生部颁发的《全国医院工作条例》指出：医院是治病防病、保障人民健康的社会主义卫生事业单位，必须贯彻党和国家的卫生工作方针政策，遵守政府法令，为社会主义现代化建设服务。

（二）医院的分类

根据不同划分标准，可将医院划分为不同类型。

1. 按收治范围划分

(1) 综合医院：是指设有一定数量的病床，分内、外、妇产、儿等各专科及药剂、检验、影像等医技部门和相应人员、设备的医疗服务机构。

(2) 专科医院：是指为防治专科疾病而设置的医院。如传染病医院、结核病医院、精神卫生中心、肿瘤医院、口腔医院等。设置专科医院有利于集中人力、物力、财力，充分发挥技术设备优势，开展专科疾病的预防、治疗、护理。

2. 按经营目的划分

(1) 非营利性医疗机构：是指为社会公众利益而设立和运营的医疗机构，不以营利为目的，其收入用于弥补医疗服务成本，实际运营中的收支结余不能用于投资者的回报，只能用于自身的发展，如改善医疗条件、引进技术、开展新的医疗服务项目等。

(2) 营利性医疗机构：是指医疗服务所得收益可用于投资者经济回报的医疗机构。其医疗服务项目和价格依法由市场进行调节。

3. 按分级管理划分

(1) 一级医院：是指直接向具有一定人口（≤10 万）的社区提供医疗、护理、预防保健和康复服务的基层医疗卫生机构，其中又分为甲、乙、丙三等。一级医院是提供初级卫生保健的主要机构。如乡镇卫生院、地市级的区医院和某些企事业单位的职工医院。

(2) 二级医院：是指向多个社区（人口在 10 万以上）提供连续的医疗、护理、预防保健和

笔记栏

康复服务的卫生机构,能与医疗相结合开展教学科研工作及指导基层卫生机构开展工作,其中又分为甲、乙、丙三等。如一般的市、县医院和直辖市的区医院。

(3) 三级医院:是指国家高层次的医疗卫生服务机构,是省(自治区、直辖市)或全国的医疗、预防、教学和科研相结合的技术中心,提供全面连续的医疗、护理、预防保健、康复服务和高水平的专科服务,并指导一、二级医院的业务工作和相互合作,其中又分为特、甲、乙、丙四等。如省、市级大医院和医学院校的附属医院。

(三) 医院的基本功能

1. 医疗　是医院的主要功能和中心任务。诊疗、护理两大业务为医疗工作的主体,并和医院的医技及其他辅助科室协作配合形成医疗整体。医院医疗一般分为门诊医疗、住院医疗、康复医疗和急救医疗。门诊、急诊是医疗工作的第一线,住院医疗是对较复杂或疑难危重患者进行诊疗的重要方式。康复医疗是利用理疗或体育、心理等方法对由于疾病或外伤等原因造成的功能障碍进行诊治和调节,以促进体能和器官功能恢复到良好状态。

2. 教学　临床医学是实践医学,临床技能实践训练是培养一个合格医务人员不可或缺的重要环节。因此,除了承担医疗服务的任务外,医院还应承担一定的教学任务。按医学教育的对象划分,医院的医学教育可分为:①医学院校学生临床见习与毕业实习;②毕业后继续教育;③继续医学教育。任何层次和类型的医院,医学教育均是其基本任务之一,但各医院的医学教育任务占医院工作的比重不同。

3. 科研　疾病诊断和治疗的复杂性以及临床新问题、新困难的不断出现使科研成为医院的另一项重要任务。医学的许多课题,首先是在临床实践中提出,又通过临床观察和实践得以完成,并以此来实现医疗质量的提高和医疗技术的发展。

4. 预防和社区卫生服务　随着医学模式的转变,加强预防保健功能和社区卫生服务工作已成为医院发展的新方向。医院应进一步扩大工作的内涵和外延,在指导基层开展医疗工作的同时,应向社区提供全面的医疗卫生保健服务,积极开展健康教育、疾病普查、妇幼保健指导等工作。

(四) 医院的组织机构

不同级别的医院在机构设置的规模上有所不同。医院的组织机构分医院的行政管理组织机构和业务组织机构两大类(见图 4-8~ 图 4-10)。根据医院各组织中的不同职能作用,医院的组织系统分为:

1. 党群组织系统　包括党组织书记、党委办公室、工会、共青团、妇女、宣传、统战、纪检、监察等部门。

2. 行政管理组织系统　包括院长、院长办公室、医务、科教、人事、护理、设备、信息、财务、总务、基建、门诊等部门。

3. 临床业务组织系统　包括内科、外科、妇科、儿科、口腔、皮肤、麻醉、中医、传染等临床业务科室。

4. 护理组织系统　包括病房、急诊、供应室、手术室及有关医技科室的护理岗位。

5. 医技组织系统　包括药剂、检

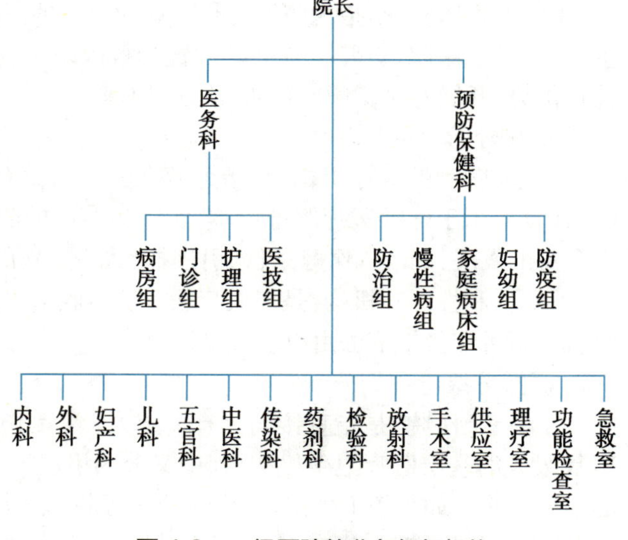

图 4-8　一级医院的业务组织机构

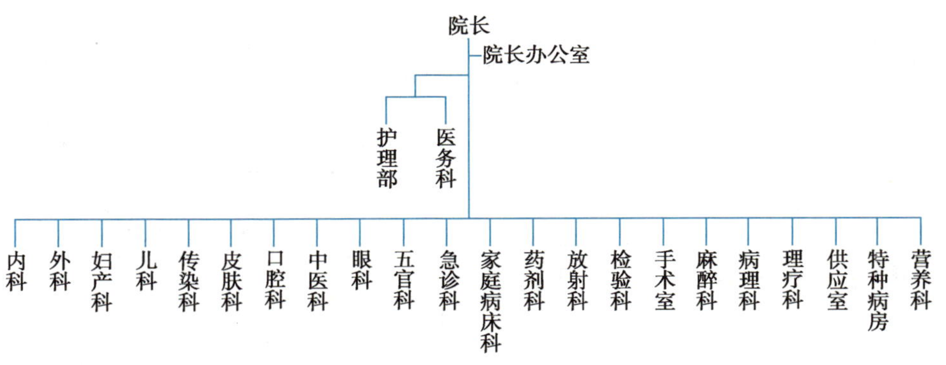

图 4-9　二级医院的业务组织机构

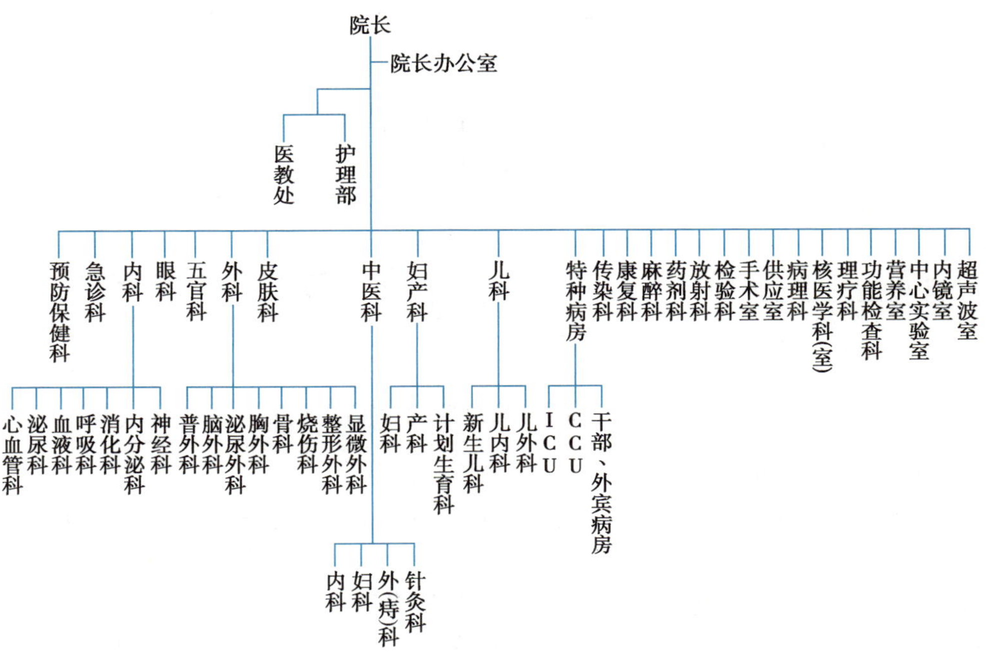

图 4-10　三级医院的业务组织结构

验、放射、病理、理疗、超声、心电图、同位素、中心实验室等部门。

在大型医院的组织系统中，为进一步做好协调和联系各部门的工作，也可增设某些管理系统，如专家委员会等以专家为主的智囊团组织，为领导决策提供参谋作用，或协调各职能部门的工作。这些组织机构可采取兼职或相应机构兼容，不一定独立设置，以达到精简增效的原则。

三、护理组织系统

（一）各级卫生行政组织中的护理管理机构

国务院卫生健康委员会下设医政医管局医疗护理处，是卫生健康委员会主管护理工作的职能机构，负责为全国城乡医疗机构制定有关护理工作的政策法规、人员编制、规划、管理条例、工作制度、职责和技术质量标准等；配合教育人事部门对护理教育、人事等进行管理；并通过“卫生健康委员会护理中心”进行护理质量控制、技术指导、专业骨干培训和国际合作交流。

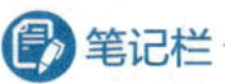

各省、市、自治区、直辖市卫生健康委员会均有一名厅长分管医疗和护理工作，并有管理专职干部全面负责本地区的护理管理。(见图 4-11)。

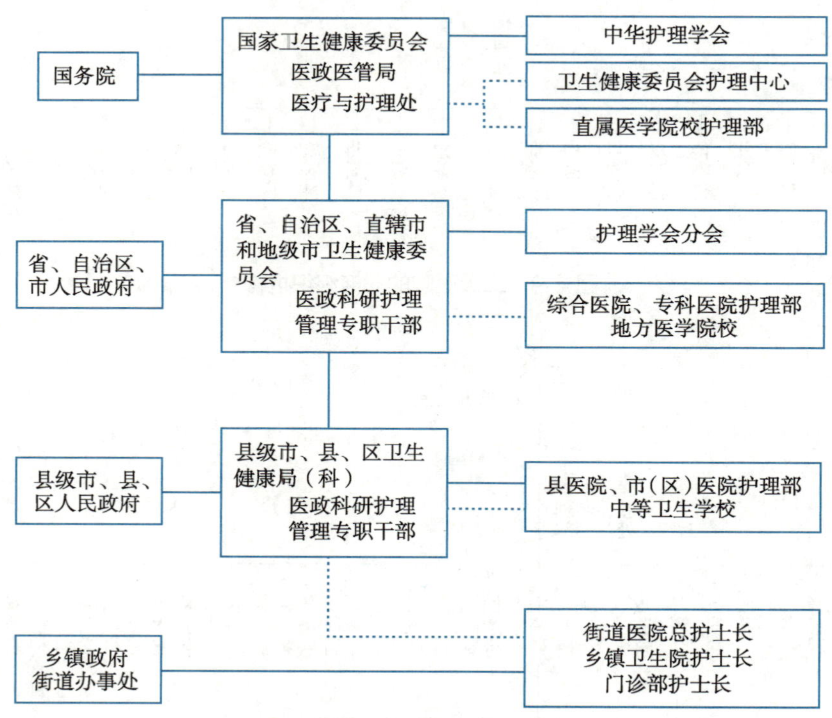

图 4-11 我国护理管理组织结构模式

（二）医院护理管理组织系统

1. 医院护理管理组织架构 根据中华人民共和国卫生健康委员会(原卫生部)颁发的《关于加强护理工作领导，理顺管理体制的意见》规定，县和县以上医院都要设护理部，实行院长领导下的护理部主任负责制。根据医院的功能与任务，建立独立完善的护理管理体系，三级医院实行院长(分管副院长)领导下的护理部主任 / 副主任、科护士长、护士长三级负责制。二级医院可实行三级负责制或护理部主任 / 副主任、护士长二级负责制。护理部主任或总护士长由院长聘任，副主任由主任提名，院长聘任。护理部主任全面负责医院护理工作，各科主任和护士长是专业合作关系。一般 30~50 张病床的病区或配备 5 名护士以上的独立护理单元设护士长 1 名。护理任务重、人员多的护理单元，可增设副护士长 1 名。

2. 护理部的职能 护理部是医院内部机构设置中的一个中层技术和行政职能部门。在院长或分管护理的副院长的领导下，负责全院护理管理工作。它与行政、医务、教学、科研、后勤管理等职能部门并列，相互配合，共同完成医院各项任务。护理部的主要职能包括：制订并落实医院护理工作长远规划、年工作计划及培训计划；设定护理岗位，制订和实施人力资源调配方案；培养选拔护理管理人员，组织和参与护士招聘工作、职称晋升工作；建立健全护理工作制度、各级各类和各岗位护士职责等；建立健全护理质量管理体系，负责全院护理质量督导和评价，实施护理质量持续改进；组织疑难病例护理会诊、查房和危重患者抢救；制定科学、规范化的疾病护理常规、护理技术操作规程、护理工作关键流程、护理质量评价标准等；参与护理设施、相关耗材的购置考察和审定工作；安排和落实各项护理教学计划；对护理新业务、新技术进行管理，积极开展护理科研；对医院护理实施信息化动态管理等。

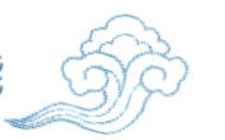

笔记栏

四、护理团队建设

（一）团队的概念

由来自同一等级不同工作领域的成员为完成一项任务而组成的团体称为团队（team），团队由具有技术、决策和人际技能的成员组成，以完善的评估系统和奖酬体系来约束。团队通过其成员的共同努力能够产生积极协同作用，团队成员努力的结果使团队的绩效水平远大于个体成员的绩效总和。团队能够促进成员参与决策，增强组织的民主气氛，使成员高度信任，为高绩效而努力工作。

（二）团队的组成要素

团队的构成要素包括目标、人员、定位、权限和计划，每个词的英文单词都是以P开头，总结为5P要素。

1. 目标（purpose） 团队应该有一个既定的目标，为团队成员导航，没有目标这个团队就没有存在的价值。团队的目标必须跟组织的目标一致，此外还可以把大目标分成小目标具体分到各个团队成员身上，大家合力实现这个共同的目标。同时，目标还应该有效地向大众传播，以此激励成员为这个目标去工作。

2. 人员（people） 人是构成团队最核心的力量。3个（包含3个）以上的人员就可以构成团队。目标是通过人员具体实现的，所以人员的选择是团队中非常重要的一个部分。不同的人员通过分工来共同完成团队的目标，在人员选择方面要考虑人员的能力如何，技能是否互补，人员的经验如何。

3. 定位（place） 包含两层意思：①团队的定位，团队在组织中处于什么位置，由谁选择和决定团队的成员，团队最终应对谁负责，团队采取什么方式激励下属？②个体的定位，作为成员在团队中扮演什么角色？是订计划还是具体实施或评估？

4. 权限（power） 团队中领导人的权力大小跟团队的发展阶段相关，一般来说，团队越成熟领导者所拥有的权力相应越小，在团队发展的初期阶段领导权相对比较集中。

5. 计划（plan） 计划有两层含义：①目标最终的实现，需要一系列具体的行动方案，可以把计划理解成目标的具体工作的程序。②提前按计划进行可以保证团队的顺利进度。只有在计划的操作下团队才会一步一步地贴近目标，从而最终实现目标。

（三）团队的类型

美国管理学家斯蒂芬·罗宾斯根据团队成员的来源、拥有自主权的大小及团队存在的目的不同，将团队分成三种类型。

1. 问题解决型团队 在团队出现的早期，大多数团队属于问题解决型团队，由同一个部门的若干名员工临时聚集在一起而组成。团队成员一起讨论如何提高生产质量、提升生产效率、改善工作环境、改进工作程序和工作方法，互相交换看法或提供建议。但这些团队没有对自己形成的意见或建议单方面采取行动的决策权。问题解决型团队应用最广泛的类型是“质量圈（QC）”或“全面质量管理小组（TQC）”。

2. 自我管理型的团队 问题解决型团队中的员工缺乏参与决策的权力，功能不足。建立独立自主解决问题、对工作的结果承担全部责任的团队，即自我管理型团队，则可有效弥补问题解决性团队的不足。自我管理型团队承担了一些原本由上级承担的责任，如控制工作的节奏、决定工作任务的分配等。需要注意的是，自我管理型团队并不一定带来积极的效果，如其缺勤率和流动率偏高。

3. 多功能型的团队 多功能型团队是由来自同一种等级、不同工作领域、跨越横向部门界限的员工组成，他们聚集在一起的目的是完成一项特定的任务。多功能团队能使组织

笔记栏

内不同领域员工之间交换信息，激发新的观点，协调复杂的项目，解决面临的问题。多功能团队是一种运用很广的团队形式，如丰田、尼桑等汽车制造公司都运用过该团队形式来协调、完成复杂的项目。

（四）团队的发展阶段

团队的发展一般经历五个阶段：形成期、动荡期、稳定期、高产期和调整期。

1. 形成期　是团队的起始阶段。在这个阶段，团队成员开始认识对方、小组的目标以及它的界限。团队成员试图发现什么样的行为是可接受的和不可接受的，尝试和探索哪些活动是有效的，哪些活动是无效的，同时团队逐渐建立信任和联系。这一阶段是团队的定位和适应时期。当团队成员开始感觉到自己是群体的一员时，这一阶段就宣告结束。

2. 动荡期　随着团队成员之间越来越熟悉，并且开始强调自己的个性，他们可能会面临着意见不合、反对自主性和管理利益冲突。团队成员试图影响团队规范、职责和程序的制定；在谁控制该群体的问题上，成员间也会存在着冲突。因此，这个阶段产生冲突和思想危机的可能性很大。

3. 稳定期　在这个阶段，人际关系开始解冻，由敌对情绪转向相互合作，人们开始互相沟通，寻求解决问题的办法，团队这时候也形成了自己的合作方式，团队会变得更具有凝聚力，成员也有了一种强烈的群体身份感和认同感。人们的注意力开始转向任务和目标，工作技能开始慢慢提升，新的技术慢慢被掌握。随着群体成员开始在规则、决策程序、成员的职责和期望以及责任上达成一致意见，统一的团队得以产生。

4. 高产期　度过第三个阶段，稳定期的团队就可以进入到高产期，也叫高绩效的团队。团队开始作为一个整体运行，群体的结构对群体绩效和动态活动起支持和润滑作用。一旦群体成员赞同团队的目标和规范，他们就能够努力完成已经明确的职责和任务。此时团队面临着不断改进、创新和加速的需要。群体的结构完全功能化，并得到认可。群体内部致力于从相互理解到共同完成当前工作等一系列问题上。

5. 调整期　高产期的团队运行到一定阶段，完成了自身的目标后，就进入了团队发展的第五个阶段——调整期。调整期的团队可能有三种结果：①团队的任务完成，先解散。②团队的这一任务完成后，又迎来了新的任务，因此团队进入修整期，新的团队又宣告成立。③对于表现不太好的团队，被勒令整顿，整顿的一个重要内容就是优化团队的规范。

案例分析

对患者进行健康教育是整体护理的重要工作内容，但是对患者的健康教育应采取什么样的方法，应准备哪些相关的患者健康教育资料，如何在广大护士中加强患者健康教育意识，如何提高护士的健康教育水平，是护理部领导想要尽快解决的难题。有人提出请护理学院的老师给护士上关于护理教育方法的课题；有人提出选送教学能力强的护士去学校进修教育方法；有人提出组建一支由年轻护士组成的护理健康教育团队负责解决以上问题。

问题：

1. 如何组建护理健康教育团队？
2. 如果被选入护理健康教育团队中，你打算如何开展工作？

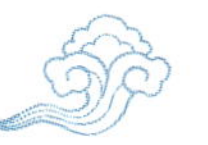

（五）高绩效护理工作团队的建立

护理工作团队能够提高组织的灵活性，充分利用人力资源，提高组织绩效，因此已成为深受欢迎的一种组织形式。

1. 制订团队目标　明确的目标不仅指目标本身要十分明确、具有挑战性，而且还包括团队成员对目标能够清晰描述，能够界定个人角色，并为此贡献自己的力量。在确定护理工作团队目标时，需要注意以下几个问题：①团队目标必须与医院目标保持高度一致，如果偏离了医院整体的目标，即使团队再有效率，也只会越来越偏离正常的轨道，最终导致失败。因此，护理工作团队必须站在医院整体的角度来设定目标。②团队的目标不能过高，但必须具备一定的挑战性。过高的目标易使成员产生挫败感，从而丧失信心，无法达到激励人心的效果。具有挑战性的目标更能激发团队成员的积极性和潜能。因此，团队在确立目标前应先深入了解成员的能力和愿望，之后再制订合理有效的目标。

2. 培育团队精神　团队精神是高绩效团队中的灵魂，是成功团队身上难以琢磨的特质，没有多少人能清楚地描述团队的精神，但每一个团队成员都能感受到团队精神的存在和好坏。团队精神包括团队的凝聚力、团队的合作意识、团队的士气。团队凝聚力的高低受多方面因素的影响，民主的领导方式、合适的团队规模（10~15 人）、明确的团队目标、有效的激励机制可有效提高团队凝聚力。团队合作的精髓就在于"合作"二字，团队合作受到团队目标和团队所属环境的影响，只有在团队成员都具有跟目标相关的知识技能及与别人合作的意愿的基础上，团队合作才有可能成功。培养团队合作意识的策略包括：团队领导者首先要带头鼓励合作而不是竞争、订立一个普遍认同的合作规范、建立长久的互动关系、强调长远的利益和愿景。团队士气的高低可从团队成员对团队事务的态度体现出来。对团队目标的认同与否、利益分配是否合理、团队成员对工作所产生的满足感、优秀的领导者、团队内部的和谐程度、良好的信息沟通是影响团队士气的主要因素。

3. 合理授权　授权是指将权力下放并保证其实施的一种行为。研究表明，团队领导的授权赋能能使成员拥有某些方面的自我决定权和支配权，使其感觉在组织中的地位得到提升，潜力得到发挥，从而更加努力工作，有利于整体提高团队绩效。作为一名高绩效团队的领导，应该能做到授权与控制的统一。一方面，团队领导要将权力授予下属，使他们能够独立承担责任，从而提高他们的工作热情；另一方面，也应该对他们进行适当的监督和控制，这种监控有助于下属感受到领导的信任、指导和关心。

4. 建立沟通渠道　沟通之所以重要是因为沟通无处不在。沟通的内容包罗万象，开会、谈话、给下属做考核、谈判、甚至指导工作等都是在进行沟通。通过沟通可以把团队成员联系起来以实现共同目标。随着团队结构的复杂化和社会信息的急剧增加，团队活动越来越依赖于通过团队成员之间的相互协作而得以实现，而沟通就是成员相互协作过程中做得最多的工作。沟通最重要的渠道是倾听并理解，在团队中建立广泛而开放的沟通机制能有助于强化管理，减少冲突，从而构建有效的工作团队。

第四节　组 织 文 化

组织文化是组织的自我意识所构成的精神文化体系。组织文化是整个社会文化的重要组成部分，既具有社会文化和民族文化的共同属性，也具有组织的不同特点。组织文化的核心是组织价值观，组织文化的中心是以人为主体的人本文化。

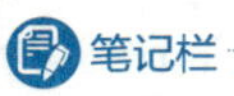
笔记栏

一、组织文化概述

虽然文化研究在人类学中有着悠久的历史，但组织文化这一概念的出现却并不久远。这一概念最先产生于企业管理中，由于它在企业管理中运用的效果显著，后来才逐步被其他社会组织所借鉴。组织文化建设是现代组织管理的重要内容。

（一）组织文化的概念

组织文化(organizational culture)是组织在长期的运营过程中所形成的价值观、群体意识、工作作风和行为准则的总和。组织文化根植于组织成员的脑海中，强烈地影响组织成员的态度和行为，也影响到计划、组织、用人、领导和控制等各个管理职能的实施方式。组织文化使组织独具特色，区别于其他组织，在较长的一段时间里处于比较稳定的状态。

组织文化有广义和狭义之分，广义的组织文化包括物质文化和精神文化，也可称为硬文化和软文化。硬文化的主体是物，是指组织的物质状态、技术水平和效益水平等。软文化的主体是人，是组织在其发展过程中形成的具有自身特色的思想、意识、观念等意识形态和行为模式，以及与之相适应的组织结构和制度。狭义的组织文化是指组织所创造的精神财富，包括传统、价值观、习惯、作风、精神、道德规范、行为准则等，它反映和代表了该组织成员的整体精神、共同的价值标准、合乎时代要求的道德和追求发展的文化素质。

（二）组织文化的功能

组织文化不仅强化了传统管理的一些功能，而且还有很多传统管理不能完全替代的功能。

1. 导向功能　组织文化的导向功能主要表现在组织价值观念对组织主体行为，即对组织领导人和广大员工行为的引导。由于组织价值观是组织多数人的“共识”，能够引导和塑造员工的态度和行为，规范成员的日常生活与群体目标行为一致。通过“文化优势”创建一些群体规范或行为准则，把整体及每个员工的价值观和行为引向组织目标。

2. 约束功能　组织文化的约束功能表现在组织文化对每个员工的思想、心理和行为具有约束和规范的作用。组织中弥漫的组织文化氛围、群体行为准则和道德规范要求组织成员不仅注重自我利益、个人目标，更要考虑到组织利益、群体目标，组织文化利用人们的从众和服从心理促进成员的自我控制。

3. 凝聚功能　组织文化的凝聚功能表现在组织文化所体现的“群体意识”，能把员工的追求和组织的追求紧紧联系在一起。组织文化表达了成员对组织的认同感，是群体共同的价值体系，有助于成员的吸引力和向心力，对成员有内聚作用，保证组织的稳定性。因此，组织文化比组织外在的硬性管理方法本能地具有一种内在凝聚力和感召力，使每个员工产生浓厚的归属感、荣誉感和目标服从感。

4. 激励功能　组织文化的激励功能主要表现在组织文化强调信任、尊重、理解每一个人，能够最大限度地激发员工的积极性和首创精神。积极的组织文化强调尊重每一个人、相信每一个人，人的自身价值受到重视，人格得到组织尊重和信任，就会激发工作的热情，激励成员自信自强、团结进取，调动成员的积极性、创造性，提高工作效率。

5. 辐射功能　组织文化的辐射功能主要表现在组织文化一旦形成较为固定的模式，不仅对本组织员工产生影响，而且也会通过多种渠道对社会产生影响。组织文化的传播有助于组织在社会公众中塑造良好的形象，提高组织的知名度和声誉，引起全社会的尊重与支持，发挥组织文化的社会影响作用。

（三）组织文化的分类

目前，理论界根据不同的标准和用途，对组织文化有着不同的划分方法，最常见的划分

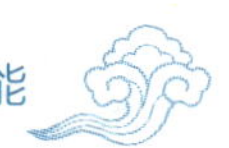

方法有以下几种：

1. 按照组织文化的内在特征，分为学院型、俱乐部型、棒球队型和堡垒型四种类型。

2. 按照组织文化所涵盖的范围，分为主文化和亚文化两种。

3. 按照组织文化对其成员影响力的大小，分为强文化和弱文化两种。

4. 按照组织文化与战略和环境之间的匹配，分为适应型文化、使命型文化、小团体式文化和官僚制文化等。

（四）组织文化的结构

文化是各种行为方式和思考方式的整体，包括物质文化、社会文化和精神文化。组织文化也是一种文化，有其特有的结构。当前组织文化的结构划分有多种观点，这里我们把组织文化划分为三个层次，即：表层文化、中层文化、深层文化。

1. 表层文化　这是组织中的物化文化，是现代组织文化结构中最表层的部分，人们可以直接感知和把握从中折射出来的精神、价值观念、思想意识。表层文化主要有组织的工作场所、办公设备、建筑设计、布局造型、社区环境以及生活环境等。

2. 中层文化　这是由组织制度文化、管理文化和生活文化组成的。制度文化又表现为组织的规章制度、组织机构以及在运行过程中的交往方式、行为准则等。管理文化表现为组织的管理机制、管理手段和管理风格与特色。生活文化表现为组织成员的娱乐活动及成员的各种教育培训。可以说中层文化是组织及其成员的一切行为方式所表现出来的精神状态和思想意识。

3. 深层文化　这是一种观念文化，是全体组织成员共同信守的基本信念、价值标准、道德规范等的总和。深层文化是组织文化的核心和灵魂。

二、护理文化的创建与管理

从弗洛伦斯·南丁格尔创建护理学到现在，护理文化在不断地发展完善。现代护理已经不是单纯的生物体的护理，而是进入了以生物 - 心理 - 社会医学模式为指导思想的整体护理模式，并由此产生了许多新的护理文化理论。护理文化的提升，进一步拓展了护理工作的范畴和深度，弘扬了护理的美德。护理文化内在特定的导向作用、激励作用、凝聚作用、约束作用和辐射作用，大大提高了护理管理绩效。因此，创建护理组织文化并做好管理工作非常重要。

（一）护理文化的概念

护理文化是指在长期的护理活动过程中所形成的，并为全体护理人员共同遵守和奉行的思想意识、道德、信仰、情感、价值观和行为准则。

广义的护理文化包括物质文化、行为文化、制度文化和意识文化。狭义的护理文化主要是指行为文化和意识文化。物质文化是指存在于医院的建筑物、自然环境、设备仪器以及保障护理服务的一些物质条件及护理技术中的文化。行为文化是护理人员在履行各自职责过程中产生的动态文化，集中反映人的觉悟、素质和教养。制度文化是约束护理群体行为和活动规范的总和。护理制度是医院文化建设的一个组成部分，它是护理哲学观、价值观、行为准则及科学管理的反映。护理制度文化是发挥护理文化约束功能的一个重要内容。意识文化又称精神文化，它是护理文化的内涵和核心，是对护理人员行为具有导向、激励和凝聚功能的无形文化，主要表现在价值观、道德观念、政治观念、人生观念、思维方式、行为方式、生活方式和社会情趣等。意识文化集中反映护理人员思想活动、社会心态、工作态度、精神面貌以及对护理事业的发展和对未来所持有的希望和理想，进而成为精神支柱和活力源泉。

笔记栏

（二）护理文化的内容

1. 护理组织环境　包括内环境和外环境。内环境是护理组织的工作环境和人际关系环境。任何一所医院首先要提供一个安全、健康、文明的环境，使护理人员的工作和生活得到良好的保证。同时，也应从有利于患者休养康复这一点出发，充分考虑到患者的特殊心理需要，从病房建筑的外观设计、园林绿化到病房设备、设施的完善等都要进行精心策划，职工服饰要按照医院的文化价值来装饰，体现护理工作以患者为中心的理念，给患者以信任感，减少他们的惧怕心理，增强抵抗疾病的能力。外环境是指医院所处的社会经济、文化、政治环境。

2. 护理组织目标　是指一个组织未来一段时间内要实现的目的，它是管理者和组织中一切成员的行动指南，是组织决策、效率评价、协调和考核的基本依据。护理组织目标是护理服务的最佳效益和护理组织文化的期望结果。如医院将中医护理文化融入创建优质护理服务工作中，以期达到帮助护士更新观念，树立新的为患者服务理念，将中国传统医学精神文化之瑰宝得以传承、发扬，使中华民族优秀传统文化与当今优质护理服务有机结合的目的。

3. 护理组织制度　是组织中全体成员必须遵守的行为准则，它包括组织机构的各种章程、条例、守则、规程、程序、办法、标准等。护理组织制度是医院文化建设的一个重要组成部分，是对护理工作的内容、程序和方法进行的科学化、规范化、经常化管理，是现代化护理管理的基础。如在病区根据患者症状的特点和中医“八纲辨证”的理论进行环境管理，根据中医“天人合一”的理论进行作息制度管理。

4. 护理组织理念　是护理组织在提供护理服务的过程中形成和信奉的基本哲理，是护理组织文化的重要内容，它决定了护理组织文化的价值取向和护理人员的奋斗目标。护理组织理念与护理组织精神极为相似，后者主要是护理人员对护理组织发展方向、命运、未来趋势所拥有的理想和希望，也是对护理组织前途的一种寄托。

5. 护理组织形象　是社会公众和内部护理人员对护理组织的整体印象和总体评价，是护理服务质量、人员素质、技术水平、公共关系等在社会上和患者心目中的总体印象。护士自身的形象、技能培训、护理实施安全等因素，是全体护理人员在履行各自职责过程中产生的动态文化。

6. 护理组织的价值观　是一种以组织为主体的价值取向，是指组织对其内外环境的总体评价和总体看法。护理组织的价值观是护理组织为实现组织目标而形成的基本信念和行为准则。中医文化是由儒家以“仁”为核心的中国文化衍生的仁爱文化。仁爱救人是中医护理文化的重要原则，其组织价值观是救死扶伤、治病救人。

（三）发展护理文化的重要性

当今世界已进入了经济全球化、高科技和信息化的新时期，随着对外开放的深入，我国与世界上各个国家在经济、贸易、学术、旅游等方面的交往越来越密切。护理工作如何适应新时期人民日益增长的健康需求和社会经济发展的需要，面临着严峻的挑战。继承和弘扬中华民族优秀的传统历史伦理文化和美德，以全球多元化的观点，把握先进文化的前进方向，探讨和发展护理文化，营造医院护理文化氛围，体现高品质的人本服务思想，是广大护理工作者面临的任务。

护理文化实际上是由全体护理人员的共同理想、信念追求、思想情操、道德规范、价值标准、行为取向等因素产生的精神风貌或护理风气。它能充分体现整个护理队伍的一种精神追求并与社会、时代整个风尚相吻合。护理事业要发展，就必须要有一个能为全体护士接受的，并心甘情愿为之奋斗的理想信念，使全体护理人员充分调动热爱护理事业的情感和自觉

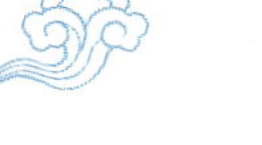

笔记栏

的工作热情，永葆救死扶伤和忘我奉献的敬业精神，促进护理事业的发展。

（四）护理文化建设的原则

1. 目标原则　每个护理组织都要有一个明确的、鼓舞人心的发展目标，如创建优质护理示范单位。要把组织的宣传、文化活动同目标紧密联系在一起，使护理人员感到方向明确、工作有劲，获得心理满足，为自己能给组织作出贡献而感到自豪。

2. 价值观念原则　护理文化建设要有目的、有意识地把护理人员的行为规范到组织共同的价值观念与理想追求上来。如大力宣传“以患者为中心，提供优质护理服务”的医院理想和价值观，并制定与之相适应的护理人员行为规范。

3. 合力原则　护理文化建设要促进护理人员相互信任，密切管理者和被管理者的关系，减少对立与矛盾，使全体成员形成合力，成为团结战斗的集体。

4. 参与原则　护理文化建设要注意培养护理人员参与护理管理的意识。让护理人员参与管理，可以调动其积极性，激励积极进取的精神，树立主人翁的责任感，促进组织文化建设的整体开展。

（五）创建护理文化的措施

1. 创建护理文化环境，培育群体文化氛围　护理文化必须以文化环境为载体来影响人的主观意识，制约人的行为举止，培育人的思想观念。文化环境建设包括美化院内环境、创建“四化”医院（即建筑环境园艺化、病房宾馆化、服务人性化、管理规范化）和提供人性化服务环境（包括人文性、尊重性、礼仪性、关爱性、责任性等）。护理文化建设要体现护理特色，根据患者不同的文化背景和需求为他们提供从入院到出院全面的个体化的护理服务。创造服务功能环境，通过精心设计创意，使检查、治疗、住院位置相对合理，道路、标识、导医等细致明确。护理工作程序及内容公开明白，使护理环境与周围环境协调一致，让患者进入医疗区域就能领略到浓郁的护理文化气息。

2. 寻找护理文化载体，培养护理文化修养　护理文化建设中的管理哲学、护理质量、护理精神、护理目标、护理道德，乃至于医院护理规章制度、护理组织徽章等都可以用文字、活动等载体表示出来，其目的是指导和规范全体护理人员的思想和行为。

（1）拓展护理文化思路，规范护理服务行为：医院的服务对象是患者，服务的宗旨是顺应生物 - 心理 - 社会医学模式的转变，一切以患者的健康为中心。在护理服务中，必须规范护理行为，倡导温馨服务，营造护理文化氛围，突出人文关怀。注重护理服务艺术，重视患者的需求，了解患者对医院护理服务现状及制度的认可程度，尊重患者的权益，加强与患者的沟通，做好健康指导，提高护理的服务品质，不断倡导、扩展和完善护理服务文化。

（2）积极开展形式多样、内容丰富的文化活动：精神文明、物质文明和政治文明程度的提高，促进了护理人员对文化艺术修养的需要。根据护理人员的不同阶段的文化需求，适时组织举办各种活动，常变常新。在护理队伍中倡导学知识、比技术、讲素质、争一流的风气，同时注重活跃护士的文化生活，陶冶文化情操，使多数护理人员产生一种不由自主的精神使命上的认同，有共同的归属感和价值观，能自觉地把个人的命运与全局的利益融为一体。增强团队精神和集体荣誉感，增强凝聚力，调动工作热情，通过各种活动这个载体，创造高效、和谐的工作节奏，灵活有序的内部结构和优美、多样的审美心态，以提高护士的文化修养。

（3）加强护理队伍的建设，重视护理人员素质的提高：文化素养和素质要靠后天培养，只有高文化素质的人，才有可能培养成高层次的护理人才。对一个人来说，文化是事业成功的重要基础，护理文化是职业美德，是文化、艺术、职业的综合形象及服务理念的内涵。要通过各种形式的教育、学术活动、各种培训以及学术交流等，挖掘护理人员的文化潜力，提高护理人员的整体素质，更好地为人民健康服务。

笔记栏

3. 注重职业道德规范，培植丰润文化沃土 社会主义医学道德规范是医务人员在医学活动中的道德行为规范和道德关系的普遍规律的反映，是社会对医学工作者行为的基本要求的概括，是医学道德理论变为医学道德实践的中介环节，是护理文化氛围中发挥作用的主要思想工具。因此，要引导广大护理人员自觉执行社会主义医学道德规范，培养高尚的职业道德品质，注重职业道德修养，以文化道德观和社会主义精神文明的要求来规范自己的言行，关爱生命，以德兴护，依法治护，从而实现“救死扶伤，实行革命人道主义”的崇高宗旨。

4. 发展多元文化护理，满足服务对象需求 多元文化是指世界上多种民族各自具有的不同文化。我国是著名的文明古国，具有五千多年的历史和优秀的传统文化，对我国的护理有着广泛而深远的影响。改革开放以来，国际间的交流与合作日趋活跃，国外大量的人员进入我国进行投资、经商、旅游、留学、访问、考察、学术交流等，使护理工作的国际化发展趋势以及跨国护理援助和护理合作日益增多，增加了对多元文化护理和跨文化护理的需求。研究并建立多元文化护理的基本理论，拓展传统护理服务领域，帮助护士拓宽思路，以全球多元文化的观点，研究和指导多元文化护理，实施人本护理与个性护理，以适应社会和经济发展的需求是广大护理工作者以及护理教育者所面临的任务，也是现代社会条件下护理工作发展的必然趋势。

（六）护理文化创建应注意的问题

1. 可接受性和可操作性 可接受性是指护理组织文化应当被护理管理者和护理人员了解、认同和接受。尤其是在制度文化和精神文化建设中，要对文化建设的理论作更深入的宣传、发动、探索和研究，引导护理人员从文化角度研究护理组织，增进管理人员和护理人员的认同感。从现实情况看，不少人都能认识到文化建设的必要性，但涉及实践就感到很棘手和惘然，这就是要注意可操作性问题，应以护理精神为重点，循序渐进地进行，逐步创造出自身的护理组织文化体系。

2. 管理者与护理人员的共同参与 护理组织文化涉及每一个护理人员，必须有广大护理人员的参与。组织文化作为一种新的管理理论更需要护理管理者的重视，通过管理者做好文化建设的协调工作。组织文化同时需要管理者来设计并创建，管理者有什么样的品质和人格，组织就有什么样的文化。管理者是组织文化的领导者、传播者、驾驭者。

3. 要同步提高护理人员的素质 文化的主体是人，抓住护理人员的素质培养与提高，才是护理文化建设和发展的根本。护理文化建设应以“人”为中心，培养护理人员的价值取向，如乐于奉献的精神、主人翁精神、敬业爱岗的精神等。

4. 完善文化设施和美化环境 美化环境是护理组织文化建设的前提，因为它有利于陶冶护理人员的情操和患者的修养，还可以对护理人员的心理起到平衡、充实的作用。

5. 建立共同愿景 共同愿景可以凝聚组织上下的意志力，透过组织共识，大家努力的方向一致，个人也乐于奉献，为组织目标奋斗。如今，医疗市场竞争日趋激烈，建立共同愿景可以使医院中的每一位员工都愿意为提高医院的核心竞争力奉献自己的一切，从而使本医院能立于潮头，成为强者。

6. 立足自身，突出重点 护理组织文化建设是一项系统工程，既要考虑共性要求，又要根据自身的实际情况，找出薄弱环节，重点建设。如有的医院中缺少护理专业人才，技术水平落后，则可将指导重点放在物质文化的建设上。总之，护理组织文化的建设要立足主客观条件和实际需要，逐步积累，循序渐进。

（七）营造护理文化的形式

1. 言谈举止 高层管理人员通过言谈举止和各种教育活动将护理行为准则和组织期望渗透到护理群体中。护理活动也可通过护理人员的相互作用和各自的行为表现使组织成

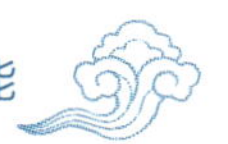

员感悟到应遵守的规则。

2. 文字、符号　书面材料、标语、口号、护理人员守则等方式都是护理文化的表现形式。

3. 实物形象　实物和艺术构思的内容也可用来反映护理组织文化。如医院标志、南丁格尔塑像等。

4. 视听设备　利用现代化的视听设备表现和宣传护理组织文化的途径和形式较多，如网络、广播、电视等。

5. 其他形式　如文艺演出、知识竞赛、表彰先进等活动都是宣传护理组织文化的手段。

（八）护理文化的管理

护理组织文化建立后，对组织文化实行目标管理，护理组织文化目标管理的步骤是：①确定当前组织文化的宗旨、目标；②分析环境；③发现机会和威胁；④分析组织的资源；⑤识别优势和劣势；⑥重新评价组织文化的宗旨和目标；⑦制定战略；⑧实施战略；⑨评价结果。

（沈　勤）

复习思考题

1. 简述组织的基本要素。

2. 正式组织和非正式组织有哪些区别？

3. 某医院正在成立一个分院，根据组织设计的基本原则，请你为这个分院进行组织设计，以组织结构图形式体现。

4. 为你所在的组织（宿舍或者班级）创设组织文化，内容包括用一句简单的话形容你所在的团队，举例说明你所在团队的特色（不少于3条），为你所在的团队设计队徽，为你所在的团队起名，设计队歌、队服。

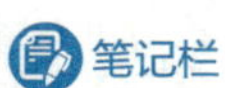

PPT 课件

第五章 人力资源管理

学习目标

识记:1. 准确说出人力资源管理的目标、特点及管理职能;
2. 正确描述护理人员岗位设置、招聘和编配的方法。

理解:1. 能列举护理人员绩效评价原则及方法、薪酬管理方法;
2. 能列举继续教育培训对象与内容、途径、方法;
3. 能列举专科护士的培训内容及承担职能。

运用:1. 运用护理人力配置原则与方法计算护士数量;
2. 选择绩效评价工具对护理服务进行评价;
3. 运用培训原则和方法制订护士培训计划;
4. 运用理论、原则、方法设计个人职业发展规划。

第一节 人力资源管理概述

"人力资源"这一概念早在 1954 年就由彼德·德鲁克在其著作《管理的实践》中提出并加以明确界定,他认为企业只有一项真正的资源——人。管理就是充分开发人力资源的工作。人力资源管理是近 20 年来管理科学中发展迅速的领域,并逐步被管理者认识到其在组织生存发展中的重要性。比尔·盖茨曾说:"如果把我们公司最优秀的 20 名员工挖走,我可以说微软将变成一个无足轻重的公司。"由此可见人才对于一个组织的重要性。同样,对于医院来说,人才是医院最大的财富和资本,人才是医院的核心竞争力,如何吸引人、培养人、挽留人,高效的用人机制成为医院发展最为关键的问题,人力资源的管理也因此直接决定着医院的兴衰。

一、人力资源管理相关概念

资源(resources)指人类赖以生存的物质基础,组织或社会用来进行价值增值的财富源泉,包括自然资源和社会资源。自然资源包括土地资源、矿产资源、森林资源等;社会资源包括人力资源、技术资源、信息资源等诸多类型。

人力资源(human resources,HR)又称劳动力资源,指一定范围内人口所拥有的劳动能力总和或指能够推动经济、社会发展的具有智力和体力劳动能力的人的总称。在各种资源中,人力资源是一种具有明显特殊性的社会资源。

人力资源管理(human resources management,HRM)指组织为了实现既定目标,运用现代

管理方法和手段，对人力资源的获取、开发、利用和保持等方面进行管理的一系列活动的总称。人力资源管理概念包括两个主要内容：一是吸引、开发和保持一个高素质的员工队伍；二是通过高素质的员工实现组织使命和目标。人力资源是组织中最有创造力、最有价值的资本，因此，人力资源管理是组织竞争和发展的关键。

护理人力资源（human resources of nursing）指经执业注册取得护士执业证书，依照护士条例规定从事护理活动的护士，以及未取得护士执业证书，经过岗位培训考核合格，协助注册护士承担患者生活护理等职责的护士和护理员。

护理人力资源管理（human resources management of nursing）指卫生服务组织为实现护理目标，提高服务水平，运用管理学、护理学及相关学科知识，对组织中的护理人员进行规划、培训、开发和利用等管理活动的过程。

二、护理人力资源管理的目标和特点

（一）护理人力资源管理的目标

医院的护理人力资源管理的目标是为组织寻求高素质护理人才，使他们在组织中得到支持和发展，并能够在实现医院目标的同时提高自己的职业价值，达到组织和成员的利益最大化。因此，护理人力资源管理主要做好三方面的工作。

1. 人与岗位的匹配　护理人力资源管理的根本目的是让平凡的人在具体护理岗位上做出不平凡的事，让组织中每个护理人员能在自己适合的岗位上发挥长处，做到事得其才，才尽其用，以取得最好的护理工作绩效，进而最大限度提高组织效率。

2. 人与人的科学匹配　合理设置组织中护理人员比例，使组织中护理人员结构优势互补。注重满足护理人员的多层次需求，营造良好工作氛围，减少内耗，提高群体工作效率。

3. 人的需求与工作报酬的匹配　发挥薪酬在组织中的有效激励作用，使薪酬具有公平性、竞争性，做到工作薪酬与工作岗位的强度、风险相对应，以增强护理人员的职业责任感，调动工作积极性，达到酬适人需，人尽其力的最佳工作状态。

（二）护理人力资源的特点

1. 主观能动性　人总是有计划、有目的地使用自己的脑力和体力，护理人员劳动能力的使用程度和方式直接受本人意志支配，护理人员在工作中的努力程度和工作方式也由本人所确定，因此，护理人力资源管理应该充分发挥护理人员的主观能动性。

2. 消耗性　护理人力资源的消耗性表现在两个方面：一方面，护理人力资源与人的生命周期紧密相关，随着生命周期缩短，资源不断消耗；另一方面，处于闲置状态的护理人力资源也具有消耗性，为了维持其本身的存在，护理人力资源必须消耗一定数量的其他资源，如粮食、水、能源等。因此，有效的护理人力资源管理就应该注重护理人才的有效使用和开发，降低其消耗性。

3. 协作性　科学合理的人员组合是护理人力资源管理的重要内容，在工作中注意护理人员之间个人能力的互补作用，使每一个护理人员的潜在能力都能够充分发挥，就可以提高护理人力资源的使用价值。反之，就可能影响个人能力的发挥或因此而产生人员的耗损，从而直接影响护理工作效率和组织人力资源使用价值。

4. 可变性　护理人力资源具有可塑造性、再生性和开发性的特点，一个护理人员实际表现出来的工作能力往往只是个人全部能力的一部分。管理者通过不同的方法、途径对护理人员的潜能进行开发利用，是提高护理人力资源效能的关键。

5. 流动性　护理人力资源的流动性主要表现为护理人员和人力派生资源的流动，护理人员的流动主要有人员跨部门、跨单位、跨地区、跨国度的流动，随着国际间交流增加，人力

笔记栏

资源的国际市场化步伐加快，资源共享和成果转让，使护理人力资源流动也越来越频繁。

三、护理人力资源管理职能

护理人力资源管理活动需要通过医院人力资源管理部门、护理职能部门及其他相关部门共同完成。护理人力资源管理职能是指医院人力资源管理者和护理管理者在护理人员管理方面需要共同承担的责任和任务，其中护理管理者承担着主要的工作，其职能如下。

1. 护理工作分析 护理工作分析(nursing job analysis)是医院人力资源管理部门和护理职能部门通过调查，对护理各个工作岗位的性质、结构、责任、流程以及胜任该岗位护理人员的素质、知识、技能等进行分析，在此基础上设置护理岗位结构、岗位数量、岗位规范，制定护理人事管理文件的过程。

2. 护理人力资源规划 护理人力资源规划(nursing human resources plan)是医院人力资源管理部门和护理职能部门对目前的护理人力资源状况、未来需求状况及供求状况进行评估、预测、规划，确定通过何种方式来满足医院对人力资源的需求。护理人力资源规划将帮助医院明确护理部门哪些岗位需要护理人员以及这些岗位需要的护理人员需要具备哪些资格。

3. 护理人员招聘 招聘(recruitment)是组织及时吸引具备应聘条件的个人并与具体工作岗位匹配的过程。招聘活动的关键点是寻求足够数量具备岗位任职资格的相关岗位的申请人，以供组织在护理人员的选择上具有更大自主性，保证组织护理人员的质量。

4. 护理人力编配 护理人力编配是指对护理人员进行恰当有效的选择，科学合理分配护理人力，使人员与护理服务活动匹配的过程。护理人员编制是否合理，比例是否合适，直接影响到工作效率、护理质量、服务水平和成本消耗，甚至影响到护理人员的流动及流失率，因此，护理人力资源配置是护理人力资源管理的重要环节。

5. 护理人员绩效管理 护理绩效管理是以最大的绩效为目标，通过对护理人员的工作表现及业绩进行评价和分析，并及时反馈帮助护理人员发挥工作优势，改正存在的不足，使工作更富成效的过程。其中，绩效评价是绩效管理的关键环节，评价结果可成为护理人员奖惩、培训、调整、升迁、离退、解雇等人事决策的依据。通过绩效管理可促进护理管理者与护理人员之间对目标达成共识，激发员工的工作热情，提高员工的能力和素质，从而提高护理绩效。

6. 护理人员薪酬管理及劳动保护 薪酬是员工满足基本需要的重要保证，对员工的工作行为和绩效起着直接的影响，也是组织吸引、激励、挽留优秀人才的重要手段。管理者应根据各级护理人员的岗位、资历、工作能力、工作表现和绩效等方面因素，制定科学合理、具有吸引力的薪酬标准和制度并有效实施。此外，还应采取有效措施为护理人员提供健康、安全的工作环境，按照国家劳动政策提供相应的医疗保险、养老保险、劳动保护和福利等。

7. 护理人员培训 培训(training)是通过对护理人员的指导、教育和训练，使其在职业态度、知识水平、业务技能和工作能力等方面得到不断提高和发展的过程。护理人员的培训对帮助护理人员在工作岗位上保持理想的职业水平、高效率完成组织和部门工作任务、促进个人职业的全面发展和自我实现具有积极的现实意义。

8. 护理人员职业规划 护理管理者指导、帮助护理人员制订个人职业规划，满足护理人员个人、组织和管理者三者发展的需要。良好的职业规划不仅能激发护理人员的工作热情，开发护理人员的工作潜能，充分发挥其工作的主观能动性，还有利于吸引、留住优秀的护理人才，提高整体护理队伍素质。

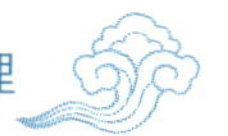
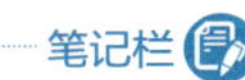

第二节 医院护理人员编配

护理人力资源是医院人力资源的重要组成部分，护理人力资源的合理配备是提高工作效率，完成各项护理任务的有力保障。医院护理人员的编配是否合理，直接影响到护理岗位人员的数量和质量，影响护理人员的积极性和护理队伍的稳定性，继而影响工作效率和护理质量。作为护理管理者，必须确保在适当的岗位配备适当数量和质量的护理人员，实现人员和护理服务活动的合理匹配，保证为服务对象提供安全、专业的护理服务。

一、护理工作分析与岗位设置

(一) 护理工作分析

工作分析又称职务分析，是指通过观察和研究，对某岗位性质进行全面评价，获得确切信息的过程。管理人员调查分析组织中某一工作的性质、任务、责任、相互关系及任职人员的知识、技能，明确其在组织中的位置及与其他工作的相互关系，最终确定必需的工作职位、职权及任职条件。护理工作分析通过对护理工作的任务、职责、权力、隶属关系、工作条件、任职资格等相关信息进行收集与分析，对护理工作作出明确的规定，并确定完成该工作所需要的行为、条件、人员，如针对要完成的护理任务，明确在病房中需要设置护士长、病房护士、专科护士、护理教学护士等护理岗位，规定每个岗位所具有的职权范围与任职条件的过程就是对临床护理工作的分析。工作分析的结果是得出岗位说明书。岗位说明书一般包括工作描述和任职资格两大部分。

工作描述（job description）又称工作说明，是对岗位的性质、任务、责任，工作内容、处理方法等与工作相关的环节所做的书面说明。通过护理工作分析，确定工作的具体特征，由此形成工作描述，如制定临床护理工作中各个岗位职责就是护理工作描述。任职资格是根据工作描述拟定的工作资格，主要内容包括文化程度、工作经验、有关岗位的技术和能力要求、工作态度、生活经历和健康状况，以及各种特殊能力要求等，如护师、主管护师任职资格。

护理工作分析是护理人力资源管理的基础，其结果可为护理人事决策提供多方面的依据，包括为护理人员的招聘、选拔提供标准；确定任职的基本条件；明确护理人员的具体岗位职责和工作权限；掌握护理人员的培训需求，确定培训方案；评价护理人员的绩效，促进绩效改进；判断具体岗位的工作价值，确定薪酬标准等。

(二) 护理岗位设置

岗位是组织管理的基本单位，是护理工作中的具体某一环节。2012年国家卫生部（现中华人民共和国国家卫生健康委员会）公布了《关于实施医院护士岗位管理的指导意见》，将医院护理岗位设置分为护理管理岗位、临床护理岗位和其他护理岗位。根据岗位职责，要求护士的经验能力、技术水平、学历、专业技术职称应当与岗位的任职条件相匹配，实现护士从身份管理向岗位管理的转变（见图5-1）。

1. 护理管理岗位　按照中华人民共和国国家卫生健康委员会等级医院标准要求，护理管理层次可根据医院的规模设置三个或两个层次。我国的三级医院要求实行三级管理体系，即护理部主任、科护士长、护士长。两级管理体系可设护理部主任或总护士长、护士长两个层次，护理管理岗位职责和任职条件因医院要求和地区差别而定，基本要求如下。

(1) 护理部主任岗位职责及任职条件

护理部主任岗位职责：全面履行医院护理管理职能，组织制订全院护理工作发展规划及

笔记栏

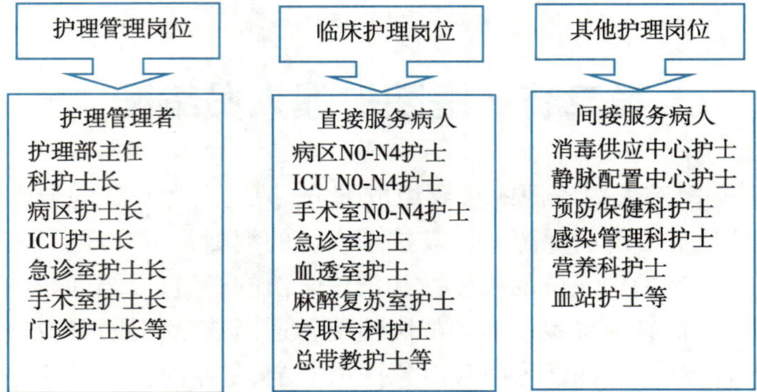

图 5-1 护理人员岗位设置

目标，统筹协调促进护理工作发展的各项资源，制订符合全院实际的护士人力资源管理、质量持续改进、人员培训和继续教育、风险防范、绩效考核、学科建设和专业发展等任务目标和具体方案，并组织实施。

护理部主任任职条件：应具有至少 3 年以上科护士长管理岗位工作经验，具备综合行政管理素质和能力，护理专业本科及以上学历、副主任护师及以上职称。

(2) 科护士长岗位职责及任职条件

科护士长岗位职责：全面履行辖区内护理管理职能，根据全院护理工作发展规划及目标，制订符合辖区内实际的护士人力资源管理、质量持续改进、人员培训、风险防范、专科护理发展等任务目标和具体方案，并组织实施。督促和指导辖区内各护理单元贯彻落实各项工作任务，不断提高护理质量。

科护士长任职条件：具有至少 5 年以上护士长管理岗位工作经验，具备相应的行政管理素质和能力，大专及以上学历、主管护师及以上职称。

(3) 护士长岗位职责及任职条件

护士长岗位职责：履行医院护理单元的护理管理职能，结合实际制订并落实本护理单元的质量持续改进、人力资源管理、临床循证实践、护理内涵建设、培训和继续教育、风险防范管理、科学绩效考核等具体目标和实施方案。统筹协调本护理单元各项资源，带领护理团队开展“以患者为中心”的全方位护理服务。

护士长任职条件：具有至少 5 年以上临床护理实践经验，具备沟通协调和相应的管理能力，大专及以上学历、护师及以上职称。

2. 临床护理岗位

(1) 病房护士岗位：主要包括医院各类病房(含监护病房)、急诊、门诊、手术室、产房、血液净化等直接服务于患者的护理岗位。

病房护士岗位职责：以责任制整体护理工作模式和护理程序实施护理服务，为患者提供全面、全程、专业和整体的护理服务；以患者为中心，依据各项规章制度和护理技术操作规程，正确执行医嘱，进行专业照顾；完成病情观察、治疗处置、心理护理、健康教育等各项护理任务；参加业务培训、护理教学和科研工作，不断总结经验，提高护理水平。病房护士的岗位应进行分层管理，对护士工作年限、工作经历、学历层次、患者的危重程度、专业能力进行综合评估，合理安排适应护士能力的具体岗位，体现能级对应。

病房护士任职条件：经执业注册取得护士执业证书；在中等职业学校、高等学校完成国务院教育主管部门和国务院卫生主管部门规定的普通全日制 3 年以上护理、助产专业学习；

笔记栏

在教学、综合医院完成8个月以上实习并取得相应学历；身心健康。

（2）专科护士岗位：专科护士指的是某一专业特殊或专门的护理领域具有较高水平和专长的临床护士。为保证临床护理质量和患者安全，对临床护理专科性强、技术要求较高的护理单元，如重症监护、急诊急救、手术室、血液净化等需要设置专科护理岗位。

专科护士岗位职责：负责本专业危重（特殊）患者的护理，开展本专科护理新技术、新业务，开办专科护理门诊，对特殊疑难病例提供直接护理；承担专科护理质量管理，参与专科护理实践标准的制定；开展专科业务指导，负责对护理人员进行本专科理论和技能的培训；提供健康教育咨询服务，开办健康教育讲座，帮助患者、其他护理人员、医师、社会工作者等解决疑难问题；开展临床护理研究活动，解决临床护理问题。

专科护士任职条件：具备大专及以上学历、该专科5年及以上护理经验、主管护师及以上职称，经过省级及以上卫生行政部门或行业学会培训并考核合格。

（3）临床护理教学岗位

护理教学护士岗位职责：负责本科室各层次护理专业学生临床护理教学及低年资护士培训工作；按照培养计划有效落实护理教学和实习任务，维持正常教学秩序；评估教学效果，定期收集培训对象的学习需求，持续改进教学质量；开展临床护理教学科研，促进护理教学建设与发展。

护理教学护士任职条件：具备本科及以上学历、该专科5年及以上护理经验、主管护师及以上职称，经过教学岗位培训。

3. 其他护理岗位　其他护理岗位是指为患者提供间接护理服务的岗位，主要包括：医院消毒供应中心、静脉配置中心、体检中心、预防保健科、感染管理科、医技辅助部门等。其任职条件要求为具备相关工作经验，经过相关专业培训合格获得考核认证，满足岗位需求的注册护士。

知识链接

专科护士发展

专科护士培养始于1910年，美国首先提出在临床某一专科或专病领域培养具有较高理论水平和实践技能的高级专科护理人才，目前已是全球共同的发展趋势。美英等国在进入护校时就开始将护理人员根据不同的专业进行分类，为专科护理人才的培养奠定了基础。目前我国对专科护理人才的角色普遍认识分为专科护士（specialty nurse，SN）和临床护理专家（clinical nurse specialist，CNS）两种：SN是指在某些专科护理领域工作，应经过专科知识及技能培训并获得证书的执业护士；CNS是具有硕士或博士学位的注册护士，并且具有丰富的临床实践经验且精通某临床专科特殊领域的知识和技能。SN向高层次发展即CNS。鉴于我国专科护理人才培养刚刚起步，需要培养大量的SN，在此基础上产生CNS。目前，在北京、上海、江苏、广东等地已进行重症监护（ICU）、糖尿病、老年病、感染控制等专科护士的培训和认证。专科护士的培训将延伸到新生儿、妇儿保健、助产、血液净化、器官移植、肿瘤、CCU、心肺疾病、康复、手术、中医护理等专科。

二、护理人员招聘

护理人员招聘是护理人力资源分配和使用的前提，聘用到具备护理职业资格和能力的

笔记栏

护理人员是组织实现目标和保证护理服务质量的基础。护理人员招聘过程主要包括编制护理人力资源规划、寻求符合护理岗位要求的候选人、招聘考核和面试、录用体检和试用考察、录用决策和招聘工作评价几个步骤(见图 5-2)。

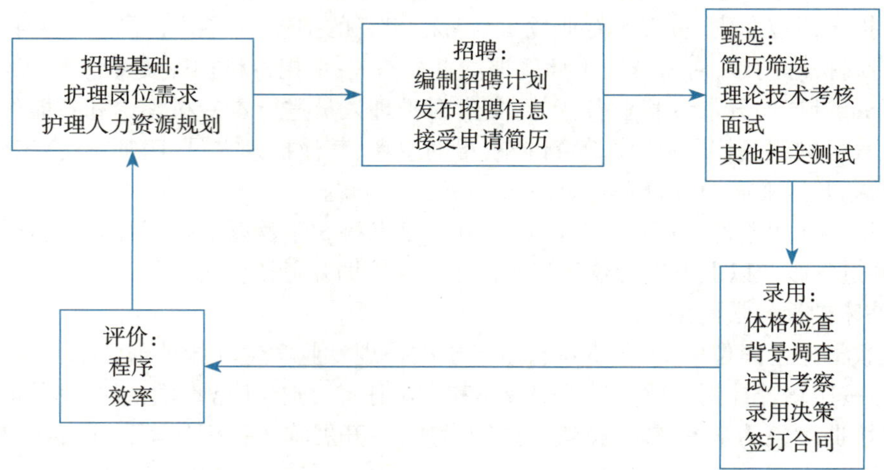

图 5-2 护理人员招聘流程图

(一) 编制护理人力资源规划

编制护理人力资源规划通常从现况调查开始,首先了解医院目前护理人力资源状况,比较实际工作绩效与护理岗位职责、任务之间的差距,了解医院护理人力资源现状的优势与不足,了解缺编、超编岗位,确定医院护理人力资源配置重点,如需选拔、引进人才类型、数量以及需要分配的岗位等,确定人员招聘的目标。其次编制人员招聘计划,包括招聘目标(岗位名称、录用的人数及要求)、招聘对象(应届毕业生或要求工作经验)、招聘的手段(广告、人才交流会等)、招聘所采取的策略与途径、计划招聘流程及具体时间地点等内容,并按照适当的格式书写人员招聘计划。编制计划时应注意护理人员招聘计划应与医院的总体目标相一致,要有前瞻性,既要为未来的发展储备人力,同时要预测本院内可能的流动,如退休、调动等,并根据具体情况变化不断调整。

(二) 寻求符合护理岗位要求的候选人

护理人员招聘(nurses recruiting)是指医院采取科学有效的方法寻找、吸引具备资格的人到医院应聘,医院根据需要和应聘者条件从中选出适合人选予以录用的管理过程。在护理人力资源招聘计划基础上,医院护理管理和人事部门寻求足够数量符合岗位标准的职位申请人,将合适的人安排在合适的岗位上,以满足护理组织用人需求。招聘广告为传播招聘信息、动员潜在合格人员参与应聘的最常用的方法,一般包括以下基本内容:招聘医院简介、招聘的职位或工作种类及其特点、招聘职位或工作的工资等报酬待遇、应聘者的资格条件(性别、年龄、学历、专业、工作经历、身体条件,以及对知识技能的特殊要求等)、申请时间、地点、程序以及其他有关信息。应聘人员根据招聘广告填写求职申请表,求职申请表格内容可根据岗位要求设计,主要用于用人单位或部门的资格审查。根据护理岗位的需求不同,护理人员的招聘途径有医院内部与外部两种方式,选用何种选聘形式需根据具体计划而定。

1. 内部竞聘　内部竞聘是从医院内部挑选适当的人选到适当的岗位,适用于护理管理岗位的竞聘上岗,如护理部主任、护士长的竞聘、护理专业技术岗位竞聘、每年的护理人员晋升。因为从医院内部选拔人才基于日常的相互了解,选聘的信任度较高,候选人的条件符合

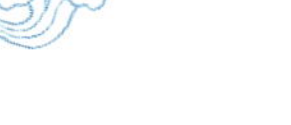

岗位需求，节约培训费用，选聘成本较低，而且候选人对医院的忠诚度高，对其他护理人员有激励示范作用。内部选聘一定要把握“公平、公正、公开、择优”的原则，防止产生“任人唯亲”的不正常行为，否则易影响失败者的工作热情与士气，不利于团结。由于后备人选有限，对院内职工不具备任职能力的岗位，内部选聘的培训成本较高。

2. 外部选聘　是从医院外挑选适当人员至适当岗位的方法，是医院招聘新护士的主要途径，外部选聘人员可为组织注入新的观念与思路，有利于老职工形成竞争意识，挑选范围大，如选聘到特定岗位的候选人可减少培训费用。主要存在问题是对应聘人员的了解不够深入，易混杂不合格者；外来人员对组织的忠诚度低，与医院及组织环境、文化的磨合需要较长时间，影响工作的正常开展；选聘、培训成本较高。

（三）招聘考核和面试

1. 招聘考核　招聘考核的目的是将适当的人放在适当的岗位上，为了保证应聘人员的质量能够满足护理工作岗位的需要，进行理论和技能考核是必要的环节。考核的方式主要包括理论知识考核、工作相关技能考核、素质测评等，招聘者应对考核内容做信效度检验以保证考核的可靠性、有效性。

(1) 理论考核：主要是通过笔试的形式进行，以了解应聘护理人员对专业的掌握程度，包括知识的深度和广度。一般情况下，对应聘护理人员的理论考核内容重点是护理基础知识、专科护理知识及护理相关知识。如果是选择护理管理人员，除上述考核内容外，有必要进行管理相关知识考核。

(2) 技能考核：技能是临床护理工作的重要组成部分，对应聘护理人员的专业技能考核十分必要。临床护理人员的技能考核主要是基础护理操作和专科护理操作技能，其他护理岗位的考核内容可针对具体的职责要求制订。常用的方法是考核者事先准备好操作项目和评分标准，让求职者抽签后进行相应操作。

(3) 素质测评：人员素质测评是应用科学的技术和方法，对受试人的能力和人格进行测试，帮助组织选聘适当人员的一种技术。人员素质测评通常使用现有的不同量表进行，如韦氏量表、能力倾向量表、16 种人格因素测试等。人员素质测评越来越多地应用于护理人员的选聘中，尤其是特殊重要岗位的选聘，管理者可结合具体情况选择实施。

由于同一岗位的应聘护理人员都参加同样水平的理论考核，因此理论考核具有公平性和客观性，能够较好地反映应试者的知识、技能水平，考核结果可作为录用的主要依据之一。

2. 招聘面试　面对初选合格的应聘者，直接了解本人具体情况，并对众多的应聘者进行比较的方法就是招聘面试。面试可以为用人单位和主考人员提供了解和观察应聘护士的机会，了解到一些笔试无法知晓的关于应聘者的信息。另外，与笔试相比，面试的内容可以根据招聘岗位的不同要求选择不同的测试方式，因而具有灵活性。面试要求主考人员应本着尊重、平等的原则，通过适当的提问了解所需信息，提问内容可涉及专业知识、专业思想、日常生活、行为习惯等方面，或者设计一个场景让求职者模拟处理，以测试其判断和解决问题的能力。面试提问时应避免涉及个人隐私和带有性别、种族、地域等歧视色彩的问题。通过面试，主考人员可以对应聘者的专业知识、沟通表达能力、判断能力、思维能力、反应等有一个初步了解，以考察应试者对护理岗位的适合程度。

（四）录用体检和试用考察

通过对应聘护士的资格认定、专业知识和技能测试、面试等综合考察后，组织人力资源管理部门就需要对外部选聘方式招录的合格人员进行录用体格检查。体检的主要目的是确认应聘护士身体状况是否达到岗位要求，胜任工作。医院是否对应聘者提供工作也要根据体检的结果而定。

笔记栏

在上述程序完成后作出初步录用决策，但并不马上与应聘者签订聘用合同。而是采取试用的办法在实际工作中对拟聘护理人员进行真实工作能力的考察，以提高人员招聘的有效性。试用时间一般为3个月。试用期满后，具体试用部门对拟聘护士在试用期的表现是否符合条件和是否胜任工作作出鉴定，以供医院人事和护理管理部门在招聘决策时参考。对在试用期中不符合录用条件的人员，可予以辞退。

（五）录用决策和招聘工作评价

录用的过程是对应聘者筛选的过程，护理管理部门和人事部门应对应聘者的所有资料进行全面审查，同时进行背景调查，如信用状况、护士执业许可证等情况，以保证为组织挑选出合格的候选人。通过将应聘人员与任职岗位要求比较，应聘人员之间的相互比较，使候选人的数量逐步接近组织或部门需要的数量。在人员录用决策中，应尽量避免错误的录用和错误的淘汰。参与和最终做出用人决策的人应当是熟悉护理人力资源的护理管理部门和医院人事部门。

护理人员招聘活动的最后步骤是评价。主要活动包括测算获得的求职护理人员数量和质量情况，每位受聘人员的工作胜任和工作成功程度，以及整个招聘过程投入和产出效率的总结，对招聘过程中存在的问题作出分析，为下一轮人员招聘提供参考借鉴。

三、护理人力资源配置

护理人力资源配置是医疗卫生保健机构为满足社会对护理服务的需要，科学分配护理人力，使人员与护理服务活动合理匹配的过程。护理人力资源配置主要包括两项活动：一是人员在组织内各部门或单元间的分配；二是人力资源在部门内的科学排列和组合。护理人员配置的主要作用是对护理人力的有效组合，达到降低护理成本的目的。

（一）护理人员配置的意义

1. 提高护理质量　护理质量是护理工作的生命，是医院内涵建设的重要组成部分。护理人力资源是医院护理资源中最关键、最积极、最有活力的资源，合理的护理人员配置可调动护理人员工作积极性，减轻工作强度，提高护理工作效率，增加患者满意率，为提升护理服务水平提供良好的保障。

2. 降低护理成本　人力资本是医院最大的成本，护理人力资源的合理配置可优化人力结构，减少人力浪费。在做人力配置时既要考虑岗位特点、环境因素，又要考虑护理人员的知识结构与性格特征，以达到成本效益最大化。通过人力的合理配置，做到人尽其才，提高护理人员的工作满意度，提高护理服务的效率。

3. 提升医疗服务竞争力　在当今这样一个充满竞争的时代，医院间的竞争就是技术与服务的竞争，归根结底是人才的竞争。护士是医疗服务的主要提供者，护理人力资源利用的效果直接影响护理资源作用的发挥，影响护理管理工作的成效。合理的人力配置能吸引人才，留住人才，改善护理队伍结构，提高服务质量，提高医院竞争力。

4. 促进护理学科持续发展　行政管理部门对护理人员的合理配置可提高护理人员的工作满意度，特别是对于一些技术含金量高的紧缺人才，如重症监护护士、急救护士、产科护士等，制定出充分体现其服务价值的优惠政策，可吸引这些护理骨干和专业带头人安心本职，投身临床。因此，合理调配专业技术人员，对于优化内部结构、选拔培养学科带头人具有重要的现实意义，有利于推动护理学科的整体和长远发展。

（二）护理人员配置的影响因素

护理人员配置受多方面因素影响，在进行人力配置时，既要考虑护理人员的主观因素，也要兼顾政策法规、岗位设置、环境等客观因素，护理人员配置的主要影响因素如下。

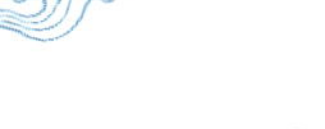

笔记栏

1. 政策法规　进行护理人员配置首先应考虑相关政策法规，如医疗卫生行政部门规定的护理人员编制数与比例，一些工时制度、公休日、病事假、产假、劳保、职工培训等各方面的相关政策与规定。护理人员中青年女性占多数，计划生育相关的现行政策对护理人员个人及岗位配置都有影响，护理管理人员应了解这些政策，在政策范围内合理配置护理人员。

2. 岗位设置　岗位设置是进行人员编配的第一步，护理管理人员应根据岗位需求设置护理人员。随着医学科学的不断发展，护理学的工作范围也在不断拓展与延伸，在医院内外都陆续出现新的护理岗位需求。例如随着介入医学的发展，医院放射科内的护理岗位增加；随着家庭病床、社区保健等新业务的开展，社区对护士的需求也逐渐增加。岗位设置与医院的发展目标及成本核算情况密切相关，护理岗位的确认需由医院人事部门与护理管理者根据各方因素综合考虑，共同商议后报请上级部门批准。

3. 工作量和工作质量　护理工作量主要受床位数、床位使用率、床位周转率、患者病情、病种、门诊和急诊患者就诊人次、手术量及手术难度等客观因素影响。患者人数多，病情重，工作量大，需配置的护理人力多，反之则需要的人力少。护理工作质量指提供的护理服务是否达到患者的要求，与护理质量标准及护理模式有关系。护理质量标准不同，要求提供的护理服务不同，所需的护理人力也有所不同，开展“优质护理服务活动”，在陪住率下降、基础护理工作量大幅增加的情况下，护理人力要相应增加。护理模式不同，护理人力需求亦有差异，如功能制护理模式可节省人力，整体护理则对护理人员数量、质量均有较高的要求。

4. 护士素质　在患者的服务需求不断提高的形势下，需要护理人员具有较高的专业素质，护理人员所具备的专业知识、技术和交流沟通等方面的能力直接影响到工作效率，护理人员业务能力强，与患者沟通好，则节省编制；反之若护理人员业务水平较低、能力较差，则工作效率低下，需要编制较多。例如管理者在安排新入职护士工作时，通常在工作量方面与其他护士不一样就是这个道理。

5. 护理环境　护理环境可分为硬件环境与软件环境。硬件环境指建筑结构、机械设备的影响，集中式建筑较分散式建筑节省人力；软件环境指护理管理者和其他相关部门的管理水平，护理管理者科学合理使用护理人力资源，能有效协调各部门关系，可节省人力并提高效率。医院行政、医技及后勤部门管理水平高，为临床一线护理人员提供优质保障服务，采用服务到病区的方式，保证护理人员能集中精力进行临床护理工作，可节省护理人力。护理环境还分内部环境与外部环境。内部环境指护理人员工作的科室、医院的环境，护理人员间配合默契可节约人力；外部环境主要指社会环境，护理人员、患者共同所在的社会各相关因素对护理人力的影响，包括社会经济状况、医疗保险制度以及医院间的竞争关系等因素的影响。此外，患者的性别、职业、教育背景等社会学因素也影响护理人力资源的配置。

总之，医院护理人员配置的影响因素很多，护理管理者在具体工作中应依据医院实际情况，结合其他影响因素，综合考虑护理人员的合理配置。

（三）护理人员配置的原则

1. 以患者为中心原则　“以患者为中心”是护理服务提供者的最终目标。尽管医院的规模、条件、技术装备等因素不同，但护理单元内所配置护理人员的数量、结构（职称、学历、年龄、护龄）等应以满足患者的护理需要、有利于护理目标的实现为首要原则。当按照一定的理论与原则配置护理人员却不能达到护理目标，或者不能满足患者的需求时，管理者应认真检查护理系统内部的运行情况，寻找原因并加以改进和提高，而不应降低护理标准，损害患者的利益。

2. 能级对应原则　岗位既赋予护理人员以权利，同时又赋予其责任与义务，在人员配置中应使护理人员的能力（含学历、资历、职称等因素）与所担负的工作相适应，例如按照护

笔记栏

士实际工作能力将护士分层分级，给予不同的岗位，实现能级对应，可合理使用护理人力，保证临床医疗护理安全和质量。

3. 合理比例原则 护理人员配置既要考虑配置护理人员的总体数量，还应考虑总体内各层次护理人员的比例，即根据实际需要，配备不同职称、不同学历、不同能力的护理人员。如在重症监护病房应配备较高比例的高学历、临床经验丰富、专科能力较强的护理人员；而在普通病房，应多配备从事临床技术操作为主的初级护理人员。通常的做法是层次越低的人员数量越多，组织结构呈三角形或宝塔形，以保证工作状态的稳定，也有利于护理专业持续发展。

4. 经济效能原则 人力成本是医院最大的成本，在进行人员配置时，考虑预算中的人工成本和效益也是护理管理者的重要职责。人员配置既要考虑满足患者的需要和工作标准，同时也要考虑经济效能。比较合理的人员配置是优化组合，充分发挥各层次护理人员个人潜能，在专业知识、技能、经验、体能等方面达到优势互补，以较少的投入，获得较大收益，以发挥人力资源的效能。

5. 动态发展原则 经济社会是不断发展变化的，医院在体制、制度、机构等方面不断变革。护理专业范围不断拓展、新技术层出不穷；服务对象的数量与需求也随社会的发展不断变化；在医院的发展与人员的流动中，护理人员的数量、质量及价值观也在不断变化。管理者应根据各种变化进行动态调整，使人员合理流动。

（四）护理人员配置依据和方法

由于护理人力资源配置受许多直接、间接因素的影响，护理人员配置的方法包括以经济、法律、行政政策为依据进行人员的宏观配置；运用护理任务定性定量指标分析作为护理人员数量规划；运用直接、间接护理工作量测算安排各护理单元人员的微观配置。下面简要介绍几种常用的方法。

1. 按床护比配置 指按照医院的不同规模，通过床位与护士数量的比例（床护比）、护士与患者数量的比例（护患比）来确定护理人力配置的方法。这是目前我国常用的医院护理人力资源配置方法之一。卫生行政主管部门的相关政策和规定，对医院的护士数量作了基本要求，被用作比例配置法的计算依据。2012 年《卫生部关于实施医院护士岗位管理的指导意见》指出，“普通病房实际护床比不低于 0.4∶1，每名护士平均负责的患者不超过 8 个，重症监护病房护患比为 2.5~3∶1，新生儿监护病房护患比为 1.5~1.8∶1，门（急）诊、手术室等部门应当根据门（急）诊量、治疗量、手术量等综合因素合理配置护士”。随着护士队伍不断壮大，《中国护理事业发展规划纲要（2015~2020 年）》要求三级综合医院、部分三级专科医院（肿瘤、儿童、妇产、心血管病专科医院）全院护士总数与实际开放床位比不低于 0.8∶1，病区护士总数与实际开放床位比不低于 0.6∶1；二级综合医院全院护士总数与实际开放床位比不低于 0.7∶1，病区护士总数与实际开放床位比不低于 0.5∶1。全国各省根据纲领性文件精神，结合本省实际情况，在护理岗位管理上提出了更为具体的护士与患者比例要求，形成了本省的《医院护理岗位名录》和《医院专科护理人力资源配置参考标准》等实施细则。

2. 按工作量测算 护理工作量测算法编制护理人员是以按需设岗为原则，科学地测算护理工作量，运用公式计算合理配置护理人力资源的方法。护理工作量以完成工作任务所需耗费的工时来确定，通过直接、间接地工时测定来确定护理工作量，再进一步计算出编制人数和设置比例，合理配置护理人员。

（1）工时测定含义：指对完成某项工作任务全过程的每一环节必须进行的程序和动作所耗费时间的测定。

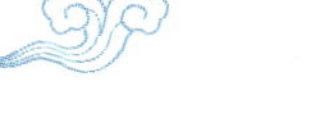

(2) 工时测定方法和步骤

1) 确定被测定者:被测定者应选择能正确熟练地掌握测定项目的操作技术和方法,其技术水平具有代表性,不要选择最优或最差者。

2) 列出所测项目的全部操作步骤和环节:如口腔护理,从准备到完成每个必需操作程序要列出。

3) 测定工时:用秒表测定每一操作步骤所耗费时间,累计之和为该项目的总工时。

4) 测定平均工时值:在不同环境、时间里反复测定,找出所测项目误差的百分比,取得相对正确的工时测定值。如个体因情绪、技术水平等影响,造成测定误差,必要时采取权重处理。

5) 被测定者抽样数量:要有一定的覆盖面,集体操作可取其平均值。

工时测定可以在本院直接测定,也可以利用国家规定的标准工时表或其他单位已测定的平均工时表间接推算劳动量。根据我国分级护理要求内容,测算每名患者在 24 小时内所需的直接护理项目和间接护理项目的平均时数,即"平均护理时数"为依据计算工作量。直接护理指面对面直接为患者提供护理服务的项目,如晨间护理、肌内注射、生命体征测量。间接护理项目指为直接护理做准备的项目,如处理医嘱、交接班、护理记录等。一级护理患者每日所需护理时数为 4.5 小时;二级护理为 2.5 小时;三级护理为 0.5 小时;间接护理按 40 张床位计算,日均护理时间为 13.3 小时。卫生部规定病床使用率:一级≥60%;二级 85%~90%;三级 93%。每名护士每日有效工作时间为 6 小时。

计算编制公式:

$$\text{应编护士数}=\frac{\text{床位数}\times\text{床位使用率}\times\text{平均护理时数}}{\text{每名护士每日工作时间}}+\text{机动数}$$

注:

① $\text{平均护理时数}=\frac{\text{各级病人护理时数总和}}{\text{该病房病人总数}}$

② $\text{床位使用率}=\frac{\text{占用床位数}}{\text{开放床位数}}\times 100\%$

③ 机动数包括公休假、婚丧、探亲、病、事、产假等因素,一般按 17%~25% 计算。

随着护理学科的发展和护理工作范畴的延伸,护理项目的数量和内容也随之发生变化,同一护理级别的患者,不论是每日所需护理总时间还是在某一直接护理项目上所需的时间均可能会因为所属地区、医院、科室不同而有所区别,如中医院增加了中医护理项目工作量,护理工时会相应增加。所以,利用已测定的平均工时表间接推算劳动量,对每个具体单位和个人不一定完全一致,应结合本单位具体情况对比、校正。

3. 按患者分类系统确定 近年来,许多国家采用"患者分类系统"(patient classification system,PCS),根据患者每天所需要的护理时数,量化护理活动并划分护理等级,达到观察护理人力需求并指导护理人力配置的目的。常用的分类量表如美国医院行政管理委员会量表、社区系统基金会量表、罗斯麦迪可斯量表等。患者分类系统常用的有三类:原型分类、因素型分类及混合型分类。原型分类方法主要以一般性的类别描述为主,护理人员通过主观的判断将患者分类,以反映患者对照顾者的依赖程度。我国的分级护理标准属于原型分类法,该分类方法简单、容易操作,但结果带有主观性,且灵活性不足。因素型分类方法是将与护理有关的因素分为几大范围,每个范围包括一些护理活动,将护理活动及发生频率的乘积综合计算出每患者日总护理时数,并以此为指标进行患者分类。该方法客观、动态、真实反映患者的需求和护理人力配置状况,缺点在于使用时不便捷,计算繁琐,需要应用计算机软件。混合型分类方法首先采用原型分类方法对患者进行分类,这种原型分类依据并不是依据护

笔记栏

士的主观判断，而是采取量化的方法对患者进行评价，而后再依据护理时间的多少将患者分类。不论采用哪种分类，使用的量表都必须有一定的信效度，即所分类的项目必须能测出患者所需要的护理活动，能合理计算出护理劳动量；同时，当两位护理人员在认同同一患者所需护理活动项目时，应能达到 95% 以上的一致性。目前，适合我国国情的患者分类系统还有待开发。

知识链接

罗斯麦迪可斯量表

美国的罗斯麦迪可斯量表于 1968 年开始发展，1974 年已普遍应用于内外科病房。该量表根据患者需要、护理过程设计而成，包括患者情况、基本护理及治疗需求 3 方面，共 37 项指标。患者情况包括入院、出院、意识不清、大小便失禁等；基本护理包括卧床休息、协助活动、协助沐浴等；治疗需求包括伤口护理、皮肤护理、插管护理氧气治疗等。每一项护理活动经工时测试，依据患者在 24 小时内平均所需护理时数及病情严重度指数将患者分为五大类，即混合型分类方法。应用罗斯麦迪可斯量表可以了解患者种类及护理工作量，预测护理人力及分配并且能进行合理收费，是目前比较知名的系统之一。但是其亦存在缺点，如护士分配比例固定，使用时欠灵活。

（五）护理人员分层配置

护理人员分层配置是按照护士实际工作能力将护士分层分级，赋予不同层级相应的职责范围，通过分层配置，充分体现能级对应，从而最大限度地发挥各层级护士的潜力和自身价值。我国于 1979 年开始建立独立护士职称序列，形成了一支由初、中、高级职称构成的护理队伍，这是护士层级管理在我国的最早体现。随着优质护理服务的不断深化，各医院对护士层级管理进行了探索，部分医院已逐步形成了 N1~N5 的护士层级体系，给予不同岗位配置，但由于护理人力资源受限，目前我国护士层级配置仍处于探索阶段，尚未形成成熟的、可借鉴推广的模式；我国台湾地区护士分为 N1~N4 四个层级，以实际工作能力为主要条件，注重临床护理经验的积累；我国香港地区注册护士分为初级实践护士、实践护士、专科护士、高级实践护士、顾问护士五级。美国将注册护士分为新手、责任护士、带教护士、高级护士、护理专家 5 级，依据不同层级的表现和工作能力给予报酬；英国注册护士从 C 级到 H 级分为 6 个等级（A、B 级是助理护士），依据各个层级设置相应岗位。以护士临床护理服务能力和专业技术水平为主要指标，结合工作年限、职称和学历等，对护士进行合理分层，实现能级对应配置，合理使用护理人力，保证临床医疗护理安全和质量。

（六）护理人员排班

1. 护理人员排班的原则

（1）满足需求原则：满足需求是指各班次的护理人力在质量和数量上要能够完成所有当班护理活动，从整体角度满足患者需要。除了满足服务对象的需要外，从人性化管理和管理的服务观点出发，管理者在排班过程中不要忽略了值班护理人员的需求。护士长在具体安排时要注意考虑不同年龄段护理人员的特点和个人需求，在两者不发生冲突的情况下，护士长应做到合理调整和安排，尽量为下属提供方便。

（2）结构合理原则：科学合理地对各班次护理人员进行搭配是有效利用人力资源，保证临床护理质量的关键。护理人员合理搭配的基本要求是：基本做到各班次护理人员的专业

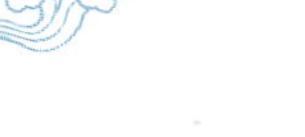

笔记栏

能力和专科护理水平相对均衡，尽量缩小各班次护理人员在技术力量上的差距；保证每个护理班次都有能够处理临床护理疑难问题的资深护理人员，从而避免因人力安排不当出现护理薄弱环节，保证各班护理质量。

(3) 效率原则：护理管理者排班面临的另一挑战是用尽可能少的人力成本，完成尽可能多的护理任务，同时保证护理质量。在具体排班时，护士长应结合本护理单元每天护理工作量对护理人员进行合理组织和动态调整，护理人员调整参照指标包括病房当日实际开放床位数、病危人数、等级护理工作量、手术人数、治疗业务配合需求、当班护理人员实际工作能力等。有效的护理人力管理是在保证护理质量的前提下把人员的成本消耗控制在最低限度。

(4) 公平原则：受到公平对待是每一个人的基本需求，也是成功管理的关键，在护理人员班次的安排上也不例外。护士长应根据护理工作需要，合理安排各班次和节假日值班护理人员，做到一视同仁。是否受到公平对待对加强团队凝聚力，调动护理人员工作积极性具有直接影响，值得管理者重视。

(5) 按职上岗原则：除上述原则外，护士长还应结合护理人员的专业技术职称进行工作安排。基本原则是：高职称护理人员承担专业技术强、难度大、疑难危重患者的护理工作；低年资护士承担常规和一般患者的护理工作。这样可以从职业成本和发展规律的角度保证护理人才培养和临床护理质量。

2. 护理人员排班模式

(1) 功能制护理模式排班：按功能制护理岗位配备护士，由白班、中班、前夜班、后夜班组成。白班人员有4~5名，分别承担办公、治疗、护理等工作任务，中午、夜班只有1名护士值班，其缺点是白班人员多、夜班人员少，遇到病重、手术患者多或抢救时难以应付，无暇顾及其他患者。该排班方式是我国医院护士排班最常用的，也是近年来要求改革的一种方式。

(2) 整体护理模式排班：将病区工作分为临床组与办公室组。办公室组值白班，有利于高年资护士及特殊时期护士（妊娠及哺乳期）的合理利用；临床组实施以责任护士负责制的小组或整体护理，分组负责病区全部患者的健康教育、基础护理工作。每组由各层次护士组成，责任护士值白班，3 个月轮转 1 次，有利于患者的全程护理，该排班方式适用于整体护理模式病房及护理人员充足的科室，但排班时应遵循“互补增值”原则。

(3) 责任制整体护理排班：根据普通病房护理工作量的不同，每名责任护士平均负责不超过 6~8 例患者，且相对固定，体现整体护理理念。责任护士负责固定的患者，倒班护士根据病区工作量由 2 名或 3 名护士组成，其中包括 1 名或 2 名责任护士、1 名辅助护士。根据科室工作量、护理人员素质情况每 2 周或 1 个月白班与晚夜班进行轮换，实现 8 小时在岗 24 小时负责制的无缝隙护理。该排班模式应兼顾多方面，需要不同层级和工作能力的护士分成几个小组实行，看似麻烦，但患者的满意度较高。

3. 护理人员排班方法

(1) 周期性排班：周期排班又称为固定排班，以 1 周、1 个月、3 个月为一个排班周期，其特点是排班模式相对固定，固定排班方式适用于夜班及连班，有利于护士在固定时期内对患者实施护理，可提高患者的满意度及调整护士的生物钟，满足护理工作的同时兼顾护士个人需要，还具有排班省时省力的特点。这种排班方法适用于病房护理人员结构合理稳定，患者数量和危重程度变化不大的护理单元。国外许多医院采用周期性排班，以满足不同护理人员的需要。

(2) 弹性排班：即根据工作量的不同随时调整在岗人员数量，以保证取得最佳的工作效率。弹性排班法多用于手术室、急诊室、产房等特殊岗位，其优点是充分利用在岗人员的工作时间、节约人力成本、工作效率较高，缺点是护理人员班次不固定，不易掌握个人时间。弹

笔记栏

性排班对护理管理者的经验与判断能力要求较高，要求其根据具体情况随时分析人力需求，做出正确判断，合理安排护理人员。

(3) 连续性排班：连续性排班又称 APN 排班，其工作时间分配为 A 班 7：00~15：00，P 班 14：30~22：00，N 班 21：30~7：30，每班护士除 1 小时用餐外，连续工作不间断，除护士长外，所有护士进入 APN 排班系统，日夜班护士人力相对均衡(A 班 3~5 名，P 班 2~3 名，N 班 2 名)，护理人员按层级实行小组责任制护理，各层级相对固定，每班配备组长。连续性排班因为护理工作高峰时段保持了人力，单位时间内的工作负荷减轻，减少了交接班次数，护士工作时间更加连续、紧凑和集中，便于平衡家庭生活和工作的关系等原因，缓解了护士的工作压力，提高了护士对工作的满意度。因 APN 排班需要护士合理配置、分层使用，在护理人力不足、护理人员结构不平衡的病区较难开展。

(4) 排班决策支持系统：基于信息技术开发排班软件，针对每天 24 小时和每周 7 天的排班问题，建立决策支持系统，排班前护士长根据需要输入护士排班相关因素及约束条件，想要参与的班次(一般 4 周为一周期)，提交后计算机自动生成本周期每个护士的班次。软件能计算护理人员的积假、积欠工作时数、夜班时数等，减轻排班工作量，减少人为误差。

课堂互动

护士排班

某三甲医院内科病房有 40 张床位，采用责任制整体护理模式，现病房患者总数为 40 人，其中一级护理 6 人，二级护理 16 人，三级护理 18 人，各级护理患者每日所需护理时数分别为：一级护理 4.5 小时、二级护理 2.5 小时、三级护理 0.5 小时；间接护理 40 张床日均护理时数为 13.3 小时。床位使用率为 100%，机动编制数占 20%。现病区有护士 13 人，其中主管护师 2 名，护师 4 名，护士 6 名，每位护士每日有效工作时间为 6 小时。

如果您是病房护士长，试分析：

1. 病房护士人员配置数是否充足？
2. 进行护士排班考虑的因素有哪些？
3. 如果配置人数充足，您会选择怎样的排班模式？请试排班。

第三节　护理人员绩效与薪酬管理

一、护理人员绩效管理

绩效管理的目的是通过绩效管理的理念、方法持续改善员工的工作表现，使其能符合顾客的期望和不断变化的需求。现代企业运用的绩效管理起源于 20 世纪 80 年代，近几年呈现出运用的热潮，全世界 500 强的企业纷纷运用绩效管理的手段提高工作效率。绩效管理是现代医院管理的一个新视角，随着现代护理组织的系统与规模越来越大，分工与专业化程度也越来越高，护理管理者开始注重效率、效益问题，尤其注重探索能够充分调动护理人员积极性，科学地评判工作差异及能力水平，合理分配劳动酬劳的新机制、新方法。因此，护理

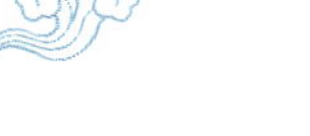

的绩效管理是伴随着护理的成长而逐渐发展起来的。本节重点阐述绩效管理的相关概念、作用及原则，绩效管理的实施过程及绩效评价的方法。

（一）绩效管理相关概念

1. 绩效（performance） 指工作中员工的工作效果、效率、效益及其相关能力和态度的总称。

2. 绩效评价（performance appraisal） 是组织采取特定的方法和工具对组织成员的工作效果进行考查评价的过程。

3. 绩效管理（performance management） 是以最大的绩效为目标，通过对员工的工作表现（行为）和工作业绩（效果）进行评价和分析，改善员工的组织行为，充分发挥员工的潜能和积极性，更好地实现组织的各项目标。

4. 护理人员绩效管理（nursing performance management） 是护理管理者与护士之间在目标与如何实现目标上达成共识的过程，是促进护士进行改善，帮助护士成功达到目标并取得优异业绩的管理方法。

绩效评价和绩效管理虽然只是两字之差，在人力资源管理理念上却蕴涵着深刻的变革。绩效评价侧重于管理者对员工的工作评价，将考核结果作为决定护理工作者的薪酬、升降的依据，属于秋后算账式结果反馈，而绩效管理则贯穿整个管理系统，更强调在工作过程中，通过员工的积极参与和上下级之间的双向沟通，管理者与护理人员共同交流考核结果，制订绩效改进的目标和措施，从而提高护理人员的绩效和组织效率。

（二）护理绩效管理目的

1. 发现问题 在绩效目标明确的情况下，护理管理者通过绩效评价结果，及时发现护理部门绩效现状及存在问题，确认影响绩效的组织、部门和个人原因，采取有针对性的措施进行改进，对存在问题的护理人员的绩效进行分析、沟通，确认护理人员工作行为与护理岗位职责之间的差距，帮助其改善工作行为，提高工作绩效。

2. 人事决策 绩效评价的结果是护理人员调迁、升降、委任、淘汰等人事决策的重要标准。通过绩效评价可以评估护理人员对现任职位的胜任程度及其发展潜力，为护理管理者正确识别和合理使用护理人才提供客观依据。

3. 激励与导向 绩效考核是对护理人员业绩的评定与认可，考核结果则是管理者执行奖惩的重要依据。通过绩效考核，将护理人员聘用、职务升降、培训发展、劳动薪酬相结合，使激励机制得到充分运用，有利于护理队伍的健康发展。同时，也有利于护理人员建立不断自我激励的心理模式。

4. 教育与规范 通过绩效评价，可以发现护理人员的长处与不足、优势与劣势，可以准确地把握工作的薄弱环节，并可具体掌握员工的培训需要，从而制订切实可行和行之有效的培训计划，为护理人员的职业生涯设计提供建议。同时绩效考核还可以检查培训措施与计划的效果。

（三）护理绩效管理原则

绩效管理的根本目的是促进员工发展和组织绩效的改善，最终实现组织战略目标。绩效管理的科学性和原则性适合于任何一个组织与个人，在进行护理人员绩效管理时应遵循以下基本原则。

1. 基于工作内容原则 护士绩效管理应根据工作岗位内容来建立，围绕工作内容运用激励、考核、辅导等手段调动护理人员的积极性。用以评价护理人员业绩的标准必须与其工作相关，否则管理将失去意义，制定标准的依据是具体的岗位职责。如一般护士、护士长、护理部主任的岗位职责在内容上有不同要求，其评价指标就应当有所区别。

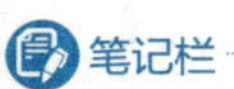

2. 标准化原则　绩效管理的标准化首先是管理流程的标准化，应包括制订目标计划、实施过程管理、进行绩效考评、重视绩效反馈并落实有效；其次是评价指标的标准化：①对同一负责人领导下从事同种工作的人员应使用同一评价方法；②制定评价标准时应尽量具有客观性，使用可衡量的描述，以便提高评价标准的可操作性；③评价的间隔时间应该是基本相同的；④评价结果应书面化。

3. 公开化原则　从提高护理人员业绩的观念来看，公开化的绩效管理有利于促进工作的持续改进，提高护理工作绩效。好的绩效管理体系可以让护理人员明确知道组织对他们的期望行为和业绩水准，并对护理人员提供连续性的结果反馈，以帮助他们明确自己努力的方向。如果护理人员不明确组织对自己的工作期望及评价结果，就可能影响其对工作的投入程度，最终影响护理工作效率。

4. 正向回馈原则　绩效管理的目的是激励下属更加努力工作，而不是让组织成员丧失工作热情。对工作出色的护理人员要进行肯定奖励，实行成就激励，以巩固和维持组织期望的业绩；对工作表现不符合组织要求的护理人员要保持正向的态度给予建设性的建议。

5. 可行性原则　该原则有两方面含义：一是管理工作能够组织和实践，管理成本控制在可接受的范围内；二是管理过程中实施的标准、流程等能得到护理人员的认可。在实际的人力资源开发与管理工作中，如果离开限制条件去追求尽善尽美的管理方法，缺乏员工的支持和理解，绩效管理的目的就很难达到。

（四）护理绩效评价工具

护理人员绩效评价方法的选择取决于绩效考评目的。为了达到评价目的，评价方法必须具备可靠性、有效性。选择评价方法主要考虑的因素包括：体现组织目标和评价目的；评价能对护理人员的工作起到积极正面引导作用和激励作用；使用的评价方法能客观真实地评价护理人员的工作；评价方法简单有效易于操作；评价方法节约成本。目前运用的绩效评价方法较多，下面分别介绍几种常用方法。

1. 绩效评价表　绩效评价表（rating scales methods）是一种评定量表，由于编制和实施花费时间较少而被广泛使用。这种方法是把一系列评价要素罗列出来，每一项指标给出不同的等级，如五分制、百分制和等级制，对照被评价人具体工作进行判断并记录。护理人员绩效评价要素所选择的指标一般有两种类型：一是与工作相关指标，如工作质量、工作数量；二是与个人特征相关指标，如积极性、主动性，适应能力、合作精神等。

2. 排序法　排序法（ranking method）是评价者把同一部门或小组中的所有人员按照总业绩的顺序排列起来进行比较的评价方法，可以分数直接表示，也可以列表或以图例表示。如病房中绩效成绩最好的护士被排在最前面，最差的排在最后面。排序评价法的特点是简单、省时、省力、便于操作，其主要局限是当护士业绩水平相近时难以进行排序。

3. 描述法　描述法（essay method）是评价者用文字描述护理人员的工作能力、态度、成绩、优势和不足等，常用于鉴定材料的书写。这种方法侧重于描述护理人员在工作中的突出行为，而不是日常业绩。虽然简单易行，但无统一标准，难以进行护理人员之间的评价比较，使用时应视评价目的和用途结合其他方法。

4. 关键事件法　关键事件法（critical incident method）是将最好与最不好的行为记录下来作为评价依据的方法。关键事件是给组织或部门工作带来重大影响的事件，可以是重大护理革新，也可以是严重差错、事故。使用这种方法进行绩效评价应贯穿于整个评价阶段，而不仅仅集中在工作的最后几周或几个月。采用这种方法可以促使管理者了解下级工作，使管理深入全面，缺点是耗时、耗力。

5. 目标管理法　目标管理（management by objective）是管理者与护理人员一起建立绩

效目标，通过组织将目标层层分解到个人，然后根据个人目标的完成情况来对护理人员进行考核的方法。护理人员有一定的自由度，管理者提供支持和帮助。该方法的特点是加强了护理人员的绩效考核的参与意识，培养自我激励意识，但目标制订过程比较费时。

6. 关键业绩指标法　关键业绩指标法（key performance indicators，KPI）是将护理战略目标分解为可运作策略目标的工具。通常根据层级管理原则，将护理战略目标分解为护理部、科室、护士个人 3 个层次。各指标间具有严密的连续性和因果关系，构成 KPI 体系。在该体系中，护理战略目标和科室目标被层层分解到个人绩效考核指标中，进而制订考核量表。该方法能够将护理战略目标和科室总体目标与个人绩效相统一，使业绩考评建立在量化的基础上，在提高个人工作效率的同时，促进医院护理工作的自我完善，其缺点是关键指标不能涵盖护理工作的全部，基础工作量大。

7. 360 度绩效评价方法　360 度绩效评价（360-degree feedback）又称为全视角评价（full-circle appraisal），是由护理人员的直接领导、同事、下属、患者、家属以及护理人员本人从多个角度对护理人员进行的全方位衡量并反馈的方法。360 度绩效评价与传统自上而下评价的本质区别是信息来源具有多样性，由此保证了评价的准确性、客观性，从而使评价工作更具有实质意义。

8. 平衡记分卡　平衡记分卡（balanced score card）包含的绩效衡量指标兼顾了影响绩效的长期与短期的因素、财务与非财务因素、外部与内部的因素等多个方面，能够多角度为企业提供信息，综合反映企业的业绩。其绩效评价指标体系包括财务、客户、内部运营过程、学习与成长 4 个方面内容，构建多种因素相互平衡的绩效评价体系。基于该理念与方法，结合护理人员的工作特点和护理人员工作规范、医院质量考核标准等，可建立适宜护理人员绩效考评的指标体系。

（五）绩效管理程序

绩效管理是一个系统的过程。一个有效的绩效管理系统一般由 5 个环节组成，包括制订绩效计划、实施绩效评价，反馈绩效结果、指导绩效改进、持续绩效沟通（见图 5-3）。

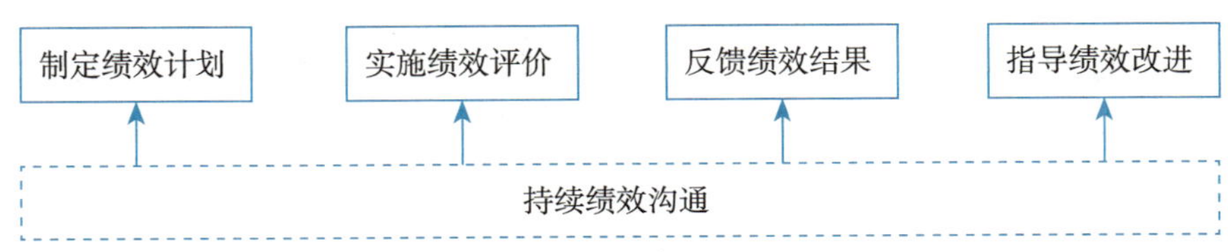

图 5-3　绩效管理的基本流程

1. 制订绩效计划　制订绩效计划是绩效管理的起点，绩效管理计划一般包括两类基本内容，第一方面应明确被评价者应该做什么，这类指标包括：工作职责、工作的质和量，以及一些相关指标。第二方面是明确被评价者做到什么程度，其相应的指标有具体的工作要求和工作表现标准。护理管理在制订绩效计划时应就计划的内容及可能遇到的障碍与护理人员进行充分的沟通，以达成共识。

2. 实施绩效评价　实施绩效评价是绩效管理的关键环节，主要包括制订绩效评价实施计划；落实评价人员、确定评价对象和时间；科学运用评价工具；将被评价对象的实际工作表现与所制订标准进行比较；收集、处理、分析、汇总评价信息；将评价结果向相关领导和部门报告。

3. 反馈绩效结果　将考核结果与护理人员沟通，可使其了解自身工作情况，促进工作改进。同时，绩效评价结果是组织决策的依据，将评价结果与培训、加薪、晋升结合在一起，

笔记栏

可使绩效评价更具有激励性。

4. 指导绩效改进 绩效考核的另一重要目的是发现护理人员在工作中的问题并进行改正，所以在考核结束后，应对考核结果进行分析，寻找问题，提供工作改进方案供护理人员参考，帮助护理人员提高工作绩效。

5. 持续绩效沟通 绩效管理中的沟通是指护理管理者与护理人员共同分享信息的过程，包括工作进展、潜在问题、可能解决问题的措施等，通过沟通让护理人员清楚地了解绩效考核内容、衡量的标准、个人的优点及差距、改进的方向及措施，使护理人员自觉地向新的目标努力。

总之，绩效管理是一个动态管理的过程，其中绩效评价是管理的重要手段，但绩效管理不能停留在绩效考核的资料中，这些可能仅仅是某些潜在管理问题的表象，正确进行绩效管理不在于考核本身，而在于护理管理者如何综合分析考核结果并将其作为绩效管理的切入点，进行动态有效的沟通，提升工作绩效，这才是最有价值、最有意义的工作。

二、护理人员薪酬管理

薪酬是大多数人在社会中赖以生存的主要经济来源，护理人员同其他人员一样关心、重视自己的薪酬，薪酬体系是否公平、合理，不仅直接影响护理人员的生活质量，同时影响其自身的积极性，影响自身价值的体现，进而影响组织的工作质量与效率。如何有效地利用薪酬杠杆作用，在组织经济能力许可的前提下，调动护理人员的积极性，留住优秀人才，是需要护理管理者不断探索与改革的问题。

（一）薪酬管理的概述

1. 薪酬 薪酬（compensation）指组织根据员工提供的劳动、技术与服务，以及取得的绩效所给予的相应回报。薪酬是医院对护理人员实行激励与约束的手段，也是衡量医院公平性与保障系统完善与否的重要指标。

2. 薪酬管理 薪酬管理（compensation management）是指组织针对所有员工所提供的服务来确定他们应当得到的报酬总额以及报酬结构和报酬形式的过程。薪酬管理对于任何一个组织来讲都是比较棘手的问题，医院的薪酬管理也受多种因素限制，除了政府的法律法规、医院的经济承受能力外，还涉及护理人员的工作水平、类型、业绩、地域差异、护理劳动力需求等因素。

（二）薪酬的分类

从是否采用货币形式来分，薪酬包括直接经济薪酬与间接经济薪酬两部分。直接经济薪酬（direct financial compensation）以货币形式表现，如护理人员通过劳动取得的各种工资、奖金、夜班费等；间接经济薪酬（indirect financial compensation）又称福利，指医院为职工提供的各种福利待遇，如各种保险、补贴、带薪假期等。从绩效考评的角度看，薪酬可分为固定薪酬和浮动薪酬。固定薪酬一般包括基本工资、津贴和福利；浮动薪酬包括奖金、佣金等短期激励手段，浮动薪酬与员工的绩效水平相联系。因此绩效考评的结果会对员工的工资产生重要的影响，这就在绩效管理和薪酬管理之间建立了一种直接的联系。通过绩效管理有助于员工更加努力地工作，进而有助于实现绩效的提升。广义上讲，薪酬包括经济与非经济报偿，直接经济薪酬与间接经济薪酬、固定薪酬和浮动薪酬均属经济报偿，非经济报偿涉及为护士创造条件与机会，使护士在心理方面获得满足感，如工作的认同感、成就感，表扬即属于非经济报偿。

（三）薪酬管理的原则

1. 按劳付酬原则 按劳分配是社会主义的经济规律，薪酬管理首先应遵循社会主义的

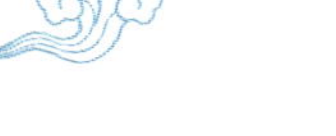

经济发展规律，按劳付酬。“劳”指劳动量，护理人员的薪酬应以护理工作量为尺度。劳动有简单复杂之分，在同一时间里，复杂劳动大于简单劳动，如在ICU、急诊科等工作岗位风险高，劳动强度大，护士的薪酬要相应提高。

2. 公平原则　公平是薪酬系统的基础，只有公平才能取得员工的信任，发挥薪酬的激励作用。在薪酬系统的制定过程中，应尽量做到行业内、组织内及员工间的公平。行业内公平指本医院护理人员的薪酬与其他同级别医院、相似岗位的护理人员近似；组织内公平指医院内部根据人员、岗位、工作量、绩效等因素设计的薪酬系统体现护理人员的劳动价值；员工间公平指医院内相同职位的护理人员所获得的薪酬与其贡献成正比。

3. 竞争原则　薪酬的竞争性指医院护理人员的薪酬标准在社会护理人才市场上具有吸引力，才能战胜竞争对手，招聘到医院需要的护理人才，留住人才。另一方面，“薪酬”本身根据护理人员对医院贡献的大小而有所区别，在医院内部鼓励护理人员竞争获取更高的薪酬，通过薪酬的激励作用，可以调动护理人员的工作积极性，不断掌握新知识、新技能，创造更好的工作业绩。

4. 控制原则　薪酬标准的制定除应考虑其竞争性、激励作用外，还应考虑到过高的薪酬意味着人力成本的增加，会加重医院的负担。因此，在设计薪酬时要从医院的整体情况出发，权衡“激励”给医院带来的效益与薪酬给医院带来的弊端，将成本费用控制在适宜的水平。

5. 合法原则　医院在制定薪酬制度、设计薪酬方案时要符合国家的相关政策、法规，维护员工的合法权益，如劳动法、工资法、劳动者权益保护法等。组织的薪酬体系只有在合法的前提下才能对人力资源的薪酬管理起到促进作用。

第四节　护理人员培训

培训（training）是指组织有计划、有组织地对组织成员实施的系统学习和开发潜力的行为过程。护理人员的培训是组织和部门优化护理人力资源结构，激发护理人力资源潜力，提高人力资源使用效率的有效措施。通过护理人员培训，能挖掘护理人员的潜能，提高工作效率，更好地实现组织目标。对护理人员的培训主要包括学校教育与继续教育，本节主要介绍继续教育培训与专科护士培训。

一、继续教育培训

（一）培训目的与原则

继续教育（continuing education）是人们为获得和完善知识、技能和技巧，对已获得一定学历教育和专业技术职称的在职人员进行的教育活动，是学历教育的延伸和发展。由于科学技术的不断进步，新的诊疗技术、新的护理方法层出不穷，护理人员作为科技工作者，必须不断地更新知识才能胜任本职工作，适应专业发展的潮流。因此，树立“终身学习（lifelong learning）”的观念是跟上时代步伐，完成护理工作目标的基本条件。对护理人员进行继续教育培训的主要目的是：①帮助新上岗护理人员尽快进入所承担的工作角色，掌握工作所需要的基本方法，使护理工作更富有成效；②帮助护理人员了解组织和护理工作的宗旨、价值观和发展目标，提高和增进护理人员对组织的认同感和归属感；③改善护理人员的工作态度，强化护理人员的职业素质，提高护理人员的工作效率；④使护理人员具有不断学习的能力，学会在工作环境中知识共享，并运用所掌握的知识和技能优化护理服务；⑤协助护理人员结

笔记栏

合个人特点制订职业生涯发展规划，使护理人员个人素质不断提高，个人潜能得到最大发展。培训不仅使护士个人能力得到提高，也使组织的群体人力资本持续增值，提高了组织竞争力。由此可见，护理人员的继续教育培训是医院和个人都不容忽视的关键环节。

知识链接

终身学习

终身学习是指社会每个成员为适应社会发展和实现个体发展的需要，贯穿于人的一生的持续学习过程，即我们常说的"活到老学到老"。终身学习的理念自20世纪60年代经联合国教科文组织及其他有关国际机构的大力提倡、推广和普及，已在世界范围内形成共识。学习绝不仅限于学校阶段，而应扩大到人生的各个方面，扩大到各种技能和知识的各个领域。在这种终身学习思想的影响下，终身学习能使我们克服工作中的困难，解决工作中的新问题；能满足我们生存和发展的需要；能使我们得到更大的发展空间，更好地实现自身价值；能充实我们的精神生活，不断提高生活品质。

近年来，护理人员的继续教育培训越来越受到重视，培训的种类方式很多，可根据地区、医院情况不同采用灵活的方式进行，但必须遵循一定的原则：①学以致用：护理人员培训要从护理人员的知识结构、能力结构、年龄情况和岗位的实际需要出发，注重培训效果的实用性；②兼顾全局：护理人员培训要结合医疗组织和部门的发展目标，以保证培训为组织发展服务、培训促进组织战略目标实现；③层次分明：护理人员培训应针对不同需求开展不同层次的培训，做到专业素质与综合素质兼顾、重点培训和全员培训相结合；④循序渐进：护理人员的培训必须是长期的过程，应根据护理人员不同的学历背景、任职年限与职称，按照由浅入深、循序渐进的原则安排相应的学习内容。

（二）培训对象与内容

由于护理人员年龄、层次、职称、岗位不同，对继续教育的需要与内容不同。低年资的护士刚刚踏上工作岗位，需要进行3~5年的规范化培训；高年资的护士具有较为丰富的经验与独特的技能，需要把宝贵的临床经验上升为理论；护理管理人员需要通过护理管理知识的充实提高管理能力。医院护理管理者应善于分析不同层次护士学习的特点，采用不同的培训内容和要求。

1. 新护士岗前培训　岗前培训又称定位（orientation）教育，是使新护士熟悉组织、适应环境和岗位的过程。对刚进入工作单位的护士来说，最重要的是如何尽快熟悉环境，学会如何去做一名合格的护士。主要内容有：医院历史、文化、环境、专业思想及职业道德；医院及护理组织情况、相关政策；护士行为规范、岗位职责及规章制度；技术操作要求及护理质控标准等。岗前教育是为护士开始一项新工作提供帮助，以后的培训则是满足护士继续发展的需要。

2. 毕业1~2年护士培训　这是巩固在校学习成果和奠定工作基础的重要阶段。应加强基本功训练，以"三基"为主要训练内容，同时逐步掌握所在专科常见疾病的治疗和护理，熟悉护理常规及各项规章制度；根据医院具体情况，实行科室轮转；外语达初级水平。

3. 毕业3~4年护士培训　要求在熟练掌握基础护理、掌握专科护理技术及理论的基础上，逐步掌握危、急、重症的处理原则，能配合抢救；初步掌握沟通技巧及对患者身心整体护理的知识与技能；指导护生临床实习；继续外语培训。

4. 毕业5年以上护士培训　要求熟练掌握基础护理及专科护理理论及技术，经培训能熟练运用护理程序实施整体护理；能进行临床教学，配合科研工作；每年要书写论文或经验总结1篇；能借助字典初步阅读本专业外文书刊。

5. 护师培训　除达到以上培训要求外，应能够开展新技术、新业务、具有临床教学能力；每年完成1篇护理论文；能阅读本专业外文书刊，了解国内外护理进展情况。

6. 主管护师培训　要求精通本专科临床护理理论与技能，掌握基础医学、临床医学相关的理论知识；具有较强的管理、教学、科研能力，可承担专科护理课程讲授及教学管理，领导及组织护理科研工作及学术交流；掌握一门外语；了解国内外护理新动态，每年刊出1篇质量较高的论文。

7. 护理管理人员培训　护理管理者应是护理队伍中的专业引领者，同时也是管理者，除了要求精通本专科临床护理理论与技能，护理管理人才培训的主要目的是向管理人员提供管理岗位所需要的知识和技能，使管理人员的管理能力得以不断提高。培训的重点内容包括管理理论与技能、与管理岗位相关的知识和技能。

以上分阶段的继续教育培训内容可根据实际情况进行安排。

（三）培训途径与方法

护理工作的性质与在职教育的特殊性决定了护理继续教育形式具有多样性、多层次、多渠道的特点。目前护士开展继续教育的形式可谓多种多样，没有统一的模式，培训人员应根据医院的自身条件、要求等因素进行选择。常用的培训方法有在职培训（on job training）、脱产培训（off job training）、自我培训（self-development training）：

1. 在职培训

（1）临床指导：任命工作经验丰富、年资较高的护士作为新护士的导师，负责对新护士的带教，进行床边教学，结合临床实际讨论护理理论、专科知识技能、解决患者的护理问题，如定期查房、技术操作示教等。

（2）专题讨论：组织护理人员针对某一专题进行学习讨论，互相交流。如读书报告会、专题讲座、疑难病例护理讨论会等。

（3）短期培训：短期培训时间灵活，可从几小时至几个月不等，具有专题性、针对性强的特点，如护士长管理培训班、急救护理培训班、专科护理新技术培训班、专题讲习班、专题调研和考察等。

（4）岗位轮转：通过不同科室、岗位轮转，使护理人员积累更多的临床护理经验，拓宽专业知识和技能，增强解决临床护理问题的能力，使其胜任多方面的工作。

2. 脱产培训

（1）全脱产培训：脱产培训是一种较正规的人员培训，是根据医院护理工作的实际需要选派不同层次有培养前途的护理骨干，集中时间离开工作岗位，到专门的学校、研究机构或其他培训机构进行学习。这种培训有一定深度，学习内容较系统，但培训成本高。

（2）半脱产培训：半脱产培训是在职培训与脱产培训相结合的一种方式，这种培训方式较脱产培训时间安排较为灵活，可边工作边学习，达到一定学时、学分，经考核可获得培训证书，如专科护士培训。

3. 自我培训

（1）自主学习：自主学习是一种主动的行为，护理人员根据自身情况，结合工作要求，根据自己的特点不断地进行自我学习，如通过向有经验的高年资护士请教、阅读专业书籍、检索护理期刊等，丰富理论知识，提高自身技能。

（2）学历教育：毕业后能够进一步提高学历是专业知识和能力增强的标志之一，如参加

笔记栏

全国护士教育自学委员会或各医学院校组织的专业辅导及学历考试；脱产、半脱产的成人高等护理教育；电视、广播讲座、夜校、函授教学等。

（3）网络学习：现代信息技术的应用加快了护理继续教育的步伐，通过互联网可以更加快捷、方便地获取各种信息、查阅文献资料，甚至开展远程教学。充分利用网上的护理资源，通过院内局域网建立护理学习网站，供护理人员学习，具有实用、方便、知识更新快等优点，能较好地完成护理人员的继续再教育和提高学习效率。

知识链接

中医护理骨干人才培养项目

随着国家对中医药事业的推进，中医护理发展得到广泛重视。2015—2020年中医药健康服务发展规划的重点任务之一即是全面发展中医药医疗保健服务，培养中医护理人才。2014年国家中医药管理局启动了全国中医护理骨干人才培养项目，成立项目管理办公室，根据地域和专业领域发展需要，按照“优化布局、突出特色、资源共享、注重实效”的原则，遴选18家单位成为首批国家中医药优势特色教育培训基地。培训采用游学的方式，学员可根据本医院和专业发展需要，自由选择基地参加培训，参与基地培训数达到中医药管理局要求并考核通过者，予以颁发证书。学员通过基地轮转的培训模式，学习到各基地的中医护理特色优势，推动中医护理理论传播，促进中医护理技术推广，提升了中医护理服务、科研、管理能力，更开拓了中医护理实践的新思路，在全国各地掀起一股中医护理学习热潮。

二、专科护士培训

近年来，新技术、新业务的开展及医院高、精、尖设备的使用，使许多地区及医院开始认识到对一些在专科病房工作的护士进行系统的专科培训的紧迫性和重要性。国家卫生计生委在《全国护理事业发展规划(2016—2020年)》中提出，选择部分临床急需、相对成熟的专科护理领域，逐步发展专科护士队伍。临床护理专科化是衡量护理专业化水平的重要标志，也是目前国际护理发展的主要趋势。

（一）专科护士概念

专科护士指的是某一专业特殊或专门的护理领域具有较高水平和专长的专家型临床护士。不同国家对临床专业护士有不同的称谓，如高级临床护士(advanced practice nurse)、临床专业护士或临床护理专家等。其共同点是满足临床护理特定岗位或领域的特殊要求，具备丰富的临床护理经验，经过特定的机构进行专门的专业知识、技能培训并由权威机构考核并获资格认定。

（二）专科护士培训与认证

2007年卫生部针对临床护理技术性较强的5个专科护理领域，研究制订了《专科护理领域护士培训大纲》，以指导各地规范开展专科护理领域的培训工作。在北京、上海、江苏、广东等地相继开展重症监护(ICU)、糖尿病、老年病、感染控制等专科护士的培训和认证，在规范化培训上做了有益尝试。

1. 培训对象　为具备2年以上临床护理工作经验的注册护士。

2. 培训方式　为2~3个月，可采取全脱产或者半脱产学习方式。其中1个月时间进行

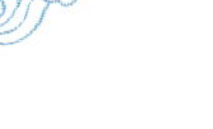

理论、业务知识的集中学习，2 个月时间在具有示教能力和带教条件的临床进修培训基地进行临床技能实践。

3. 培训形式 包括专题讲座、讨论、示范操作、护理查房、专科进修、论文撰写。进修学习以本专科为主，辅以与本专业关系密切的科室及必要的辅助检查科室，以熟悉和掌握本学科疾病知识、专科诊疗护理技术等。

4. 培训基地资质 培训基地应为三级医院所在专科，该专科医疗护理水平在省内应处于较高水平，有较强的专科特色和临床带教师资力量。

5. 培训考核 通过培训的人员进行基础理论、专科理论、论文答辩及专科护理技能考试，合格者授予“专科护士培训合格证书”。

我国现阶段专科护士培训主要采取以省级卫生行政部门、护理学会为主导，以有资质的教学医院为培训基地的模式。培训对象的纳入范围培训采取脱产分阶段理论学习与临床护理实践相结合的形式，时间 3~6 个月不等。培训结束通过评审，成绩合格者获得主办方颁发的证书。

（三）专科护士职能

1. 参与临床护理 能熟悉专科基本理论、技能，掌握护理新进展及相关学科知识，开展本专科护理新技术、新业务，开办专科护理门诊，对特殊疑难病例提供直接护理和指导，组织护理查房，负责制定专科及专病护理常规。

2. 开展健康教育 专科护士具备专业的知识和技能，能对家属、患者开展不同形式的健康教育，开办健康教育讲座，参与编写教材等。

3. 提供咨询服务 专科护士作为顾问，利用自己丰富的专业知识指导患者及家属，解决他们所需，经常参加护理会诊，帮助其他护理人员、医师、社会工作者等解决疑难问题。

4. 进行护理研究 开展临床护理研究活动，用于解决临床护理问题，并能把研究成果应用到专业领域，积极参加本专科的学术活动，根据需要进行专题讲座和论文交流。

5. 专科业务培训 指导执业护士临床护理工作，进行质量监督。负责对护理人员进行本专科理论和技能的培训，承担临床护理教学，传授专科护理知识、技能及护理经验。

（四）专科护士发展展望

由于我国专科护士培训尚处于起步阶段，目前我国的专科护士培养还没有形成完整的培养体系。在护理专科人才的概念界定、分层培养、资格认证、职能的界定等方面还没有完全统一的认识，专科护士培训与认证领域尚缺乏统一标准及权威认证机构，但也应该看到，近年来一些专科护理人才培养项目已越来越规范化，随着高等护理教育的蓬勃发展及各级护理人员在专科实践领域的积极探索，我国将走出一条有自身特色的护理专业化道路。

拓展阅读

第五节 护理人员职业生涯规划

20 世纪 70 年代，欧美一些国家的组织管理者意识到组织和管理者可以帮助员工在组织内部实现个人目标，员工获得职业满意感对组织的生存和发展也是有利的，由此，职业生涯管理应运而生。护士职业生涯管理是护理人力资源管理的重要内容，是组织和护理人员通过制订职业生涯规划等一系列活动，满足护理人员个人、组织和管理者三者发展需要的动态过程。

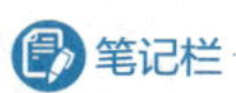

一、职业生涯规划相关概念

1. 职业生涯　职业生涯是个体获得职业能力、培养职业兴趣、职业选择、就职、到最后退出职业劳动的完整职业发展过程。职业生涯的概念包括个体、职业、时间、发展和动态几方面的含义，是指一个人在其一生中所承担工作的相继历程，主要指专业或终身工作的历程。护士职业生涯是指护理人员在从事的护理专业领域内的行为历程。

2. 职业生涯规划　职业生涯规划（career planning）是指个人和组织相结合，在主客观条件基础上，对个人兴趣、爱好、能力、特长、经历及不足等各方面进行综合分析与权衡，结合时代特点，根据自己的职业倾向，确定最佳的职业奋斗目标，并为实现目标作出的行之有效的安排。在护理人员的职业生涯规划中，组织和管理者可通过合理的引导，使护理人员的职业目标和发展计划与组织或护理岗位的需要结合起来，利于双方的共同发展。良好的护理职业规划不仅能激发护理人员的工作热情，开发护士的工作潜能，还有利于吸引和留住优秀护理人才，提高护理队伍的整体素质。

二、职业生涯规划理论

1. 职业选择理论　职业选择理论是指通过了解人自身的“个性特质”和不同职业的需求，依照自己的职业期望和兴趣选择人的职业，主要代表为“职业 - 人匹配理论”，该理论由美国“职业辅导之父”帕森斯（Parsons）创立，也称特质因素理论。他认为一个人的职业选择要考察三个方面的因素：①应清楚地了解自己的态度、能力、兴趣、智谋、局限和其他特征；②应清楚地了解职业选择成功的条件、所需知识，在不同职业工作岗位上所占有的优势、不利、补偿、机会和前途；③上述两个条件的平衡。帕森斯的理论内涵即在清楚认识、了解个人的主观条件和社会职业岗位需求条件基础上，将主客观条件与社会职业岗位相对照、相匹配，最后选择一个与个人匹配相当的职业。“人职匹配”是职业指导中永远不变的核心理念，广泛应用于人们的职业选择。

2. 职业生涯发展理论　每个人的职业生涯都要经历许多阶段，每一阶段都有其不同的特征和相应的职业知识能力要求。根据人的生命周期，可将人的职业生涯划分为不同的阶段。比较有影响的相关理论如美国管理学和组织行为学专家斯蒂芬（Stephen.P.Robbins）“职业生涯发展阶段理论”，他认为人的职业生涯包括 5 个阶段：职业探索阶段、职业建立阶段、职业稳定发展阶段、职业成熟阶段、职业衰退阶段。职业探索阶段开始于学校的学习并持续到毕业后走上工作岗位，年龄一般在 15~25 岁，在这一阶段，有些新员工的职业生涯预期可能与客观现实不相符，导致有人在职业选择上受到挫折而离开岗位；如果经历了职业探索阶段的历练，进入职业建立阶段的人员开始真正的职业认识和磨练，不断改进工作表现，以适应岗位的职业要求；进入职业稳定发展阶段的人员经过考验可能获得组织信任，开始承担更大责任，资深专业人员在不同岗位上发挥着骨干作用；进入职业衰退阶段的人员主要是努力维持自己现有职业的成就，并发挥自己的能力指导新员工，做好退休准备。

3. 职业探索决策理论　人的职业生涯的发展充满着许多不确定因素，需要个体不断探索和决策。理想的境界是人们尽快找到符合个人兴趣的职业，同时也成为一个人无怨无悔的事业。职业生涯的探索决策理论最有代表性的是“职业锚理论”，这由美国著名职业指导专家施恩（Edgar.H.Schein）提出，他认为人的职业生涯发展是一个持续不断探索的过程，在这个过程中每个人都会根据个人的能力、动机、天分、需要、态度和价值观等逐渐形成较为明显与职业有关的自我概念，随着个体对自己越来越了解，就会形成一个占主导地位的职业锚（career anchor）。职业锚是人们选择和发展自己职业时所围绕的中心，可以帮助个人确定自

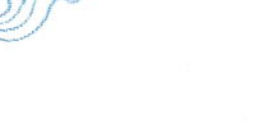

己的职业成功标准和发展方向，有助于组织成员积累职业技能和工作经验，为个人中后期职业发展奠定基础，对促进个人工作效率和组织生产率具有积极作用，也利于个人与组织稳固的相互接纳，从而加深个人的职业归属感和对组织的认同感。护理人员的职业锚是在护理实践工作经验中获得，并直接反映护理人员个人职业发展的潜在需求和动机。

三、护理人员职业生涯规划的基本原则

1. 个人特长和组织社会需要相结合原则　个人的职业生涯发展离不开组织环境，有效的职业生涯设计就应该将个人优势在组织和社会需要的岗位上得到充分发挥。认识个人的特征及优势是职业生涯发展的前提，在此基础上分析所处环境、具备的客观条件和组织需要，从而找到自己恰当的职业定位。只有找准个人和组织需要最佳的结合点，才能保证个人和组织共同发展，达到双方利益的最大化。

2. 长期目标和短期目标相结合原则　目标的选择是职业发展的关键，明确的目标可以成为个人追求成功的行为动力。目标越简明具体，越容易实现，越能促进个人发展。长期目标是职业生涯发展的方向，是个人对自己所要成就职业的整体设计，短期目标是实现长期目标的保证，长短期目标结合更有利于个人职业生涯目标的实现。

3. 稳定性与动态性相结合原则　人才的成长需要经验的积累和知识的积淀，职业生涯发展需要一定的稳定性，但人的发展目标并不是一成不变的，当内外环境条件发生改变时，就应该审时度势，结合外界条件调整自己的发展规划，这就是职业生涯发展的动态性。

4. 动机与方法相结合原则　有了明确的发展目标和职业发展动机，还必须结合所处环境和自身条件选择自己的发展途径。设计和选择科学合理的发展方案是避免职业发展障碍、保证职业发展计划落实、个人职业素质不断提高的关键。

四、护理人员职业生涯规划

护理人员职业生涯规划包括自我评估、环境分析、选择发展途径、设置目标、行动策略、评估与调整几项主要活动（见图 5-4）。

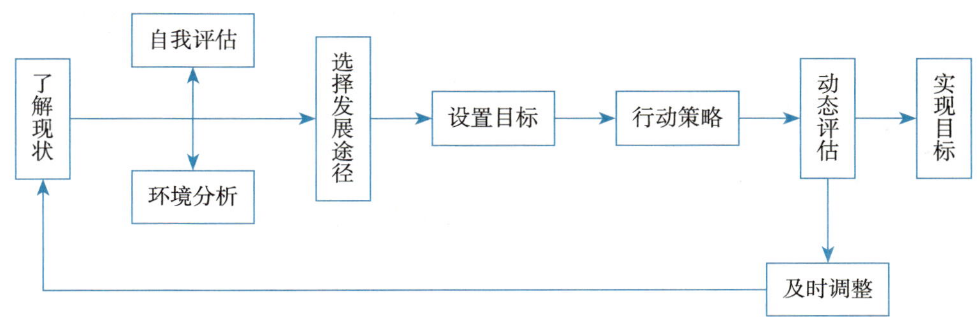

图 5-4　职业生涯规划流程图

1. 自我评估　护理人员职业生涯规划的自我评估是对个人在职业发展方面的相关因素进行全面、深入、客观认识和分析的过程。评估内容包括个人的职业价值观、追求的目标、做人做事的基本原则、具备的专业知识与技能、人格特点、兴趣爱好等相关因素。通过评估了解自己的职业发展优势和局限，在此基础上形成自己的职业发展定位，如专科护士、护理教师、护理管理人员等。

2. 环境分析　护理人员在制订职业发展规划时要评估的环境因素有：环境的特点、环

笔记栏

境的发展变化、个人职业与环境的关系、个人在环境中的地位、环境对个人提出的要求、环境对自己职业发展有利和不利的因素等。护理人员在护理环境中需要评估护理团队的发展目标和方向、护理人力资源需求、护理队伍群体结构、护理人员的升迁政策等。通过对上述因素的评估,确认适合自己职业发展的机遇与空间环境,才能正确把握自己的奋斗目标和方向。

3. 选择发展途径 护理人员职业发展途径的选择以个人评估和环境评估的结果为决策依据。发展方向不同,其发展要求和路径也就不同。如果选择的路径与自己和环境条件不相适合,就难以达到理想的职业高峰。如优秀的护士不一定会成为成功的护理管理者;有效的管理者和领导者不一定就是一名合格的护理教师。另外,护士个人的职业发展意愿还受到外在条件、组织需求、机遇等因素的限制,这时就需要个人对自己的职业定位进行调整。由此可见,职业发展途径的选择是个人条件和环境条件的有机结合。护理人员职业生涯规划主要途径(见图 5-5)。

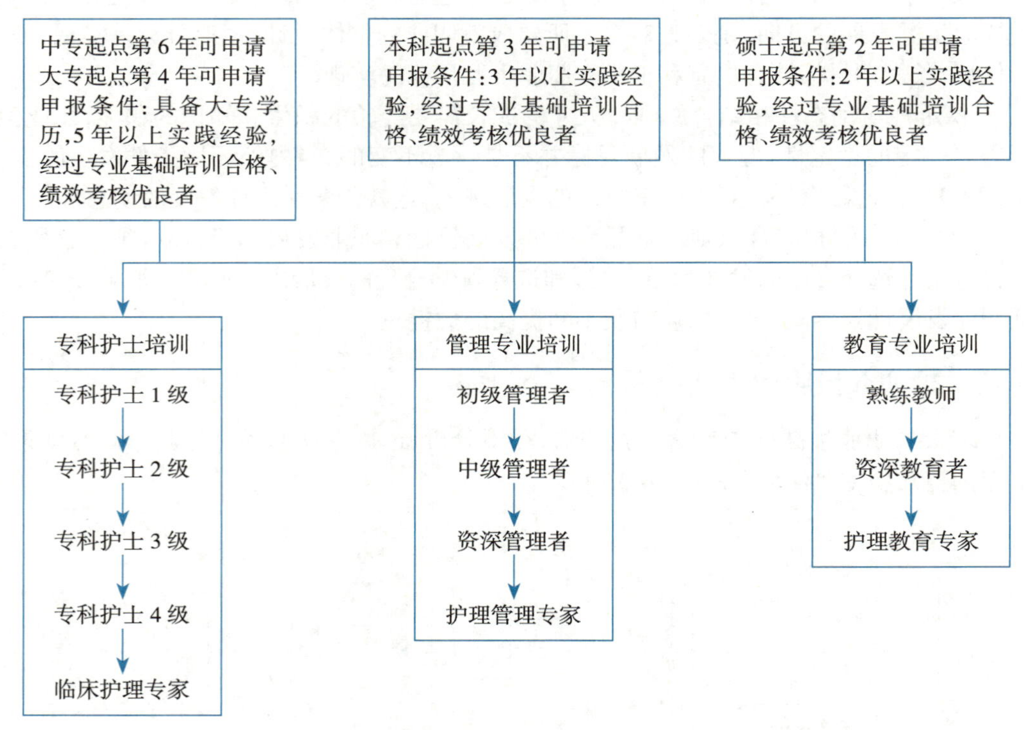

图 5-5 护理人员职业发展途径

4. 设置目标 护理人员制订的个人职业发展目标要以实际环境和条件为基础,每个人的背景不同,则设置的目标也应有所区别。就整个护理职业生涯而言,一个远大的目标很少能在短时间内一气呵成,有针对性地制订阶段目标更为切实可行。因此,目标设定应该是多层次、分阶段、长期目标与短期目标相结合。

5. 行动策略 职业目标的实现依赖于个人各种积极的具体行为与有效策略。具体行为包括个人在护理工作中的表现与业绩,个人发展的前瞻性准备,如业余时间的学习提高、工作中经验的积累等;有效策略包括平衡职业发展目标与个人生活目标、家庭目标等其他目标之间的相互关系、在组织中建立良好的人际关系、岗位轮转、提高个人学历、参与社会公益活动等。

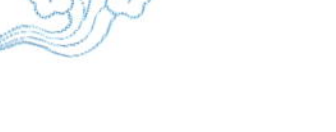

笔记栏

6. 评估与调整 在实现职业生涯发展目标过程中，由于内外环境等诸多因素的变化，可能会对目标的达成带来不同程度的阻碍，这就需要个人根据实际情况，针对面临的问题和困难进行分析和总结，及时调整自我认识和对职业目标的重新界定。

总的来说，护理人员的个人职业生涯规划主要考虑三方面的问题，一是个人希望从哪一条途径发展：主要考虑自己的价值、理想、成就动机、目标取向等因素；二是个人适合从哪条途径发展：主要考虑自己的性格、特长、学历、经历等要素，确定自己的能力取向；三是个人能够从哪条途径发展：主要考虑自身所处的环境，确定自己的机会取向。护士职业发展要从日常护理工作做起，在出色完成本职工作的基础上，寻找和获得职业生涯的有关信息，不满足于现状，调整、确认理想与现实的结合点，从工作的每一个细节奠定自己的职业发展。

案例分析

某三级甲等医院护士长，本科学历，副主任护师，工作认真，勤于思考，理论知识扎实，技能娴熟，对先进的仪器设备操作熟练，对危重症患者的抢救、护理颇有心得，在6年内分别担任神经内科护士长、ICU护士长、CCU护士长、供应室护士长。频繁调换科室的主要原因是她对下属要求高，做事不够灵活，沟通能力欠佳，对微妙而又复杂的人际关系处理不当，与科主任及其他大多数医务人员关系比较紧张，很难开展病房管理工作，她本人主动要求不再担任护士长，而到ICU担任一名专科护士。

问题：

1. 该医院护理人员职业发展规划情况如何？
2. 如您是该护士，您将如何规划自己的职业生涯？

（柏亚姝）

复习思考题

1. 如果您是一名即将毕业的护生，在求职之前应做好哪些准备？
2. 假如您是一名护士长，最近病房的护理质量有滑坡，您如何从护理人力资源管理的角度考虑加强对护理人员的管理，提升护理质量？
3. 作为一名工作2年的护士，她的继续教育培训有哪些途径与方法？

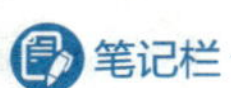

PPT 课件

第六章 领导职能

学习目标

识记：1. 准确说出领导、领导效能、激励和压力管理等基本概念；
2. 明确领导理论、激励理论的代表人物及核心内容；
3. 正确描述领导与管理的区别及联系。

理解：1. 能举例说明领导在沟通中的艺术、如何解决冲突和如何授权；
2. 能举例说明组织层面的管理方法和压力的解除。

运用：1. 将激励方式和授权运用到护理管理实践中；
2. 学会识别自身压力，运用个体自我管理方法管理自身压力。

领导（leading）是管理工作中的一项重要职能，它贯穿于管理活动的整个过程，是联结计划、组织、人员管理及控制等各项职能的纽带。领导的产生基于人类社会的共同劳动，它作为一种社会现象，超越了地理、文化或民族的差异，是人类社会群体活动中重要的、不可分割的一部分。本章将介绍领导职能的有关概念、理论及管理者的领导艺术、决策与激励相关理论等。

第一节 领导概述

一、领导职能的概念和作用

（一）领导、领导者的含义

领导是管理者通过影响下属实现组织目标的行为过程，其目的是使下属心甘情愿地为实现组织或群体的目标而努力。从这个观点中可以看出领导过程有 3 个要素，即领导者、被领导者、组织目标。

领导者（leader）是一种社会角色，指在正式的社会组织中经过合法途径被任命而担任某一领导职务、掌握一定权力、承担某种领导责任的个人和集体。

（二）领导与管理

人们习惯将领导和管理当作同义词来使用，但实际上，领导和管理既有共性又有区别（见表 6-1）。

1. 领导与管理的联系　两者都是通过一定的方法，使他们共同实现目标，都拥有改变他人行为的力量。

2. 领导与管理的区别　管理者是受上级任命的，与被管理者是从属关系；领导者可以

笔记栏

表 6-1 领导与管理关系

	领导	管理
管理任务	实现组织目标	实现组织目标
管理过程	管理职能之一，管理过程主要是指挥、协调、沟通、激励	管理过程为应用管理 6 大要素履行包括领导职能在内的 5 大职能
管理组织基础	组织中(含正式组织和非正式组织)或群体	正式组织
管理权利角色来源	上级任命或个人影响	上级任命
管理影响力来源	组织权力或个人魅力	组织权力

是组织任命，也可以是具有影响力的人。管理者可以利用组织权力命令下属从事某一工作，而领导者则可以在没有正式职权时以个人魅力去影响他人。因此，领导者不一定是管理者，管理者也并不一定是领导者。

二、领导者的素质要求

领导者的素质(leader quality)是指领导者具有的内在因素和基本条件。领导者的素质决定着领导者的才能、领导水平、工作绩效等。任何领导者的素质都需要在实践中不断积累。领导者的素质是领导者的一种潜在的领导能力。

在领导科学理论的研究中，人们一般从思想品德、知识和能力三个方面来评价领导者的素质。

1. 思想品德　是领导者在思想和品德作风方面应具备的基本素质，是领导者素质中最重要的因素。领导者必须以身作则，用实际行动影响和团结下属。

2. 知识　包括文化素质和业务素质。文化素质是各种文化基本知识的综合反映。领导者需要博学多才，拥有广博的知识和较高的文化素养。业务素质是领导者对完成本职工作所需要的业务知识和技能知识。知识能力直接影响领导工作效率和领导艺术。

3. 能力　包括智能素质、身体和心理素质。智能主要是认知过程(感知、记忆、思维过程)方面所表现出来的心理特征，是智慧与能力的合称。现代领导者的智力结构，要求具备敏锐的观察力，良好的记忆力，深透的理解力，敏捷的思维力，丰富的想象力，既能专注又能协调分配注意力。领导者要有良好的身体素质，以饱满的精力，适应各种艰苦环境，承担繁重的体力和脑力工作的需要。领导者必须具备良好的心理素质，能够进行自我心理调适，应对各种压力，能经受各种利益的诱惑、各种挫折的考验，以乐观积极的心态对待工作中的各种困难，以取得良好的领导效果。

领导者必须从思想上重视个人素质的提高，树立终身学习的观念。

三、领导的影响力

思政元素

曹操“割发代首”的故事

一次，曹操率军出征，路过一片绿油油的麦田。曹操下令：要保护好麦田，看好自己的马匹，如有毁坏麦田者，一律斩首。听到这个命令，军中骑兵都跳下马来，小心翼翼地绕道前行。这时，一只野鸡从麦田中飞起，曹操的马一惊，冲进了麦田，践毁了麦田。曹操问主簿：按军法，应该如何处置？主簿说：当斩。曹操让主簿立即执

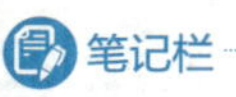

行。将士们忙劝说曹操不能这样，曹操说：作为军队的统帅，如果我自己不执行法令，以后还怎么领导部下？他呼地拔下了佩剑，众人大惊失色，只见曹操割去自己的一绺头发放在地上，说：这就权充是我的首级吧！在古时，头发代表一个人的生命，割掉一绺头发代替斩首的做法将士们纷纷点头赞许。

启示：领导者要想让下属服从组织的领导，就要严格执行组织纪律。领导者自身要严于律己、赏罚分明。这样，组织内的所有人才能同心同德，向同一个目标努力。

影响力（power）是指一个人在与他人交往中，影响和改变他人心理行为的能力。领导者的影响力，是指领导者影响与改变被领导者的心理和行为的能力。影响代表着一种力量，在领导过程中，领导者如果不能有效影响或改变被领导者的心理或行为，就很难实现组织目标。

领导者影响力的构成，我们归纳为权力性影响力与非权力性影响力两大类，与职位有关的影响力属于权力性影响力，与个人特征有关的影响力属于非权力性影响力（见图 6-1）。

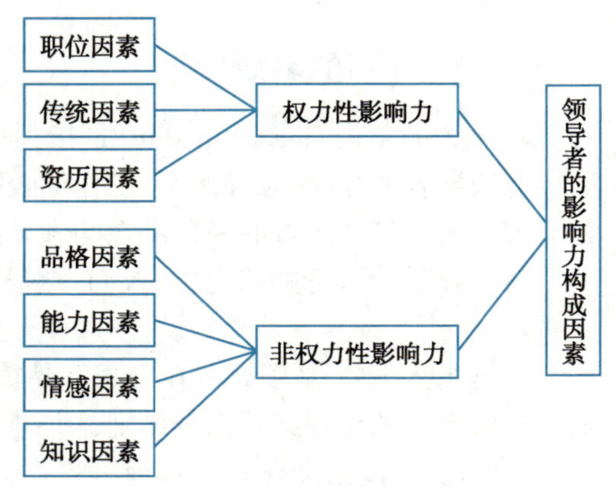

图 6-1 领导者的影响力构成因素

（一）权力性影响力

权力性影响力（authority power）是指领导者运用上级授予个人的职务、地位、权力强制下属服从的一种能力。这种影响力对被领导者具有强制性和不可抗拒性。权力影响力主要来源于组织内部的职位权限，这种影响力主要由以下 3 种因素构成：

1. 职位因素　处于某一职位的领导者由于组织授权，具有强制下级的权力。任何人只要处于领导职位，都能获得相应的影响力。领导者的职位越高，权力越大，下属对他的敬畏感就越强，其影响力也越大。如护理部主任的影响力比护士长的影响力大。

2. 传统因素　传统因素是指人们对领导者形成一种历史观念，认为领导者有权、有才干、比普通人强，因而对他们产生了服从感。这种观念逐步成为某种社会规范，不同程度地影响着人们的思想和行为。只要成为领导者就自然获得这种影响力。

3. 资历因素　资历指领导者的资格和经历。资历的深浅在一定程度上决定着领导者的影响力，使得下属对他们产生敬重感。如普通护士对高年资护士长很容易产生敬重之心，对其言行也感到信服。

（二）非权力性影响力

非权力性影响力又称“自然影响力”，主要来源于领导者的个人条件和特质，是由个人学识修养、工作才干、人格魅力等素质和行为所形成的影响力。其特点是具有很强的内在性，没有权力影响力所赋予的刚性约束力。在领导者的影响力中，非权力性影响力占主导地位，起着决定性作用。这种影响力由以下 4 种因素构成：

1. 品格因素　品格主要包括道德、品行、修养、个性特征、工作生活作风等方面，它集中反映在领导者的言行之中，是构成非权力性影响力的前提因素。一个具有高尚道德品质的领导者，将感召、吸引下属并受到他们的拥戴。若领导作风不正派，可能出现“形象危机”而威望渐失。

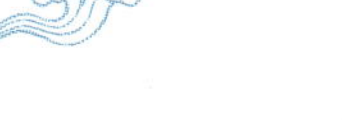

2. 能力因素 领导者的能力主要反映在工作成效和解决实际问题的有效性方面，它表现为科学决策能力、协调组织能力、语言表达能力等，是非权力性影响力的核心因素。一个有卓越能力的领导者，能增强下属达到目标的信心，从内心对他产生认同感和敬重感。

3. 知识因素 知识包括文化知识、专业知识、思想品德等相关知识。知识因素是非权力性影响力的关键因素。知识越丰富，对下属的指导性就越强，越容易使下属产生信赖感。

4. 情感因素 情感是指领导者能体贴关心下属、平易近人、和蔼可亲、感情融洽，能使下属产生亲切感的影响因素，情感因素是非权力性影响力的重要因素。“感人心者，莫过于情”，作为一个领导者必须主动关心下属，倾听他们的心声，与下属建立融洽的关系。

四、领导力的培养

领导力是领导者的核心能力，提升领导者的领导力对加强领导者的能力建设具有核心作用。比如，如何提升领导力，成为一个卓越的护理团队领导者，是护理管理者必须思考的问题。

（一）领导力的概念

领导力（leadership）是指在职责范围内充分利用各种组织资源，以最小的成本投入获得最大的团队效率和效益的力量。领导力是支撑领导行为的各种领导能力的总和，是有效整合组织核心团队的力量，其本质是影响力。

领导力分为组织领导力和个人领导力。组织领导力是一个组织作为领导集体对其他组织或个人的影响力；个人领导力是领导者个人对其他组织或个人的影响力。个人领导力是组织领导力的基础。

（二）领导力的内容

研究者基于领导过程构建了领导力“五力”模型，即领导者必须具备感召力、前瞻力、影响力、决断力、控制力（见图 6-2）。

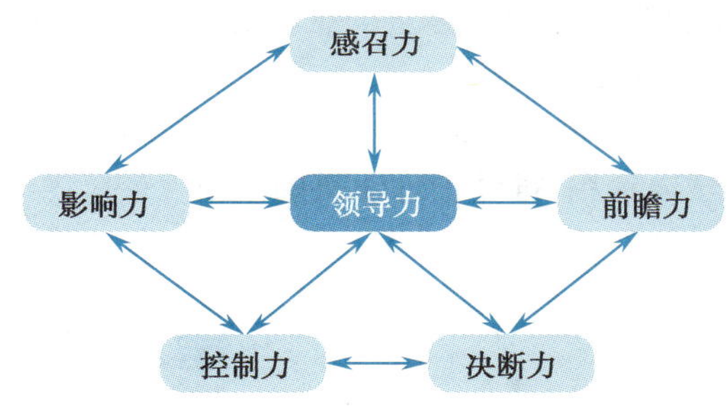

图 6-2 领导力“五力”模型

1. 感召力 是吸引被领导者的能力，是最本色的领导能力。主要来自以下几个方面：①具有坚定的信念和崇高的理想；②具有高尚的人格和高度的自信；③具有代表一个群体或组织的价值观和良好的修养；④具有超越常人的智慧和丰富的阅历；⑤具有乐于挑战的激情。

2. 前瞻力 是着眼未来、预测和把握未来的能力。前瞻力的形成与领导理念、组织利益相关者的期望、组织的核心能力、组织所在行业的发展规律、组织外界宏观环境的发展趋势有关。

3. 影响力 是领导者积极主动地影响被领导者的能力，主要体现在：①对被领导者需求和动机的洞察和把握；②和被领导者之间的正式和非正式的关系；③平衡各种利益的行为和结果；④沟通的方式、行为与效果；⑤拥有的各种权力。

4. 决断力 是针对战略实施中的各种问题和突发事件进行快速和有效决策的能力，主要体现在：①运用各种决策理论、方法和工具的能力；②快速和准确评价决策收益的能力；③预见、评估、防范和化解风险的意识和能力；④拥有实现目标必不可少的资源；⑤把握和利用最佳决策及其实施时机的能力。

5. 控制力 是有效控制组织的发展方向、战略实施过程和成效的能力。要想具有有效

笔记栏

的控制力，必须做到以下几点：①确立组织的价值观并使组织的所有成员接受这些价值观；②制定规范并通过法定力量保证组织成员遵守规范；③合理选用干部实现组织的分层控制；④建立强大的信息力量以了解和驾驭全局；⑤控制和有效解决各种现存和潜在的冲突以控制战略实施过程。

"五力"模型是对一般领导者的领导能力的概括，大多数领导者都拥有这五种领导力，但通常发展不均衡，只有少数杰出领导者才能在五个方面都达到高水平，真正实现领导者的全面发展。

（三）护理管理者领导力的提升

根据相关研究理论和护理管理实践经验，护理管理者领导力的提升需从以下几方面努力：

1. 注重个人品格修养　护理管理者具备高尚的品格和良好的个人修养，才能对个体或群体有感召力。护理管理者应做到修身正己，公正无私，积极进取，团结一致，努力工作。

2. 把握全局　护理管理者首先需要牢固树立全局观念，掌握团队整体情况，全面分析影响学科发展的多种因素，把握发展机遇，抓住关键环节，找准战略定位，制订明确的发展目标。

3. 沟通协调　护理管理者要有大局意识，关心护理团队，换位思考，一视同仁，相互理解。找准共同点和关键点，有的放矢，疏导平衡，力求共识；既以理服人，又以情动人；提升沟通能力，既听取对方的心声，也表明自己的立场。

4. 明确目标　护理管理者要能够找准执行目标，打造高效率执行团队，建立执行保障和监督反馈机制、有效的奖罚激励机制，强化团队责任意识，注重建设护理组织文化。

5. 突破创新　护理管理者要有创新意识，顺应护理学科的发展变化，不断改进思维方式和工作思路，尊重护士，充分调动护士的创新性和积极性，集思广益，博采众长，营造风清气正的工作环境。

6. 持之以恒　护理管理者要培养个人的学习兴趣，设定合理的学习目标，持之以恒，并学以致用，推动护理学科的不断发展。

第二节　领导理论

领导理论是对领导活动进行科学与系统的研究后，对领导活动的规律进行总结，从20世纪40年代起，西方行为学家和心理学家十分重视对领导理论的研究，学者们从领导者的特征入手，对领导的行为和领导环境因素等方面进行了大量的研究，试图找出有效的领导途径。领导理论大致经历了领导特征理论、领导行为理论和领导权变理论三个阶段。

一、领导特征理论

领导特征理论（traits theories leadership）也称领导特质理论，主要是研究一名优秀的领导者所具有的内在品质与领导相关行为及绩效方面的关系。这一理论认为，一个人之所以成为领导者是因为有其不可比拟的天赋和个人品质，故而注重对于领导特质的研究。

（一）吉塞利的领导品质论

20世纪60年代美国学者吉塞利研究了领导者的个性因素与领导效率的关系。他认为，凡是自信心强而有魄力的领导者，成功的概率较大。吉塞利将领导特征分为个性特征、能力特征和激励特征。他认为，影响领导效率最重要的因素是洞察能力、事业心、才智、自我实现

的需要及自信心、判断能力等；其次是对工作稳定性和金钱奖励不重视、同下级亲近、创造与开拓、成熟程度等，至于性别则关系不大。

（二）斯托格笛尔的领导个人因素论

美国管理学家斯托格笛尔全面研究了关于有效领导者应具备的素质要求的文献后，总结了领导者的 6 大方面 42 种个人特征。它包括：

（1）身体特征：精力、外貌、身高、年龄、体重 5 种。

（2）社会特征：社会经济地位、学历 2 种。

（3）智力特征：果断性、说话流利、知识渊博、判断分析能力强 4 种。

（4）个性特征：适应性、进取心、热心、自信、独立性、外向、机警、支配力、有主见、急性、慢性、见解独到、情绪稳定、作风民主、不随波逐流、智慧 16 种。

（5）与工作有关的特征：责任感、事业心、毅力、首创性、坚持、对人关心 6 种。

（6）社交特征：能力、合作、声誉、人际关系、老练程度、正直、诚实、权力的需要、与人共事的技巧 9 种。

（三）鲍莫尔的领导品质论

美国的经济学家鲍莫尔提出了作为一名领导者应具备的 10 种品质：合作精神、决策能力、组织能力、精于授权、善于应变、敢于求新、勇于负责、敢担风险、尊重他人和品德高尚。

领导特征理论是局限的，它试图从领导者的先天因素中找到成功领导的答案而忽视了领导者与环境因素的互动。但这些理论内容仍然为管理者培养个人特征提供了一定的方向。如果护理管理者能够具备以上领导特征，无疑有利于护理管理工作的开展。

二、领导行为理论

20 世纪 50 至 60 年代，行为科学家和心理学家将研究的重点转向了领导行为的研究。行为理论旨在探讨领导者的风格和领导方式，将领导者的行为划分为不同的类型，分析各类领导行为的特点与领导有效性的关系，并将各类领导行为、领导方式进行比较，从而探索有效的领导模式。以下介绍 3 种有代表性的理论。

（一）领导方式论

美籍德国心理学家库尔特·卢因（Kurt Lewin）最早提出领导方式论，他通过研究不同的工作作风对下属行为的影响，把领导者在领导过程中表现出来的行为分为 3 种类型。

1. 独裁式领导（authoritarian leadership）　也称专制型领导。它是一种独断专行的领导行为，靠权力和强制命令让人服从。其特点是：

（1）独断专行，做决策时不与他人商量，从不考虑别人意见，从不把任何消息告诉下级，下级没有任何参与决策的机会，只有服从，奉命行事。

（2）预先安排一切工作程序和方法，靠行政命令、纪律约束、训斥和惩罚使人服从。

（3）领导者很少参加群体的社会活动，与下级保持心理距离。

（4）权力高度集中，管理的中心主要落在工作任务和技术方面。

2. 民主式领导（democratic leadership）　它是一种依靠鼓励和信任使下属积极主动工作，运用个人权力和威信使人服从的领导行为。其特点是：

（1）所有政策是在领导者鼓励和协作下由群体讨论而决定，每个人作出自觉的、有计划的努力，各尽所能，分工合作。

（2）领导者从人际关系方面考虑管理，认为下级只有在受到激励后才会主动工作，并富有创造力，分配工作时尽量照顾个人能力、兴趣和爱好，不具体安排下属的工作，使其有选择性和灵活性。

笔记栏

(3) 领导者以理服人,以身作则,积极参加团队活动,领导者和下级有较为协调的双向沟通渠道。

3. 放任式领导(laissez-faire leadership) 它是一种放任自流的领导行为,依靠充分授权让下属有最多的行为自主权。其特点是:

(1) 类似乡村俱乐部式的领导行为,领导只是从福利方面考虑管理。

(2) 对工作无事先布置和事后检查,权力授予个人,由每个人自己决定目标和行为。

知识链接

3 种类型领导方式比较

卢因的不同领导方式对群体绩效影响系列研究表明,从产量上看,独裁式领导最高,但员工缺乏责任感,管理者不在场,产量立即下降;从质量上看,民主式领导工作效率最高,管理者不在场,产量无变化,而且成员间关系融洽,工作主动积极;从绩效上看,放任式领导最差,只达到社交目标而没有达到工作目标。卢因认为,只要应用的环境恰当,3 种领导方式都可以取得良好的工作效果,由此可见,在实际工作中应该采取多种领导方式的混合。

(二) 领导行为四分图理论

1945 年美国俄亥俄州立大学商业研究所和密西根大学发起了对领导行为研究的热潮,研究人员设计了领导行为描述调查表,列出了 1 000 多种刻画领导行为的因素,经过逐步概括和归类,最后形成俄亥俄州立大学四分图(两构面)理论,一类为“关心人”,另一类为“关心工作”。

“关心人”是指领导以人际关系为中心,强调下属的需要,尊重下属意见,与下属建立相互信任的关系。

“关心工作”是指领导以工作任务为中心,注重利用各种组织资源实现组织目标,总是把焦点放在完成工作任务上。

研究表明,上述两种不同的领导行为不应该是相互矛盾,而是相互联系的。一个领导只有将这两者相互结合起来,才能有效地领导。领导者的行为可以是上述两个方面的任意组合,即可以用一个坐标的平面组合来表示,由两个坐标轴可以做出领导行为的四分图,也称二维构面理论(见图 6-3)。许多研究发现,高任务高关心人的领导风格,相对于其他 3 种领导风格更能使员工在工作中取得高绩效并获得工作满足感。

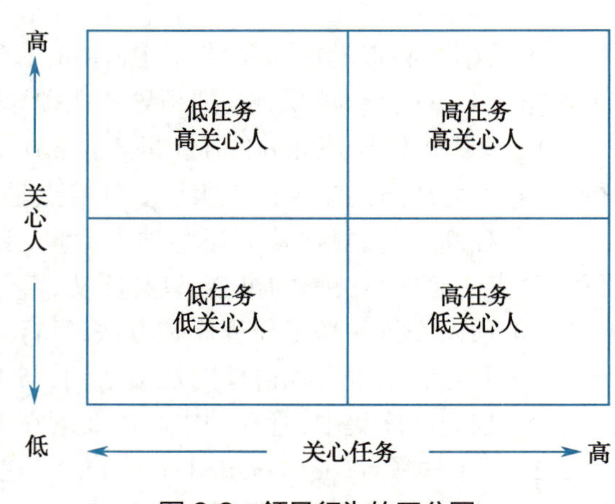

图 6-3 领导行为的四分图

(三) 管理方格理论

美国得克萨斯大学的心理学家罗伯特·布莱克(Robert Rogers Blake)和简·莫顿(Jane Mouton)于 1964 年出版了《管理方格》一书,书中提出管理方格理论。该理论是在领导行为四分图理论的基础上构造的管理方格图(见图 6-4)。横坐标表示管理者对生产的关心程度,

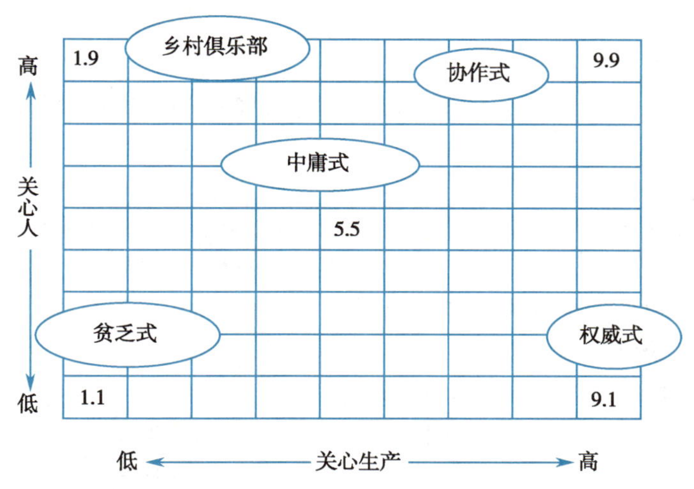

图 6-4 管理方格理论模型

纵坐标表示对人的关心程度。纵横坐标共组成 81 个小方格，每一方格代表一种领导风格，包括 5 种典型的领导风格。

1. 协作式管理　即 9.9 型管理。方格体现纵横坐标双高图，表现为管理者对生产任务和对人的关心都达较高水平。此种管理方式中，上下级关系协调，充分调动员工的积极性，能够出色地完成任务。布莱克和莫顿认为这是最理想有效的领导类型，但较难做到，应是领导者努力的方向。

2. 中庸式管理　即 5.5 型管理。方格体现纵横坐标均为中等图，表现为管理者对生产任务和对人的关心适度。此种管理方式中，需要保持工作与满足人的需要之间的平衡，以维持一定的工作效率与士气。

3. 乡村俱乐部式管理　即 1.9 型管理。方格体现纵高横低坐标图，表现为管理者对生产任务关心程度低和对人的关心达较高水平。此种管理方式中，领导风格对人高度关心，为员工创造友好的组织气氛，领导者和善待人、态度宽松，但对生产很少关心，其理由是只要员工心情舒畅，自然会提高生产绩效。

4. 权威式管理　即 9.1 型管理。方格体现纵低横高坐标图，表现为管理者对生产任务关心程度高而对人的关心程度较低。此种管理方式中，领导风格偏重任务完成，对生产高度关心，虽能达到一定的工作效率，但不关心人，很少注意下属们的发展和士气。

5. 贫乏式管理　即 1.1 型管理。方格体现纵低横低坐标图，表现为管理者对生产任务和对人的关心均在较低水平。此种管理方式中，领导风格对工作和人都不关心，只是以最小的努力来完成必须做的工作及维持人际关系。

领导行为理论虽然在特征理论的基础上有较大的发展，但仍然有局限性。人们发现领导者的成功远比仅仅具有某些特征和表现某些行为更为复杂，以上几种领导行为理论，忽略了与领导现象相关的领导环境的重要作用，忽略了被领导者在领导过程中的作用，科学家们随之开始了环境因素对领导有效性影响的研究并创造了一套比较完善的领导理论体系。

布莱克和莫顿认为在 5 种典型的领导风格中，贫乏式管理效果最差，俱乐部式管理效果次之，中庸式管理和权威式管理在不同的情境下效果不同，权威式管理在短期内工作效率较高，或在任务紧急和员工素质较低时可能优于中庸式管理，但不利于组织长期发展，协作式管理效果最佳。管理方格理论为领导者正确评价自己的领导行为，培训发展管理人员，掌握最佳的领导方式提供了有效的指南。

笔记栏

三、领导权变理论

权变理论家认为,领导是一种动态的过程,领导的有效性取决于领导行为与环境的匹配和协调。

(一) 费德勒的权变理论

美国华盛顿大学社会心理学家弗雷德·菲德勒(Fred F. Fiedler)在大量研究的基础上提出了有效领导的权变理论,他指出,任何领导方式均可能有效,其有效性完全取决于与所处的环境是否适应。权变理论认为没有能适用于一切环境的唯一最佳领导风格,对应的环境不同,领导风格的有效性不同。

费德勒提出影响领导有效性的情境因素有三种:

(1) 领导者与被领导者的关系:指下属对领导者的信任、尊重、喜爱和愿意追随的程度。如果双方高度信任、互相支持,则所属相互关系好,反之,所属关系差。

(2) 任务结构:指下属承担的任务结构的明确程度。当任务是常规、具体、明确、容易理解、有章可循,则任务结构明确性高,反之,当任务复杂、无先例,没有标准程序,则任务结构明确性低或不明确。

(3) 领导者职权:指与领导者的职务相关联的正式权力,以及领导者在整个组织中从上到下所取得的支持程度。如果领导者对下属的工作任务分配、职位升降和奖罚等有决定权,则属职位权力强,反之,则属职位权力弱。

费德勒发现,三种环境因素的重要性并不相同,对环境控制影响最大的是上下级关系,其次是任务结构明确性,职权大小最不重要。根据三个主要因素,费德勒分析了对领导效果最有利和最不利的环境因素,三个条件都具备是最有利的环境,三个条件都不具备则是最不利的环境,并列出了 8 种环境类型(见图 6-5)。不同的环境类型适合的领导风格不同,二者有良好匹配,才能取得有效的领导。

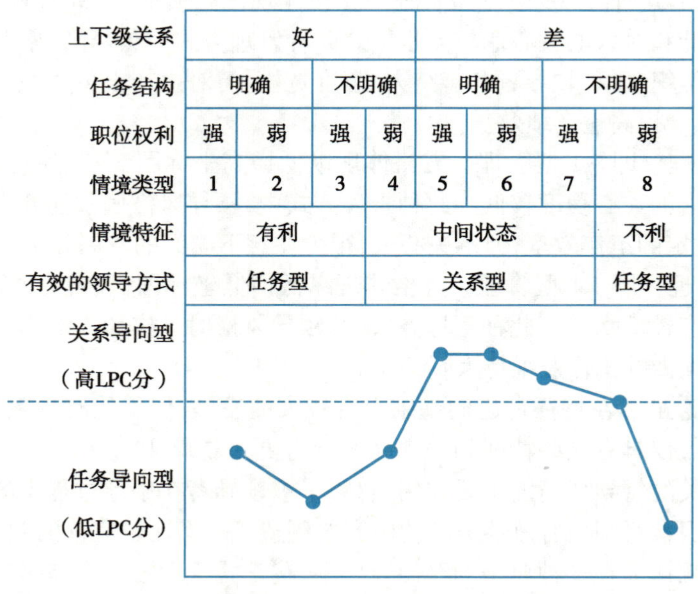

图 6-5 费德勒的权变理论

(二) 情境领导理论

情境领导理论又称领导生命周期理论。由管理学家由管理学家保罗·赫塞(Paul Hersey)

笔记栏

和布兰查德(Kenneth Blanchard)提出。该理论的主要观点是:领导者的风格应适应其下属的成熟程度。

成熟度是指个体完成某一具体任务的能力和意愿,包括工作成熟度和心理成熟度。工作成熟度是指一个人从事工作所具备的知识和技术水平。工作成熟度越高,在组织中完成任务的能力越强,越不需要他人的指导。心理成熟度是指从事工作的动机和意愿。人的心理成熟度越高,工作的自觉性越强,越不需要外力激励。工作成熟度和心理成熟度高低的结合,可以形成4种类型的成熟度构型:①R_1型:工作能力低,动机水平低;②R_2型:工作能力低,动机水平高;③R_3型:工作能力高,动机水平低;④R_4型:工作能力高,动机水平高。根据下属的成熟程度,情境理论确定了4种相对应的领导风格(见图6-6)。

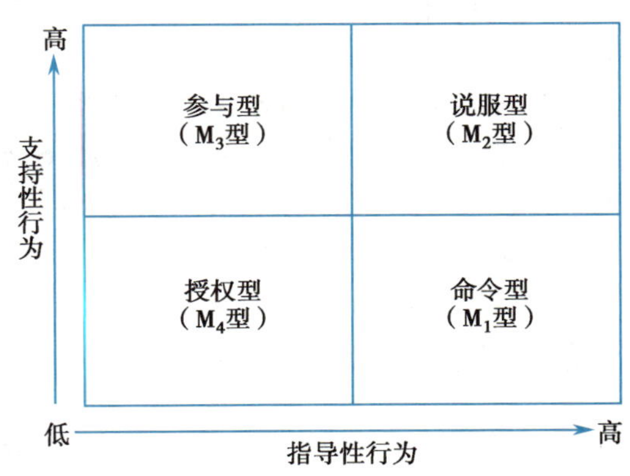

图6-6 赫尔塞和布兰查德情境领导理论

1. 命令型 适用于低成熟度(M_1型)的下属,如较懒惰且业务能力较低的工作人员。领导者可采取高工作、低关系的命令型领导风格。这种下属一般不能自觉承担工作责任,可采取单向沟通的方式,明确规定工作目标和工作规程,告诉他们做什么、如何做、何时做、在何地做等。

2. 说服型 适用于较不成熟(M_2型)的下属,如实习护士或试用期护士等。领导者可采取高工作、高关系的说服型领导风格。这种下属愿意担负起工作责任,但仅初知业务,尚缺乏工作技巧,可通过解释和说服获得下属的认可和支持,给予直接的指导。这种方式领导者可对绝大多数工作作出决定,但需要以双向沟通的方式对员工的意愿和热情加以支持。

3. 参与型 适用于比较成熟(M_3型)的下属,如有某一科室多年的工作经验积累但又不喜欢本科室和不愿意付出的护士。领导者可以采取低工作、高关系的参与型领导风格。这种下属工作经验逐渐丰富,不仅具备了工作所需要的技术和经验,而且工作信心和自尊心增强,可加强交流,鼓励下属参与决策,对下属的工作尽量不做具体指导。但领导者不应对他们有过多的控制和约束,否则将被看作不信任而影响他们的积极性。

4. 授权型 适用于高度成熟(M_4型)的下属,如高年资优秀护士。领导者可以采取低任务、低关系的授权型领导风格。这种下属不仅具备了独立工作的能力,而且愿意并具有充分的信心来主动完成任务并承担责任。领导者可充分授权下属,放手让下属自己做决定并承担责任。

(三) 路径-目标理论

路径-目标理论是由加拿大多伦多大学的组织行为学教授罗伯特·豪斯(Robert House)最先提出的。该理论源于激励理论中的期待(即期望理论)学说。该理论认为,领导者的工作是帮助下属达到他们的目标,并提供必要的指导和支持以确保各自的目标与群体或组织的总体目标相一致。领导者的行为被下属接受的程度取决于下属是将这种行为视为获得满足的即时源泉还是作为未来获得满足的手段。领导行为的激励作用,在于它使下属的需要和满足与有效的工作绩效联系在一起,并提供了有效的工作绩效所必需的辅导、指导、支持和奖励。路径-目标理论关心两大主题:一是下属如何建立工作目标和工作方法;二是领导者所扮演的角色,即如何帮助下属完成工作的路径-目标循环。按照路径-目标理论,埃文斯确定了四种领导行为。

笔记栏

1. 指导式领导　领导者对下属需要完成的任务进行说明，包括对他们有什么希望，如何完成任务，完成任务的时间限制等。让员工明白别人对他的期望、成功绩效的标准和工作程序。

2. 支持型领导　领导者对下属的态度是友好的、可接近的，他们关注下属的福利和需要，平等地对待下属，尊重下属的地位，在部下有需要时能够真诚帮助他们。领导者努力建立舒适的工作环境，关心下属的要求。

3. 参与式领导　领导者主动邀请下属一起参与决策，征求并采纳下属的意见。

4. 成就取向式领导　领导者鼓励下属将工作做到最高水平。这种领导者为下属制订的工作标准很高，寻求工作的不断改进。除了对下属期望很高外，成就导向性领导者还非常信任下属有能力制订并完成具有挑战性的目标。

案例分析

病区护士甲，大学毕业后，分在普外科病房工作，几年后医院护理部进行人员调整，通过竞聘该护士到胸外科担任护士长，原来的老护士长因年龄和学历的原因没有继续担任护士长，被调到其他科室。老护士长心里很有想法，为此在新护士长上任时，她没有交班，就离开了原科室。新护士长面临了很大的困难，业务不熟，管理工作不熟，人员不熟，与科主任的关系不熟，任命已经下来，只好硬着头皮接下了这份工作。护士长所面临的情况：自己 31 岁，科室里还有 4 位护士比她年长，其他 12 名护士较年轻，性格各有不同，胸外科共有病床 60 张。

问题：

面临这种情况，如果你是这位新护士长，请运用所学的管理学知识，列出目前的主要问题，并尝试提出解决措施。

四、领导理论新进展

随着社会经济的发展，领导学的理论研究也在不断变化，近年来，一些学者从领导的不同角度提出了一些新的观点。

（一）交易型领导理论

美国政治学家伯恩斯认为，当一个人主动与他人订立契约以交换有价值的事物时，交易型领导就产生了。1985 年以后，巴斯等人在大量研究的基础上深化并发展了交易型领导理论的基本内容。该理论认为交易型领导具有以下特征：

1. 权变式奖励　努力与奖励相互交换的原则。领导者为取得员工的支持而提供一种有价值的资源，承诺对员工良好的业绩表现给予一定的奖励。

2. 例外管理（主动）　对不符合规则和标准的行为进行监督、检查，并加以纠正。

3. 例外管理（被动）　当行为不符合规范时才加以干涉，只有在问题变得严重时才介入其中，等到失误引起了他的注意时才采取措施。

4. 自由放任　就是放任责任、避免作出决策。

交易型领导的特征是强调交换，在领导者与员工之间存在一种契约式的交易。在交易中，领导给下属提供报酬、实物奖励、晋升机会、荣誉等，来满足下属的需要与愿望；而下属以服从领导者的命令指挥，完成其所交给的任务作为回报。但这种契约的交换并非完全是物质、金钱或利益上的交换，而且还包括精神和情感的交换。例如，组织领导者对职工的信任

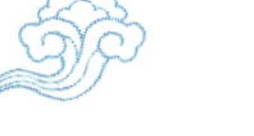
笔记栏

和关怀会换取职工对企业的忠诚和热爱。

(二)"改革型"或"超凡魅力"的领导

20世纪80年代以来，一些管理学者提出"改革型"(transformational)或"超凡魅力"(charismatic)的领导者概念。

巴斯(Bass)把领导者分为两类，即执行型和改革型。前者是指下属做什么、怎么做、有哪些要求，帮助下属树立信心并实现目标；后者则通过提高下属对工作价值及重要性的认识，激励下属追求更高目标，完成超越预期的工作。

理查德·博伊德(Richard Boyd)在巴斯理论的基础上，提出"改革型"领导者必须具备5种新的领导技能：

(1) 预见技能：对不断变化的内外部环境深谋远虑。

(2) 想象技能：用愿景诱导和激励下属。

(3) 价值观综合技能：把员工在经济、安全、心理、精神、美学和物质等方面的需求统合起来，以使人们有共同的动机、价值观和目标。

(4) 授权技能：乐意并且有效地与下属分享权力。

(5) 自知与反省技能：既明白自己的需求与目标，也了解下属的需求与目标。博伊德的一个重要观点是，上述这些新的领导技能，并不是生来就具备的，而要在实践中锻炼、培养、学习和提高。

罗伯特·豪斯探讨了具有超凡魅力的领导。他认为，具有超凡魅力的领导者拥有非常大的权力、强烈的自信心、强大的支配力、信念和道德的坚定性、因有远大而富有想象力的目标而拥有追随者。大量的研究表明，具有超凡魅力的领导者与下属的高绩效和高满意度之间有着十分显著的关系。

(三) 基于价值观的领导理论

在20世纪90年代，豪斯和他的同事在路径——目标理论的基础上，综合了领导特质理论、领导行为理论和权变理论的特点，以组织的愿景来替换并充实原来的"路径——目标"，围绕价值观这个核心概念，阐述了什么样的行为能有效地帮助领导者形成组织的共同价值观，以及这些行为的实施条件，提出了基于价值观的领导理论(value-based leadership，VBL)。

以价值观为基础的领导理论强调价值观念的感召作用，这种感召能够不断吸引有能力的人加入组织，并且会为了共同的价值而一起努力。大量的研究表明，领导者采用以价值观为基础的领导行为，将会对下属产生巨大的影响和积极的效果。当下属对领导者所信奉和倡导的价值观达到认同后，这种认同会逐渐内化成为自身价值的一部分，成为其为人处世的相关原则。

第三节　激　　励

课堂互动

在你的人生中，你曾经受到过什么奖励或激励吗？你当时的感受是什么？对你的成长有什么影响？

你身边有没有人受到不合理的奖励或者激励？你当时的感受是什么？对他/她产生了什么样的影响？

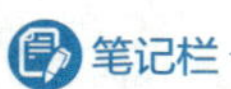

你给过别人激励吗？是什么？
你想得到什么样的激励？

一、激励概述

（一）激励概念

激励有激发鼓励的意思。护理管理中的激励是指护理管理者利用外部诱因调动护理人员的工作积极性和创造性，提高工作绩效的过程。激励有物质激励和精神激励、外在激励和内在激励等不同类型。

（二）激励的原理

激励的基本模式为："需要—动机—行为—目标—需要被满足或未被满足"，通过反馈构成循环（见图 6-7）。从这个基本模式看，激励的过程就是满足需要的过程。通过满足人的需要，激发个体发挥高水平的主观能动性，向着预定目标奋斗。需要是激励的起点与基础。动机是直接推动个体活动以达到一定目的的内在动力和主观原因。行为是个体对外界刺激作出的反应。反馈是根据需要是否被满足而判断个体的行为是否起作用。

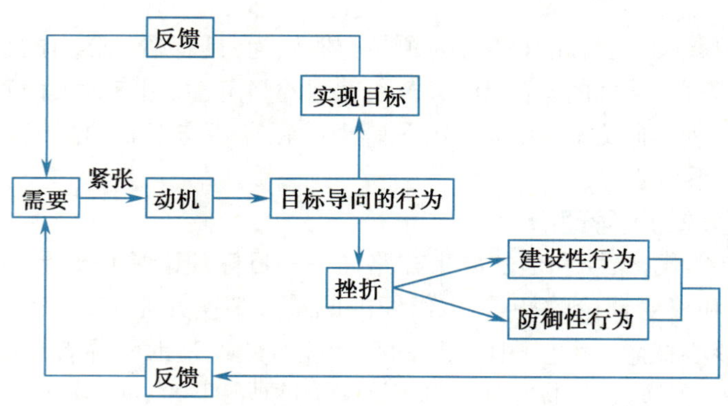

图 6-7 激励的基本原理

（三）激励的原则

1. 明确性原则　激励的明确性原则包括三层含义：目的明确、奖罚公开和任务指标直观。

2. 按需激励原则　激励的起点是满足员工的需要，但员工的需要因人而异，只有满足最迫切需要的激励，才能达到最佳效果。

3. 引导性原则　引导性原则是激励过程的内在要求。因此，护士长应以身作则，积极引导护士，使其增强对本职工作的热爱程度和成就感。

4. 合理性原则　激励的合理性原则包括两层含义：其一，激励的措施要适度，即要根据所实现目标本身的价值大小确定适当的激励。其二，奖惩要公开，公平决定形成激励的动力，对激励效果的产生至关重要。

5. 物质激励与精神激励相结合的原则　人的需要包括物质和精神两个方面。物质激励是基础，满足人们的低层次需要，所产生的激励效果有限。自我实现等高层次需要的满足则需要精神激励发挥作用。因此，管理过程中要遵循物质激励和精神激励相结合的原则。

6. 正激励与负激励相结合的原则　正激励就是对员工符合组织目标的期望行为进行

奖励。负激励就是对员工违背组织目标的非期望行为进行惩罚。管理者应制订明确、系统的奖惩措施，保证正负激励的准确实施。

7. 时效性原则 激励的时效性在很大程度上决定着激励的客观效果。激励越及时，越有利于将员工的激情推向高潮，使其创造力连续有效地发挥出来。管理者应把握激励的时机，充分发挥激励的作用。

二、激励理论

激励在管理活动中非常重要，很多管理学家、心理学家和社会学家从不同的角度进行了大量的研究，形成了不同的激励理论。

（一）内容型激励理论

内容型激励理论（content motivation theory），是指针对激励的原因和起激励作用的因素进行研究的理论。主要包括："需要层次"理论、"双因素"理论、"成就需要"理论。

1. 马斯洛的需要层次理论

（1）层次需要理论的主要观点：需要层次理论（hierarchy of needs theory）是由美国心理学家亚伯拉罕·马斯洛（Abraham H.Maslow）于 1943 年提出。他首先将人的需要由低向高划分为生理需要、安全需要、爱与归属需要、尊重需要和自我实现需要五个层次，后来又增加到七个层次，认为人的需要是从低层次的生理性需要到高层次的需要。只有当人的低层次的需要得到满足后，才会转向高层次的需要。

（2）需要层次理论在护理管理中的应用

1）依据需要层次理论的最低级需要，护理管理者要为护士提供舒适、安全的工作环境；给予与工作投入相匹配的工资；使护士有归属感。

2）依据需要层次理论的较高级需要，管理者应善于尊重护士，注意满足护士的自尊的需要。同时对作出突出贡献的护理人员实施奖励，推动全社会尊重护士的良好风尚。在个人发展方面，管理者应向护士指引可能的发展方向，如科研、教学、临床专科等，并尽可能为护士提供培训晋升的机会。

根据需要层次论对护士不同层次的需要进行举例（见图 6-8）。

2. 赫茨伯格的双因素理论

（1）双因素理论的主要观点：双因素理论（two factors theory，或 dual-factor theory）又称

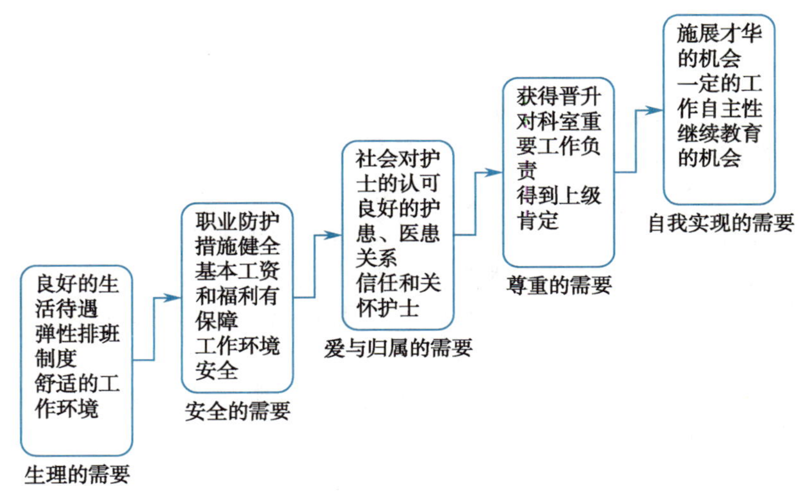

图 6-8 根据需要层次论解释护士的需要

笔记栏

激励 - 保健理论(motivator-hygiene theory),是美国心理学家弗雷德里克·赫茨伯格(Fredrick Herzberg)提出来的。其认为引起人们工作动机的因素主要有两个:一是保健因素,二是激励因素。保健因素是指造成员工不满意或者没有不满意的因素,是主要的外在因素。包括公司政策、人际关系、物质工作条件、工资福利等。激励因素是指造成员工满意或者没有满意的因素,是主要的内在因素。包括:成就、赏识、挑战性的工作,以及成长和发展的机会等。赫茨伯格认为"不满意"的对立面是"没有不满意",而"满意"的对立面是"没有满意"(见图 6-9)。员工"没有不满意"并不代表员工满意,只有重视员工的成就感、责任感、对他们的工作进行认可才能真正使员工满意,激励他们的工作热情。

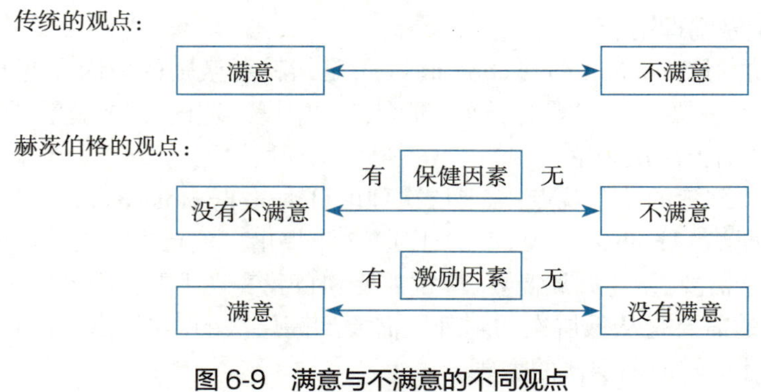

图 6-9 满意与不满意的不同观点

知识链接

激励保健理论

为了研究人的工作动机,20 世纪 50 年代末期,赫茨伯格对美国匹兹堡地区两百名工程师、会计师进行了调查访问。访问主要围绕两个问题:在工作中,哪些事项是让他们感到满意的;又有哪些事项是让他们感到不满意的。赫茨伯格以对这些问题的回答为材料,着手去研究使人们在工作中快乐和满足或者不愉快和不满足的原因。结果他发现,使职工感到满意的都是属于工作本身或工作内容方面的;使职工感到不满的,都是属于工作环境或工作关系方面的。他把前者称为激励因素,后者称为保健因素。

(2) 双因素理论在护理管理中的应用

1) 重视保健因素的改善,减少护士的不满意:管理应以人为本,注意物质激励、工作条件和人际关系等外部保健因素,以消除员工的不满。

2) 注重激励因素的改善,提高护士的工作满意度:管理者要注意工作安排,适时进行精神鼓励,给予表扬和认可,给护士发展和晋升的机会。

3) 建立合理的奖金分配制度:双因素理论还可以指导奖金发放。医院及管理者应建立与护士的投入相配套的工资奖金制度,反对分配上的平均主义。

4) 注重多种激励方式的综合运用:对护理人员进行激励时,必须注重多种激励方式的综合运用,将物质激励和精神激励有机地结合起来。

3. 麦克利兰的成就需要理论

(1) 成就需要理论的主要观点:成就需要理论又称"三种需要理论",是由戴维·麦克利

兰通过对人的需求和动机进行研究后提出的。他认为有三种需要是人们后天获得的，且是激励人们努力工作的动因，即成就需要、亲和需要和权力需要。成就需要是指获得事业成功的需要；亲和需要是指建立友好亲密的人际关系，寻求被他人喜爱和接纳的需要；权力需要是指影响或控制他人且不受他人控制的需要。麦克利兰认为，这三种需要不仅可以并存，而且可以同时发挥激励作用。在不同的个体身上，会体现出三种需要的不同强度组合，形成个体独特的需要结构。

(2) 成就需要理论在护理管理中的应用

1) 为成就需要比较强的护士提供具有挑战性的工作机会并要求其担起责任，及时给予反馈，认可其成就。

2) 对亲和需要比较强的护士要积极营造良好的人际关系氛围。

3) 授权于高权利需要的护士，使其有机会学习和参与管理满足自我实现的需要，激发工作热情。

4) 护理管理者应考虑 3 种需要在个体身上不同的强度组合，协调 3 种需求发挥更大的激励作用。

(二) 行为改造型理论

行为改造型理论(behavior modification theory)重点研究激励的目的(即改造、修正行为)，主要包括强化理论和归因理论。

1. 强化理论

(1) 强化理论的基本观点：强化理论又称行为矫正理论，是由美国心理学家和行为科学家斯金纳(B.F.Skinner)等人提出的。强化(reinforcement)是指增加某种行为重复出现次数的一种措施，它可以使用正强化、负强化、惩罚和消退四种具体方式对人们的行为施加影响(见表 6-2)。

表 6-2 不同类型强化的分类

	好的	不好的
给予	正强化	惩罚
去除	消退	负强化

1) 正强化(positive reinforcement)：是指奖励或鼓励组织需要的某种行为，以此来促使人们不断地重复该行为，包括奖金、表扬、给予学习和成长的机会等。

2) 负强化(negative reinforcement)：是指人们努力避免能导致某种不良后果的行为。其方法包括批评、处分、降级等，有时不给予奖励或少给奖励也是一种负强化。

3) 惩罚(punishment)：当个体出现一些不符合组织目标的行为时，采取惩罚的办法，约束这些行为少发生或不再发生，力图使其逐渐削弱甚至完全消失。

4) 消退(extinction)：消退有两种方式，一种是对某种行为不予理睬，以表示对该行为的轻视或某种程度上的否定，使其自然消退；另一种是指由于疏忽或情况改变，对原来用正强化手段鼓励的有利行为不再给予正强化，使其逐渐消失。

知识链接

斯金纳的强化理论

斯金纳(B.F.Skinner)(1904—1990)，是著名的行为科学家和心理学家。无论是桑

笔记栏

笔记栏

代克的试误理论，还是巴甫洛夫的经典条件反射理论都曾提到过“强化”，但是真正对“强化”进行全面系统研究的则是斯金纳。斯金纳最大的贡献在于他所提出的操作性条件作用理论。斯金纳认为人或动物为了达到某种目的，会采取一定的行为作用于环境，当这种行为的后果对他有利时，这种行为就会在以后重复出现；不利时，这种行为就减弱或消失。他肯定强化对一个人自身的重要性，认为环境对一个人行为的养成或改变起到无法替代的作用。斯金纳的强化理论直到现在都被人们应用于各个领域之中。

(2) 强化理论在护理管理中的应用

1) 建立明确的强化模式：管理者一定要让护士明确什么样的行为是有利或者不利于组织发展的，并且会得到什么样的奖励或者惩罚。

2) 公正地运用奖励：护理管理者应该实事求是地对护士进行奖励，要做到不吝啬、不过度奖励。

3) 以正强化方式为主：正强化能激发正性情绪，利于实现组织目标。因此护理管理者要擅长运用正强化，引导护士的正性情绪，以调动护士的主观能动性。

4) 慎重采用负强化手段：负强化应用恰当会促进护理工作的开展，反之则会带来一些消极影响。因此，在运用负强化时，应尊重事实，处罚依据准确公正，尽量消除其副作用。

5) 利用反馈增强强化的效果：定期反馈可使护士了解自己护理工作的绩效及其结果，既可使护士得到鼓励，增强信心，又有利于及时发现问题，分析原因，修正行为。

6) 强化应该因人而异：在运用强化手段时，应该随对象和环境的变化做出相应的调整。护理管理者应根据护理人员的年龄、性别、职业、学历、经历等的不同给予不同的强化方式。

7) 注意强化的时效性：及时对护士的工作给予反馈，使护士明确哪些是组织期望的行为，哪些是不符合组织要求的行为。

2. 归因理论

(1) 归因理论的主要内容：归因(attribution)即归结行为的原因，是指为了预测和评价人们的行为，根据行为或事件的结果，对行为原因进行推测与判断的认知过程。归因理论(attribution theory)是说明和推论人的活动的因果关系的理论。美国心理学家海德(F. Heider)认为人的行为是由内部原因和外部原因共同决定的，即：行为的结果 = 个人的力量 + 环境的力量。内向归因是指个体自身所具有的特征，包括个体的情绪、态度、人格、努力等。外向归因是指环境因素，包括组织规则与政策、外界压力、情境等。

(2) 归因理论在护理管理中的应用

1) 护理管理者应该了解与分析护理人员对不同行为的不同归因，掌握他们的态度与行为方向。将成功归因于护理人员个人的能力和努力时，可以增强他们的自信心，调动工作积极性。将失败归因于护理人员自身努力不够或者外部条件的问题时，可能会使护理人员产生更强的动机，为争取成功再次尝试。

2) 对于外部的不可控因素，护理管理者应帮助护士客观评估情况，并且帮助护士学会利用内在的、可控的因素弥补外部的、不可控的因素，避免由此造成的失败给护士带来过重的负面影响。

3) 在行为发生归因时，护理管理者应该引导护理人员收集更多的信息，以保证其客观准确地推测原因。

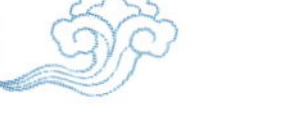

笔记栏

(三)过程型激励理论

过程型激励理论(motivation theory of process)是着重研究人从动机产生到采取具体行动的激励理论。即解释“为什么员工会努力工作”和“怎样才会使员工努力工作”这两个问题。它主要包括期望理论、公平理论。

1. 弗鲁姆的期望理论

(1)期望理论的主要观点:期望(expectancy)指个体对于特定活动可能导致的特定结果的信念。激励的期望理论(expectancy theory)由美国心理学家弗鲁姆(Victor H.Vroom)于1964年在其著作《工作与激励》中首先提出来。他所建立的模型基于效价、工具性、期望值三个关键变量。第一,效价(valence),指某种特定结果对于个体的吸引力,或者说个人对这一特定结果的偏爱程度。第二,工具性,指能帮助个人实现目标的非个人因素,如环境、设备、文化制度等。第三,期望值(expectancy),指个体对自己行为和努力能否达到特定结果的主观概率,也就是人们所选择的行为方式与这种行为预期结果之间的关系。效价与期望值共同决定了个体所受到的对某种特定行为的激励程度,即激励力(motivational force)。

激励力(M)等于所有结果的效价总和(V)与获得成果的期望值(E)的乘积。用公式表示就是:$M=\sum^{n}V\times E$。

经过发展,期望公式表示为:激励力 = 效价 × 工具性 × 期望值。

从公式可以看出,激励水平的高低,取决于效价、工具性和期望值乘积的大小。只有当这三者都高时,才能真正达到高激励水平。

(2)期望理论在护理管理中的应用:①强调期望行为:护理管理者应让护理人员明确什么样的行为是组织期望的,明白自身行为与组织标准的差距,并通过自我调整来实现个人目标与组织目标的一致。②强调工作绩效与奖励的一致性:管理者应该让每一位护理人员明确自己的努力与绩效、奖赏之间的关系。③重视护理人员的个人效价:护理管理者应该在公开、公平的原则下建立科室完整、明确的奖励制度。根据个人对报酬反应的倾向性选择不同的奖励方式。

知识链接

期望理论

弗鲁姆是著名心理学家和行为科学家,国际著名管理大师,早年于加拿大麦吉尔大学先后获得学士及硕士学位,后于美国密执安大学获博士学位。他曾在宾州大学和卡内基梅隆大学执教,并长期担任耶鲁大学管理学院“约翰塞尔”讲座教授兼心理学教授。弗鲁姆深入研究组织中个人的激励和动机,率先提出了形态比较完备的期望理论模式,他编写出版了上百部专著论文,其中《工作与动机》(1964)一书提出了激励的期望理论,被认为是管理领域的里程碑。弗鲁姆提出的期望理论的基础是:人之所以能够从事某项工作并达成组织目标,是因为这些工作和组织目标会帮助他们达成自己的目标,满足自己某方面的需要。

2. 亚当斯的公平理论

(1)公平理论的主要观点:公平理论(equality theory)又称为社会比较理论,由美国心理学家亚当斯提出,认为当个体做出成绩后,只有所获得报酬与其所付出的努力成正比时,他

笔记栏

才会感到满意，因而才会受到激励。公平理论认为，员工不仅关心自己所得报酬的绝对量，而且关心自己所得报酬的相对量。即员工不仅关注自己得到了什么，还会与和自己工作情况相当的人或自己过去的工作相对比，感觉是否得到了公平待遇。比较有两种方法：横向比较和纵向比较。横向比较是将自己得到的报酬（包括金钱、工作安排以及获得的赏识等）与自己的"投入"（包括学历、能力、用于工作的时间等）的比值与组织内其他人作社会比较。纵向比较是将自己得到的报酬与过去得到的报酬进行比较，即把自己目前投入的努力与目前所获得报偿的比值，同自己过去投入的努力与过去所获报偿的比值进行历史比较。

(2) 公平理论在护理管理中的应用：①护理管理者要引导护士形成正确的公平感。管理者应该引导护士客观公正地选择比较基准，确定恰当的比较范围，多看他人的长处，避免盲目攀比。②奖金分配实现按劳分配，多劳多得，同工同酬的原则，提高护士对分配制度的满意度。③管理行为遵循公正原则。护理管理者要公正地对待每一名员工，公正地处理每一件事情，避免因感情因素导致管理行为不公。④建立科学的激励机制。坚持物质激励、精神激励和信息激励相结合，在强调按劳取酬的基础上，应重视培养护士的奉献精神。

三、激励方式

（一）传统激励方法

1. 物质激励　指运用物质的手段使受激励者得到物质上的满足，从而进一步调动其积极性、主动性和创造性。物质激励形式包括奖金、奖品、福利等。

2. 晋升激励　下属获得晋升会带来更大的工作激情和信心。护理管理者在采用晋升激励时应注意晋升可能会在护士间产生不良竞争，这对团队合作可能会产生不利的影响。

3. 培训激励　下属的成长与能力提升是组织义不容辞的责任。护理管理者应通过让护士参加学术会议、接受继续教育培训、国内外参观学习等培训方式达到激励的目的。

4. 情感激励　情感激励是从下属的情感需要出发，要晓之以理，动之以情，通过情感上的关心、尊重、信任来打动员工，从而激发员工的工作热情。

5. 竞争激励　护理管理者在对下属的管理中，要引入良性竞争机制，让每位护士都有竞争的观念，并能投入到竞争之中。

6. 赞美激励　赞美就是在对方做出某些事情取得成效时给予肯定和表扬。护理管理者在使用赞美激励时应注意赞美要及时，要源于事实。

7. 榜样激励　榜样激励法是管理者选择在实现目标中将做法先进、成绩突出的个人或集体，加以肯定和表扬，并要求大家学习，从而激发员工积极性的方法。

8. 数据激励　用数据显示成绩和贡献，能更有可比性和说服力。护理管理者通过将工作量、护理质量、考核成绩、科研成果等数据公示，可对护理人员形成激励。

9. 个体优势激励　管理者应根据员工的自身优势，发现其"闪光点"，并采取相应措施提高其工作热情，达到激励目的。

（二）新型激励方法

1. 薪酬"自助餐"激励　在员工充分参与的基础上，建立每个员工不同薪酬组合系统，并定期根据员工的兴趣爱好和需要变化，作出相应的调整。

2. "后院"激励　其指导思想是指，激励员工要从关爱员工家属开始。后院激励是一种企业内部激励的延伸，体现了系统的思考方法，将家庭与企业这两个不同的实体通过员工联系起来；同时，也体现了"以人为本"这一现代的管理思想和人力资源管理的基本特征，符合现代社会的发展趋势。

3. "导师"制激励　指安排一名老员工带一名新员工的"导师"制度，此方式不仅能使

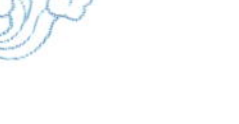

笔记栏

新员工尽快熟悉岗位职责和技能要求，而且能让老员工在心理上有一种满足感和荣誉感，也反映部门对老员工的重视和尊敬，从而起到激励作用。

4. 危机激励　危机激励属于负强化。从关心员工的立场出发，帮助其分析和找出潜在的问题，给员工指明坚持某种观点、主张、做法可能会产生的不良后果，使员工产生危机感，从而为了规避风险转变自己的态度、观点和行为。

5. 文化激励　组织文化可促进成员间的认同感，引导和塑造员工的态度与行为。组织要强化文化的导向功能，用价值观由内到外指引员工的行为。

6. 授权激励　授权是一种十分有效的激励方法。通过授权让下属感到自己被重视、尊重、重用，从而激发其潜力与工作热情。

无论是传统激励方式还是新型激励方式，都不是孤立存在的。护理管理者应当根据工作的实际需要和护理工作者的特点，实事求是，灵活运用，有效地挖掘护理工作者的潜能，从而最大限度地调动护理工作者的积极性，获得最佳的管理效果。

第四节　领导艺术

一、沟通艺术

（一）沟通的概念

沟通（communication）是指可理解的信息在两个或两个以上人群中传递或交换的过程，目的是激励或影响人的行为。沟通包含了三方面的含义：沟通是一个双向、互动的反馈与理解的过程；沟通的本质是传递；只有双方能准确理解信息的含义才能称为有效沟通。

（二）沟通的过程

完整的沟通过程包括六个环节。

1. 信息发送者　是沟通过程的主体，也是沟通过程的起点。

2. 编码　信息发送者采取某种具体的形式传递信息，该过程受信息发出者的知识、态度、文化背景及沟通技巧的影响。

3. 信息传递　是通过各种媒介与桥梁，将信息由发送者传递到接收者，如通过纸张书面沟通。

4. 接收者　是沟通的客体，与信息发送者相对应。

5. 解码　客体对接收到的信息进行解释及理解，与编码过程一样，信息的解码过程也受接收者的知识、态度及文化背景等方面的影响。

6. 反馈　客体将沟通效果返回给主体，主体检验传递的信息是否被客体准确无误地接受。

可以看出，编码、解码和信息传递是沟通成败的关键环节，整个沟通过程始于信息发送者，止于反馈。

（三）沟通的原则

1. 准确性原则　准确性原则指信息沟通所用的语言和传递方式能被接收者准确理解，这属于信息发送者的责任，也是沟通的基本原则。

2. 及时性原则　是指在信息发送的预定时间内完成沟通。任何沟通都有时间期限。但是在特殊情况下，如精简人员时，应对信息传递时间予以控制，给予下属足够的时间做好心理准备。

笔记栏

3. 完整性原则 组织在设计沟通模式时必须保证使每一个沟通行为过程要素齐全，既要有明确的信息发送者和接收者，还要有具体的沟通渠道和方式，尤其是不能缺少必要的反馈过程。

4. 灵活性原则 组织内的沟通形式应该是灵活多变的，有些沟通可以是非正式的。事实上，在实际工作中大量的沟通是非正式的，例如护理部主任在决策之前可利用非正式沟通渠道获取意见，也可尝试通过非正式沟通解决正式沟通未解决的问题。管理者要灵活选择正式和非正式的沟通渠道，才会产生最佳的沟通效果。

5. 互动性原则 沟通是双向的交流过程，双方均应对沟通给予适当、及时、同步的反馈，互相理解，换位思考，充分把握对方所传递信息的意义，这样才能保证沟通顺利完成。

6. 连续性原则 大多数沟通行为过程，并非一次沟通就能完成沟通任务，而是要通过反复多次的沟通，才能较好地履行和完成沟通工作。因此，在管理沟通过程中要注意保持沟通时间、沟通模式、沟通内容上的连续性。

（四）沟通的方式

沟通的方式有不同的分类方法，按照组织内、外不同，可以分为组织内部的沟通和组织之间的沟通；按照沟通的媒介不同，沟通可以分为书面沟通、口头沟通、非言语沟通及电子沟通。

1. 按组织内外不同分类 沟通的方式可以分为组织内部的沟通和组织之间的沟通。

(1) 组织内部的沟通：护理组织内部的沟通包括护理人员之间的沟通、护理人员与医技人员的沟通、各临床科室护理人员的沟通。因此，组织内部沟通又包括横向沟通和纵向沟通，横向沟通指组织各部门之间的沟通，纵向沟通指部门内及上、下级之间的沟通。

(2) 组织之间的沟通：组织之间的沟通是指组织与供方、组织与需方及第三方之间的沟通。因此，在护理组织外部有护理人员与患者、患者家属的沟通；护理组织与其他组织之间的沟通，如护理部与医务科、人事科、财务科等之间的沟通；护理组织与其他相关部门的沟通。

2. 按沟通的媒介分类 沟通可以分为书面沟通、口头沟通、非言语沟通及电子沟通。

(1) 书面沟通：是指以文字为媒体的信息传递，其特点为规范、严肃、便于保存、信息传递准确性较高。

(2) 口头沟通：是指以口语为媒体的信息传递，其特点为迅速、灵活、反馈直接。

(3) 非言语沟通：是指以非口头与书面语言形式所进行的信息传递，是沟通的辅助手段。

(4) 电子沟通：是以电子符号形式通过电子媒体进行的沟通。

3. 按沟通的方向分类 沟通可以分为下行沟通、上行沟通、横向沟通和斜向沟通。

(1) 下行沟通：自上而下的沟通，在专制型组织中较为常见。

(2) 上行沟通：自下而上的沟通，在民主管理组织中较为常见。

(3) 横向沟通：指同一层级的人员或部门间的沟通。

(4) 斜向沟通（又称交叉沟通）：指信息在处于不同组织层次的没有隶属关系的人员或部门间的沟通，起到协调的作用。

4. 按沟通的组织系统分类 沟通可分为正式沟通与非正式沟通。

(1) 正式沟通：是一种通过正式的组织程序和组织所规定的正式渠道进行的沟通，是组织沟通的一种主要形式。在正式沟通的渠道中存在5种典型的沟通网络，即链式、轮式、Y式、圆周式和全通道式（见图6-10）。

这些沟通网络对组织效率有不同的影响，适用于不同的情况。

1) 链式沟通：是一种单一途径的垂直沟通，反映了组织内管理层次职权的从属关系。

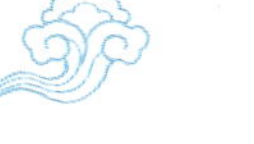

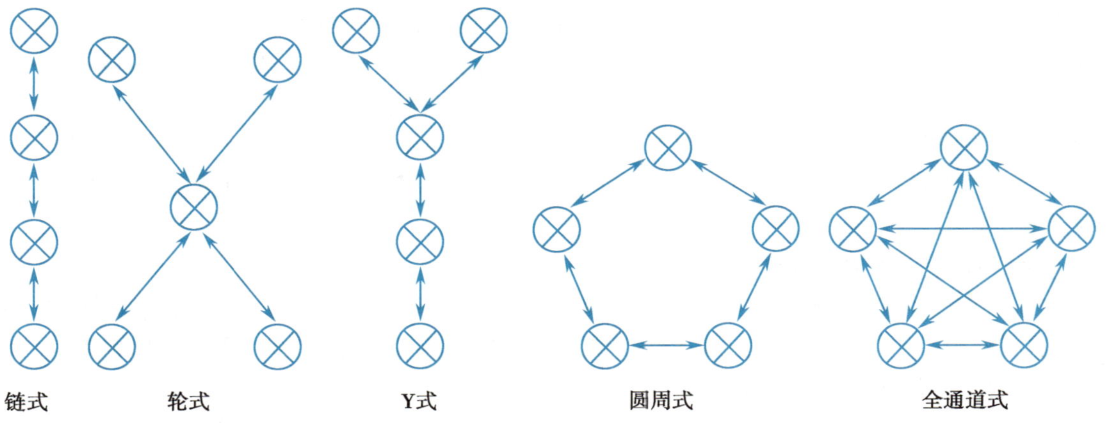

图 6-10 正式沟通渠道 5 种典型的沟通网络

这种沟通形式适用于组织系统庞大，需要分层授权的管理机构。

2）轮式沟通：又称星式沟通，是一位主管与其他多人之间的沟通。它是加强组织控制的有效方法，在组织接受了紧急任务，且需要严格控制时，轮式沟通效果较好。

3）Y 式沟通：是有一名成员位于沟通网络的中心，充当沟通的媒介。适用于领导的工作任务繁重，需要有人对信息进行过滤选择，提供决策依据，但又要对组织实行有效控制的情况。

4）圆周式沟通：又称环式沟通，其沟通的形式与链式沟通相似，只是首尾相连。该沟通网络中的成员间有较高的满意度和工作热情，适用于需要通过激发员工热情来实现组织目标的情况。

5）全通道式沟通：指全体成员之间穷尽所有沟通渠道的全方位沟通。这是一种不具层次结构的开放式沟通模式。成员满意度高，完成复杂任务时绩效也高，但对于简单任务花费时间较长。

（2）非正式沟通：是在正式沟通渠道之外进行的信息交流和传达方式。与正式沟通不同，非正式沟通的沟通对象、时间及内容等各方面，都是未经计划和不确定的。非正式沟通形式灵活，直接明了，速度快，省略许多烦琐的程序，容易及时了解到正式沟通难以提供的内幕消息，但其传递的信息容易失真、不确切、难以控制，并有可能形成小集团和小圈子，影响员工关系的稳定和组织的凝聚力。

（五）沟通的影响因素

在沟通过程中，任何一个环节出问题都可能造成信息的扭曲、偏差、失误，使沟通达不到预期目的。从沟通的过程来看，影响沟通的因素主要在于信息发送者、信息传递过程和信息接收者三个方面。

1. 信息发送者的问题　信息发送者对信息的编码不准确，措辞不当。例如信息发送者使用医学专业语言或含义不明确的文字，如护士询问患者："您心悸吗？"患者往往不能理解，从而导致沟通障碍。信息发送者有时候为了提高速度，缩短了沟通的时间，仅传递部分信息，导致信息模糊不清。如护士长传达上级领导的指示时，只传达了自己以为有用的信息，以致于护理人员不能理解上级的真正意图。此外，信息传递时间过早或过晚，都会影响沟通效果。

2. 信息传递的问题　在信息传递的过程中，若信息发送者选择的沟通渠道不合适，如重要的事情或重要病情不做详细记录，只口头传达，则会导致沟通失败，延误病情，从而引发

笔记栏

医疗纠纷。另外，几种渠道传递的信息不一致或渠道过长、中间环节过多，信息在传递过程中易丢失或发生改变，同样会导致沟通失败。

3. 信息接收者的问题　由于信息接收者的文化、受教育程度、心理素质等不同或对信息发出者的编码不熟悉，有可能解码不准确，影响了沟通的效果。此外，有时接收者由于某种原因，拒绝接受某些信息，如有的护士对护士长不信任，拒绝接受其意见或建议，也会使沟通失败。

（六）护理管理中的沟通方法与技巧

在护理管理中，每天有大量的沟通活动，如发布指令、各种会议、护理交班、护理查房、护士长与护士个别谈话，也包括交班记录、护理记录等护理文件书写等。在沟通过程中，护理管理者应注意沟通方法的使用及技巧。

1. 发布指令　指令带有强制性，隐含有自上面下的管理层次关系，要求下属在一定环境下执行某项任务或停止某项工作，指令内容与实现组织目标密切关联。

指令发布的技巧：①制订指令传达计划。为确保指令执行的效果，在指令发布前必须确定指令发布的目的、发布对象及执行步骤。②确保指令有效传达。指令发布后必须确认指令是否有效传达。③评价下级对指令的不同态度，根据下级对指令的反应采取适当的方法，保证指令的有效执行。

2. 组织会议　会议是进行沟通的一种重要方法，组织的重大决策离不开会议。通过会议可集思广益，使与会者之间达成共识；同时可以发现以前未注意到的问题，认真地思考和研究。

组织会议的技巧：①做好充分的会前准备。在召开会议或出席会议之前要明确会议目的、时间、地点、参会人员、讨论内容、议程、预测可能出现的问题及对策等；提前通知参加会议的人员作充分准备；提前通知有关人员准备好讨论稿或会议材料。②使用参与型领导方式。主持人应注意创造民主的气氛，调动参会者的积极性，鼓励大家发表意见，允许有不同意见的人表达自己的意见。③连续性的讨论会议应回顾上次会议情况，保持会议连贯性。④围绕会议目的展开讨论，避免偏离主题。⑤会议结束时，要做出会议总结，明确再次讨论的时间和解决的办法。⑥做好会议记录并妥善保存，以便查阅。

3. 个别谈话　是指领导者用正式或非正式的形式在组织内同下属或同级交谈，是管理中一个主要工作形式。用好个别谈话，不仅可以了解情况，沟通思想，交换意见，还可以集思广益，凝聚人心。

个别谈话的技巧：个别谈话具有很强的感情色彩，需要讲究艺术性，领导者应积极应用谈话形式为管理工作服务。在谈话过程中应注意做到：①善于激发下级谈话及表达真实想法的愿望。②善于抓住主题。③善于表达对谈话的兴趣和热情。④善于处理谈话中的停顿。⑤善于掌握评论分寸。⑥善于选择恰当的谈话时机。对在工作中出现疏漏的人员，应及时与之进行谈话，预防再次发生错误；但对于同事之间发生的矛盾等问题，则应该进行冷处理。

4. 积极倾听　积极倾听是要真正理解听到的内容，它要求对声音刺激给予注意、解释和记忆。其基本要求包括专注、移情、接受、对完整性负责。

积极倾听的技巧：①了解谈话内容、背景及尚未发表的意见。②用表情或点头表现出对谈话内容的兴趣，激励对方发言。③注意对方说话时的语气及肢体语言，体会对方的情感。④不急于发表看法，不质问对方，不教训下属。⑤可适当地提问、复述，澄清易混淆的谈话内容，保证对获取信息的理解。⑥结束话题后再讨论，作出判断。⑦安排充分和完整的交谈时间。

笔记栏

二、冲突处理艺术

有研究表明，每位领导者至少有三分之一的时间用于解决各种冲突；学校、医院、城市管理者需要用 49% 的时间关心和处理冲突。可见冲突处理在日常管理工作中的重要性。冲突有消极的，也有积极的。处理冲突的能力是领导者需要掌握的重要技能之一。

（一）冲突的概念

冲突（conflict）指群体内部个体与个体之间、个体与群体之间存在的互不相容，互相排斥的一种矛盾的表现形式。冲突是普遍存在的，它可能发生于人与人之间、人与群体之间、群体与群体之间。冲突可由于目标不一致，认识不相同，情绪与情感上的差异等多个原因引起。冲突双方对立，意见不一致，冲突过程中双方有一定程度的互动，可表现为争吵、打架等多种形式。

传统观点认为，所有的冲突都是不良的，消极的并具有破坏性的。而人际关系观点认为，冲突不可避免地存在于所有组织中，但其性质不一定是坏的，有可能对组织工作绩效产生积极影响，因此该观点使冲突的存在合理化。相互作用观点，代表当代思想，它认为，冲突可以成为组织内部工作的积极动力，是推动组织发展必不可少的因素。因此适当的冲突能使组织产生变革。

（二）冲突的分类

根据冲突对组织工作绩效的影响分为建设性冲突和非建设性冲突。

1. 建设性冲突　建设性冲突（constructive conflict）是指一种支持组织或小组实现工作目标，对组织或小组工作绩效具有积极建设意义的冲突。建设性冲突可以充分暴露组织中存在的问题，促进不同意见的交流和对自身弱点的检讨，有利于促进良性竞争。

（1）建设性冲突的特点：①冲突双方有共同目标，争论的目的是寻求较好的方法解决问题。②冲突以问题为中心展开争论，冲突双方愿意了解对方的观点。③争论过程中相互信息交流不断增加。

（2）建设性冲突的积极作用：①可以帮助组织或小组内部发现存在的问题，采取措施及时纠正。②可以促进组织内部与小组间公平竞争，提高组织效率。③可防止思想僵化，提高组织和小组的决策质量。④可以激发组织内员工的创造力，使组织适应不断变化的外界环境。

2. 非建设性冲突　非建设性冲突（nonconstructive conflict）又称破坏性冲突，是指由于目标不一致，组织资源和利益分配不均，导致员工之间发生相互抵触，争执甚至攻击等行为，造成组织效率下降，最终影响组织发展的冲突，对小组绩效具有破坏性的冲突。

（1）非建设性冲突的特点：①争论不再围绕解决问题展开，双方极为关注自己的观点是否取胜。②双方不愿听取对方意见，千方百计陈述自己的理由。③互相交换意见不断减少，以致于完全停止。

（2）非建设性冲突的消极作用：该冲突会造成组织内成员的心理紧张、焦虑，导致人与人之间相互排斥、对立，涣散士气，破坏组织的协调统一，最终削弱组织战斗力，阻碍组织或小组目标实现。

（三）冲突处理策略及方法

建设性冲突和破坏性冲突的划分不是绝对的，如果处理不当，建设性冲突也可以转化为破坏性冲突。如何正确地认识和理解冲突，合理解决非建设性冲突，保持组织内一定水平的建设性冲突，提高管理的有效性是管理人员的责任。

笔记栏

1. 处理冲突的策略

(1) 回避(avoidance):指冲突发生时,采取漠不关心的态度,对双方的争执或对抗的行为采取冷处理的方式。此外,当管理者的实际权力不足以处理冲突时,或者在分权情况下,各部门自主性较大时,选择回避态度较为明智。

(2) 妥协(compromise):妥协是指冲突双方互相让步,以达成协议的局面。冲突双方都放弃部分利益,在一定程度上满足对方的部分需要。

(3) 顺应(accommodation):顺应是指在紧张的冲突局面下,尽量弱化冲突双方的差异,强调双方的共同利益,降低冲突的紧张程度。

(4) 强迫(enforcement):强迫是指利用权力,迫使他人遵从管理者的决定。在一般情况下,强迫的方式只能使冲突的一方满意。经常采用这种解决冲突的管理方式往往会导致负面的效果。

(5) 协作(collaboration):当冲突双方都愿意了解冲突的内在原因,分享信息,在满足自己利益的同时也满足对方的需要,便会协商寻求对双方都有利的解决方法。协作方式被认为是处理冲突的最佳方式,但是当冲突内的情绪因素过多时,协作方式有可能会导致更大的冲突。

2. 处理冲突的方法　处理冲突一般可选择结构法、谈判法、促进法。

(1) 结构法:管理人员通常运用三种方法对组织结构进行适当的调整。

1) 隔离法:管理人员可以直接通过组织设计减少部门之间的依赖性。组织内各部门的资源和获取途径尽可能分开,从而使其各自独立,以减少各部门之间发生正面冲突的可能性。

2) 裁决法:管理者可以通过发出指示,在职权范围内解决冲突。这种方法简单、省力。例如,两位护理部副主任分别提出了不同的护理质量改进方案,护理部主任则应该行使权力来确定执行哪种方案。

3) 缓冲法:可分为以储备作缓冲和以联络员作缓冲。①以储备作缓冲:管理者可以通过在组织内部设计适当的储备环节或部门,以缓冲各部门之间的冲突。②以联络员作缓冲:当两个部门之间整体性很差并存在不必要的冲突时,组织可以安排一些了解各部门操作情况的联络员,通过联系活动来协调部门之间的矛盾,从而协调各部门的活动。如各科护士长往往充当联络员的角色,负责处理本科室和其他科室,或科室内护士与护士之间的沟通和协作。

(2) 谈判法:当双方对某事意见不一致而希望达到一致时,他们可能进行谈判,为冲突的建设性对抗处理提供机会。谈判过程中应注意以下几点:①以积极主动、灵活应变的态度谈判。②建构开放和谐的谈判氛围。③针对问题,不针对个人,避免攻击对方。④寻求使双方均满意的解决方案。⑤必要时寻求第三方协调。

(3) 促进法:在决策过程中,建设性冲突能够帮助组织成员拓宽思路,激发创造性,避免小团体思想,因此促进可能的建设性冲突是处理冲突的一种有效的实际方法。在实际工作中,可以通过征集多种行动方案或者组织对一个活动方案进行讨论提出不同意见的方法来实现。

(四) 临床护理冲突与协调

1. 护士个体冲突　包括护士与护士之间的各种对抗性的相互关系。冲突使护士陷入不安,产生焦虑,影响护士的身心健康。同时,增加差错发生的概率,影响护士的职业选择及护理队伍的稳定性。因此,正确认识并及时处理护理人员之间的冲突具有重要的意义。

(1) 冲突形成的原因:护理人员之间冲突发生的根源可能是多因素结果,如医疗保健及护理队伍中存在一定层次等级结构,正式编制的护士较合同护士具有一定的优越感,容易造成一些权力的滥用或分配不均,引起内部的不满。又如护士工作压力大,促使一些护士利用等级权力宣泄一些无法表达的压力,压制同事,形成不和谐的工作环境。此外,由于护士之间常常有一些利益上的冲突,如晋升、学习的机会,所以容易引发内部矛盾。

(2) 冲突管理:在解决冲突时应了解护理人员冲突的形成因素,等级环境和压力因素。因此,在处理冲突过程中,不能将错误归咎于个人。另外,应注意团队及护理文化的建设,积极引导建设性冲突。作为护理管理者,处理冲突时应注意:

1) 充分认识冲突在组织内部的不可避免性和建设性。

2) 加强对护理人员的同理心,站在当事者的角度处理冲突,加强彼此的沟通,首先要创造一个解决问题的气氛,在倾听当事人陈述时,做一个观察者而不是仲裁者。解决分歧,时刻记住信任、合理。确认在本单位内长期抱怨、经常与人发生冲突的人,找出不满的原因并着手解决。

2. 护士与患者之间的冲突　护士与患者之间的冲突是指护患双方在护患关系的基础上形成不协调的矛盾状态,是护患双方的因素共同构成的。为患者提供优质的健康服务是护理工作的中心内容,但是由于护患双方期望值不同,护患双方个人因素等原因,护士与患者之间的冲突常常发生。

(1) 护士与患者之间冲突形成的原因:有研究表明,在护士与患者之间的冲突中,患者原因占 38.89%。这与患者对医疗护理期望值过高,对护理工作的不理解有关。患者常将疗效不满意认为是因为护理服务不到位造成的,甚至会把疾病痛苦所造成的怨恨迁怒于医务人员,就容易发生正面冲突,导致矛盾激化。护理方面导致护患冲突的原因有沟通不良、临床经验不足、专业技能不够精等因素。另外由于医院的制度不完善导致护理人员配备不足,还承担着部分非护理工作,如算账、催费用等,增加了护理人员的工作量,护理人员没有足够的时间关注患者的需求,影响了护患关系。

(2) 护士与患者之间的冲突管理

1) 加强医德医风教育:护理人员应有高尚的道德情操,牢固树立"以患者为中心"的整体护理观念,时刻把患者的身心健康放在第一位,理解、尊重、关心患者。护理管理者应加强对护理人员的法律教育,积极主动地运用法律手段维护护患双方的合法权益。

2) 严格执行各项规章制度:建立健全各项规章制度,做到有章可循,有章必循。同时,加强对各项规章制度的监督与管理,防止差错事故的发生。对特殊治疗护理的患者,加强病情观察,应做好详细的解释,并记录患者及家属的意见,让其核实后签名,以保证记录资料的完整。

3) 加强业务学习和技能训练:护理操作技能是护士的基本技能,是为服务对象提供的最直接服务。护理人员不仅要具备高尚的职业道德,还必须有丰富的专业知识和扎实的操作技能。

4) 优化护理人员的配置:通过优化护理人员的配置,减轻护理人员的工作负担,使护理人员有充足的时间与患者进行有效的沟通,及时发现患者语言中隐藏的信息,进行疏导和解决,以促进患者早日康复,同时建立良好的护患关系。

3. 护士与其他医务人员之间的冲突　医生、护士是医院的两大组成部分,医护的密切合作对改善患者健康状况、保障医疗质量具有重要作用,但是由于角色期望的不同,医护之间矛盾也时常发生。

(1) 护士与其他医务人员之间冲突形成的原因:由于医护双方各自所处的地位、环境、利

笔记栏

益、工作性质和内容、受教育程度及道德修养的不同，在治疗护理患者的活动中，对一些问题和行为的看法和要求有所不同，从而导致双方产生冲突，造成医护关系的不和谐，影响医疗护理质量。例如，有危重患者或患者周转快时，医生按自己的时间表去安排工作，经常会打乱护理工作的程序，护士感到自己的工作被打乱，此时如果双方不能很好地沟通，便会产生冲突。

(2) 护士与其他医务人员之间的冲突管理：护理管理者在处理护士与其他医务人员之间的冲突时，应注意医护人员有效沟通的建立，鼓励双方加强沟通，理解、尊重、支持、信任对方，并与科主任共同合作，营造科室内的和谐氛围，避免冲突的发生，促进团队的和谐共建。

三、授权艺术

(一) 授权的概念及意义

授权(authorization)是指上级在不影响个人原来的工作责任的情形下，将自己的某些职权分派给下属，并给予执行过程中所需要的权力。有效的授权是一项重要的管理艺术，它既可满足组织工作需要，提高管理效能，又能激励下属，锻炼培养新人。

护理管理者适当授权有四方面益处：使管理者从日常事务中解脱出来，专心处理重大问题；促进下属的工作积极性，增强其责任心，提高效率；增长下属的才干，有利于管理人员梯队建设；充分发挥下属的专长，弥补管理者自身才能的不足。

(二) 授权的原则

1. 依能授权　即以被授权者的能力与工作水平的高低作为授权的依据。授权者只有对被授权者的能力、性格、影响力等进行综合判断，才能使授权获得满意的效果。

2. 明确权责　授权者必须向被授权者讲明所授权力的大小、责任范围，以及达到的目标，以便被授权者在工作中有所遵循。

3. 适度授权　授权是授权者将自己的领导权力的部分授给被授权者，并非全部，授权者不能超过自己的权力范围授权，该项任务完成了就应及时收回权力。

4. 授权留责　授权者虽下授权力，但并不下授责任，行动的后果仍须由授权者承担。

5. 监督控制　授权者应充分信任被授权者，不宜干涉其工作，但同时应给予被授权者必要的考核、监督与控制，避免其偏离组织目标的方向，或者出现权力的滥用。

(三) 授权步骤

授权前应分析明确授权的内容、人员、职责，完成的时间等，授权需完成6个步骤(见图6-11)。

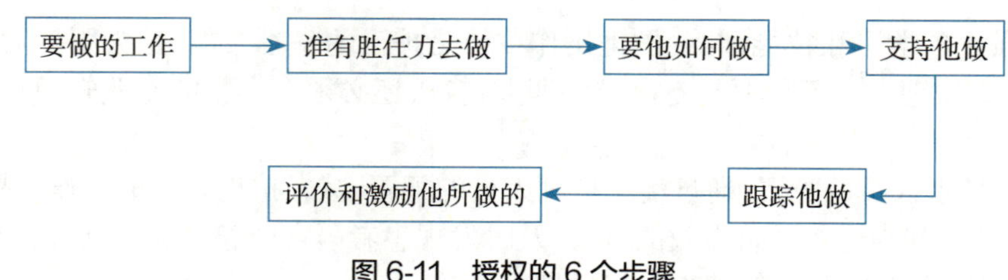

图6-11　授权的6个步骤

1. 分析并确定需要授权的工作　在对授权工作有充分了解的前提下，将能控制预期结果的工作予以授权。

2. 筛选授权对象　领导者在考虑授权人选时应该注意，准备授权的工作需要被授权者

具备什么样的知识、技能，哪些下属具备这些条件，谁有兴趣做这项工作，对下属工作胜任力要进行完整的评价。

3. 明确授权的内容　在对下属进行授权时，应该明确工作的任务、权力和职责。

4. 为被授权者排除工作障碍　授权前，应提醒被授权者在工作过程中可能遇到的困难，使其做好充分的心理准备。授权时，要充分考虑授权人面对的困难，及时给予相应的支持。

5. 授权后的跟踪与监督　建立执行授权工作情况的反馈系统，监控被授权者的工作进度，当发现其偏离工作目标时，应及时进行纠正。

6. 授权效果评估　按预定的工作标准对授权工作的完成情况进行评估，被授权人完成任务后要进行验收，并将评价结果作为奖罚、晋升的参考依据。

（四）授权类型

1. 柔性授权　授权者仅指示一个大纲或轮廓，不做具体工作的安排。被授权者有较大的自主权，在该范围内可自主处理。

2. 刚性授权　授权者对所授权力、责任、完成任务的时间等作出明确规定。被授权者必须严格遵守，不得有任何逾越。这种授权类型仅适用于处理一些重大事项。

3. 惰性授权　授权者将自己不愿意或不必处理的琐碎事务交给下属处理，其中包括了授权者本人也不知道如何处理的事务。

4. 模糊授权　和柔性授权有些类似，只是授予被授权者的权力限度与容量比较模糊。

（五）授权的方法

1. 制约授权　管理者将组织目标进行分解，由各层次各部门成员分别承担，并相应地授予权力和责任。这种授权可以使下属部门相互制约，避免出现疏漏。

2. 弹性授权　动态地评估被授权者情况，并依此变动授权的范围和时间。一般适用于能力、水平未完全成熟的下属。

3. 充分授权　管理者将完成任务所必需的组织资源交给下属，并准许自行决定行动方案。一般适用于培养核心员工和重点对象的一种授权。

4. 不充分授权　管理者要求下属就重要程度较高的工作，做深入细致的调查研究并提出解决问题的全部可能方案，或提出一整套完整的行动计划，经过上级选择审核后，批准执行，并将部分权力授予下属。采用不充分授权时，上下级需在方案执行前，统一认识，保证授权的有效性。

5. 逐渐授权　当管理者对被授权者不完全了解时，可以逐步授权，先在小范围内授权，根据工作成效逐步扩大，避免失误造成较大的损失。

（六）授权技巧

1. 保持沟通渠道畅通　上下级之间增进了解信任，让被授权者充分了解目标任务、责任和权力范围，授权者能及时监督、指导下属的工作状况。

2. 规范管理授权程序　授权前将下属需要的职、权、责、利规范化、制度化，防止下级的越权和滥用职权，同时注重书面授权文件的权威性。

3. 充分调动下属的积极性　授权后管理者要引导下属树立上下级共同对工作负责的观念，鼓励下属大胆用权，充分发挥自己的能动性，积极主动地工作，最大限度地发挥人才优势。

4. 积极承担责任　授权不等于推卸责任，在充分信任下属的基础上勇于承担责任，解除下属的后顾之忧，才能让下属放心大胆工作。

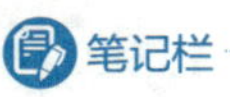

笔记栏

知识链接

子贱的授权技巧

孔子的学生子贱有一次奉命去担任某地方的官吏。子贱到任以后，却时常弹琴自乐，给人一种不管政事的印象，可是他所管辖的地方却治理得井井有条，民兴业旺。这使他的前任官吏感到百思不得其解，因为他每天即使起早贪黑，从早忙到晚，也没有把当地治理好。于是他请教子贱："为什么你能治理得这么好啊？"子贱回答说："你只依靠自己的力量去进行治理，所以十分辛苦却成效甚微。而我却是借助别人的力量来完成的。"

第五节 压力管理

一、压力管理概述

压力是当前护士和护理组织都面临的突出问题，压力给护士带来的离职率日益凸显，压力管理已成为护理管理中的重要组成部分。

（一）压力管理的相关概念

1. 压力　压力也称为应激。美国应激理论的代表人物之一理查德·拉扎勒斯（Richard S. Lararus）认为，压力是由于事件和责任超出个人应对能力范围时所产生的焦虑状态。作为心理学概念的压力（stress），是指主观感受到周围环境对自己身心的影响过程，它可能对人的身心健康产生积极或消极的影响。适度的压力能激发护士的工作潜能和工作积极性，进而提高护理组织的绩效。但压力过大，会造成护士的注意力不集中、积极性下降、工作效率降低甚至离职。

2. 压力源　压力源（stressor）是指任何能够被个体感知并引起人的心理行为变化和适应的事件或内外环境刺激。有工作中的压力源，如工作负荷过重、组织中的角色、组织内的人际关系等，也有生活中的压力源，如创伤性事件、角色冲突、失去工作、失去亲人等，生活中的压力源对工作也会产生一定影响。

3. 压力管理　压力管理（stress management）是指通过一定的理论知识、操作过程，降低压力源对个体身心影响的过程。压力管理是适应压力的过程，一方面处理造成压力的问题本身，另一方面则去应对压力所造成的身心反应，是主动、有效应对压力的方式。

（二）压力管理的意义

压力管理的意义，对护士而言，有利于维持个人的身心健康，提高工作效率，改善生活质量；对组织而言，主动策划和设计压力应对策略，有效地采取压力应对的方式，把压力控制在恰当的程度，能够激发护士的进取心，使护士能更好地履行责任，促使组织积极改进，提高工作效率。

二、护士面临的工作压力

1. 专业发展的压力　专业发展要求护士必须快速提升个人的专业能力，既要做好当下的临床护理工作，又要努力学习新的知识和技能；既要注重实践能力，又要注重护理研究。

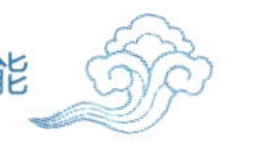

笔记栏

个人专业提升压力大，晋升难度大，学习培训机会少。

2. 社会环境中的压力 护理工作社会认可度低，薪酬待遇低，工作中独立性少，工作繁重，付出与回报不平衡。

3. 组织内部的压力 工作风险高，责任重；分工不明确；人员配置不足导致的工作负荷过重；工作环境条件差，面临各种职业暴露的威胁；工作的连续性导致作息不规律；面临护患、医护、护护、上下级之间等复杂人际关系，考核过多等。

4. 患者带来的压力 护理工作的贡献得不到患者及家属的认可，如患者的不合作、不尊重，轻视、刁难，甚至辱骂、殴打护士等。

5. 个人生活中的压力 结婚、生育、生病、婚姻纠纷、父母健康问题、子女健康问题等个人生活中的事件也会给护士造成压力。

三、护士工作压力管理

压力管理需要从社会层面、组织层面和管理者个体层面出发，社会层面主要从社会政策方面进行，组织层面主要从组织内部，如工作任务再设计、制度完善等方面进行，需要组织整体的努力，个人层面主要是个体的自我管理。

（一）识别工作压力

明确工作压力主要来源于工作的内在因素、组织的作用、组织特征、工作发展需求、组织内部关系等。评估护理组织中是否存在增加护士工作压力的因素，并指出它对组织和个人工作绩效的影响。当工作压力过大时，员工通常表现为工作拖延，工作量减少，缺勤增加，决策困难，粗心出错的次数增加，难以与他人融洽相处，过于关注个人的错误和失败等。

（二）组织层面的压力管理方法

1. 改善工作环境和条件 护理管理者力求创造良好的工作环境，如光线、噪声、通风、装饰等，确保护士拥有做好护理工作的良好设备用物，提高护士的安全感和舒适感。

2. 强化管理手段 完善制度建设，制定合理的工作程序，合理配置人力，明确岗位职责和任务，从而减轻因角色模糊、角色冲突引起的心理压力。此外，护理管理者还应帮助护士做好职业生涯规划，及时反馈绩效评估结果，与护士加强沟通，提供完善的保障制度。

3. 加强组织文化建设 从护理文化内涵建设中，强调员工关爱，突出维护心理健康的重要性。提供压力管理的资讯，普及护士的心理健康知识，帮助护士提高应对压力的能力。

4. 提供保健或健康项目 为护士提供保健或健康项目，有条件的医院为护士提供各种锻炼、放松设备，帮助护士释放和宣泄压力。聘请专门的心理咨询师，为护士提供心理咨询，帮助其提高社会适应能力，缓解心理压力，保持心理健康。

（三）个体层面的压力管理方法

1. 正确认知压力 管理者的压力大致分为三类：①有必要消除的压力，如因为工作无计划、拖沓所带来的压力。②没有必要消除的压力，如追求成功、力求创新的压力。③很难消除或者不可消除的压力，如社会偏见、职业风险带来的压力。管理者要正确认知压力，合理进行压力管理。

2. 有效利用资源 护理管理者往往需要承担来自上层管理者和基层护理工作的双重压力，护理管理者要充分利用所带领团队的力量，适当授权，让下属为自己分担部分压力，避免事必躬亲。

3. 建立良好的支持系统 有压力管理专家的研究发现，与管理者有关系的所有人中，最重要的减压支持资源是直接上级和自己的配偶，上级可以帮助自己控制压力源，配偶则可以提供情感上的理解和安抚。寻求倾诉对象，获取他人支持对管理者减压具有非常重要的

笔记栏

作用。

4. 掌握自我减压技巧　常用的减压技巧有：①冥想放松：取舒适坐姿，冥想中从指尖开始放松身体的每一部分，每天坚持10分钟。②深呼吸减压：闭目放松，两手分别放于胸部和腹部；缓慢深吸气，使腹部隆起；缓慢呼气，尽可能将气体排出；每次持续10分钟，每天1~2次。③运动减压：适当运动可以消除疲劳，激发活力，调节大脑功能。适用的运动方式有游泳、有氧慢跑、散步等，每天半小时左右。④穴位按摩法：按摩太阳穴、百会穴、风池穴、合谷穴、内关穴等，大脑会有一种清新感，可达到舒缓压力、减轻烦恼的作用，每分钟按摩30~50次，持续5分钟，每日2次。⑤其他：还可以通过瑜伽、静坐、催眠、想象训练等方式减轻压力。

5. 调动工作　必要时放弃这份工作，谋求更适合自己的岗位。

（毕怀梅）

复习思考题

1. 领导者的影响力可分为哪些类型？各自的构成因素是什么？
2. 简述费德勒的权变领导理论的内容是什么？
3. 简要回答惩罚与负强化的关系。
4. 授权时的注意事项是什么？
5. 你认为作为护理管理者，应当怎样结合护理工作特点，做好工作压力管理？

笔记栏

PPT 课件

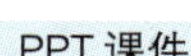

第七章 控制职能

学习目标

识记：1. 准确阐述控制、护理成本及护理成本控制的概念；
2. 正确描述控制的类型、过程及基本方法。

理解：1. 能举例说明不同控制类型在护理管理实践中的应用；
2. 能理解不同控制方法各自的优缺点；
3. 能举例说明不同的护理成本类型。

运用：1. 能根据护理工作的特点，确定护理管理控制的关键点；
2. 能根据不同的护理成本类型，提出降低护理成本的途径。

控制在古典管理理论中就被列为管理的一项重要职能。这一职能包括管理人员为保证工作的实际运转情况能与计划保持一致而采取的一系列活动。有学者认为，护理管理的过程实际上就是护理控制的过程，可见控制在管理过程中的重要性。本章将重点讨论控制的类型、过程、原则、方式方法，以及在护理管理工作中的实际应用。

第一节 控制概述

一、控制的基本含义

控制(controlling)是指为了确保实现组织目标，管理人员根据事先确定的标准，对下属的工作进行衡量和测评，并在出现偏差时予以纠正，防止偏差继续发展或再次发生的全过程。理解控制的含义，需要掌握以下几点：①控制是一个发现问题、分析问题、解决问题的全过程；②控制是通过监督和纠偏来实现的；③控制的目的是为了保证组织目标的顺利实现。

一个有效的控制系统可以保证各项行动完成的方向是朝着组织目标发展的。控制系统越完善，管理者实现组织的目标就越容易。控制职能绝不仅限于衡量计划实施过程中的偏差，更在于通过纠正偏差，把不符合要求的管理活动引入到正常轨道中来，稳步实现组织的既定目标。纠偏的方式可能很简单，例如对某个工作失误的护士提出点名批评。但更多时候，纠偏措施可能涉及需要重新拟定目标、修改计划、调整人员配备或对领导方式作出重大变革等，这实际上是开始了一个新的管理过程。从这个意义上说，控制工作不仅是实现计划的保证，更能够积极地影响计划工作。

笔记栏

知识链接

控制的理论基础

系统论、信息论、控制论是控制的理论基础。它们都是在第二次世界大战后诞生并发展起来的综合性学科，并从不同侧面处理同一个问题——系统中的信息问题。系统论是研究系统的一般模式、结构和规律的学问；信息论主要处理信息的传输和变换问题；控制论研究用信息进行控制，涉及信息产生、存贮、显示和利用等问题；信息作为系统的一个重要特征是系统内部和系统之间联系必不可少的重要因素，它使物质系统以最为经济的方式进行调节和控制。

二、控制的内容

控制的内容也称控制的要素。美国管理学家斯蒂芬·罗宾斯将其归纳为五大方面：人员、财务、作业、信息和组织的总体绩效。

（一）对人员的控制

对人力资源进行有效管理一直以来就是管理的重要内容之一。组织的目标是要由人来实现的，管理者制订的计划也是由人去执行的。因此，必须对人员进行合理有效的控制。护理管理者的控制对象主要包括：①各级护理管理者：包括护士长、总护士长、护理部主任及护理副院长等；②各级护理人员：包括护理员、护士、护师、主管护师、副主任护师和主任护师；③护理专业的学生：包括见习生、实习生、进修生等。

对人员进行有效的控制需要借助于各种手段，常用的控制手段有：

1. 甄选　识别和雇用那些价值观和个性等符合组织期望的人。
2. 目标设定　为员工设定合适的工作目标，并用目标引导和限制其行为。
3. 职务设计　通过职务设计决定人们的工作内容、节奏、权责范围，从而影响其行为。
4. 直接监督　通过现场巡视，及时发现问题并予以纠正。
5. 绩效评估　通过评估，对绩效好的予以奖励；对绩效较差者采取相应的措施，如业务培训等提高其工作水平。
6. 制度化　利用组织正式的规章制度来规定期望的行为和禁止的行为。
7. 组织文化　通过营造组织文化氛围影响员工的价值观和行为模式。

（二）对财务的控制

主要是费用控制。控制的目标是减少成本和充分利用资金。主要包括审核各期的财务报表，以保证一定的现金存量，保证债务的负担不致过重，保证各项资产都得到有效的利用等。这部分职能主要由财务部门完成。对护理管理者来说，主要的工作是进行护理预算和护理成本控制。

（三）对作业的控制

所谓作业，是指从劳动力、原材料等物质资源到最终产品和服务的转换过程。对护理工作而言，作业是指护士为患者提供各项护理服务的过程。作业控制就是通过对护理服务过程的控制来评价并提高护理服务的效率和效果，从而提高医院医疗护理服务的质量。护理工作中常用的作业控制有：护理技术控制、护理质量控制、医疗护理所用材料及药品购买控制、库存控制等。

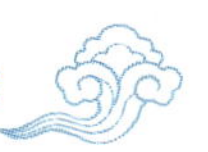

（四）对信息的控制

主要目标是建立和完善护理管理信息系统，并使之能在正确的时间、以正确的数量、为正确的人提供正确的数据。护理信息系统不仅要求提供必要的信息，还要能够对信息进行分析、处理，变成可利用的信息。护理信息系统包括护理业务管理、行政管理、科研教学三个信息系统。

（五）对组织绩效的控制

组织绩效是反映组织效能的一系列指标体系。要有效实施对组织绩效的控制，关键在于科学地评价及衡量组织绩效。医院内部对绩效的控制，包括一组衡量整体绩效的重要指标，如一定时期内门急诊及住院人次、疾病的治愈率、好转率、病床使用率、医院病死率等。对医疗卫生服务行业的绩效评价，不仅要看其经济效益，更要考虑其社会效益。

三、控制的类型

控制的类型根据不同的分类依据可有多种。例如根据控制来自何方可分为内部控制和外部控制；根据业务范围的不同可分为业务技术控制、质量控制、资金控制和人力资源控制；根据控制对象的不同可分为成果控制和过程控制；根据控制采取的手段不同可分为直接控制和间接控制；根据控制点在整个活动中的位置不同可分为前馈控制、现场控制和反馈控制。在实际工作中，按照控制点位置不同的分类方式较为常见（见图 7-1）。因此，本章将重点介绍这种类型。

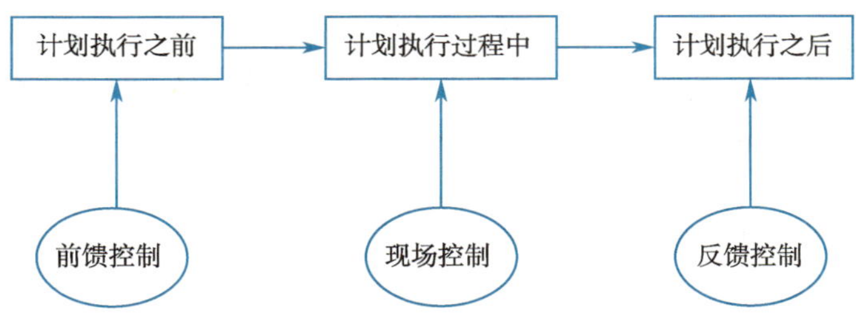

图 7-1　控制的类型

1. 前馈控制　前馈控制（feedforward control）也称预先控制，是基于预测的一种控制手段。指管理者在实际工作开始之前，利用所能获得的一切信息和手段对工作中可能出现的情况进行一种预先判断，力求以高质量的前期投入来预防问题的发生。例如，在选拔和聘用新护士时，通过事先的专业知识技能考核、真实工作预览等手段判断该员工是否符合护士岗位要求，从而保证在岗护士的业务水平，尽可能减少工作中的失误。前馈控制是医疗卫生行业最常用的一种控制手段，主要优点在于可防患于未然，避免差错或事故，如医护人员的入科考核制度、诊疗规范、查对制度及各项标准操作规程等均是典型的前馈控制方法。

2. 现场控制　现场控制（concurrent control）也称过程控制或同步控制，是指管理者持续监督员工正在进行的行为和活动，使其与绩效标准保持一致的一种控制方法。它包括的内容主要有：①向下级指示恰当的工作方法及工作过程；②监督下级的工作以保证既定目标的实现；③发现不合标准的偏差，立即予以指正并采取纠偏措施。在计划的实施过程中，尤其是基层的管理人员大多采取现场控制的方式。在医院工作中，各级管理人员的现场检查、护理查房，节假日的工作巡视都属于现场控制。在进行现场控制时，主管人员必须加强自身的学习和提高，亲临第一线进行认真仔细地观察和监督，避免单凭个人主观意志进行管理工作。

笔记栏

3. 反馈控制　反馈控制(feedback control)又称事后控制或结果控制。是指在实际工作结束之后,通过对工作的总结回顾发现工作中已经发生的偏差,将偏差已造成的损失弥补到最小的过程。由于反馈控制中所面临的是实际发生的、对组织造成了一定损害和影响的偏差,因此反馈控制的主要目的是着眼于警示今后的工作,防止类似事件再次发生。反馈控制要求管理者要加强信息反馈系统的建设,及时发现问题和解决问题,从而使损失减小到最低程度。在临床护理管理工作中,护理部定期的质量检查反馈、差错事故的通报、月末或季末的工作考核等都属于反馈控制。反馈控制的优点在于控制工作更有针对性,有利于工作的进一步提高和完善,避免同类事件反复发生;但它的缺点主要在于管理上的"时滞性",差错已经发生,影响已经形成。因此,反馈控制只能作为一种事后补救的控制方法。

总之,前馈控制是以未来作为导向的控制,是用来防止预期问题的发生;现场控制是一种发生在活动进行之中的控制;反馈控制是发生在活动结束之后的一种控制。上述三种控制方法各有特色,在实际管理工作中,管理人员往往综合使用多种控制方法,或是在某个工作阶段,根据工作的性质不同,使用最适当的控制方法。

案例分析

魏文王问名医扁鹊:"你们家兄弟三人,都精于医术,到底哪一位最好呢?"扁鹊答:"长兄最好,中兄次之,我最差。"文王再问:"那为什么你最出名呢?"扁鹊答:"长兄治病,是治病于病情发作之前,由于一般人不知道他事先能铲除病因,所以他的名气无法传出去;中兄治病,是治病于病情初起时,一般人以为他只能治轻微的小病,所以他的名气只及本乡里。而我是治病于病情严重之时,一般人都看到我在静脉上穿针管放血、在皮肤上敷药等大手术,所以以为我的医术高明,名气因此响遍全国。"

问题:

这个故事对管理者的启示是什么?

四、控制的原则

1. 与计划相一致的原则　控制工作的目的是对实施的计划活动进行衡量、测定和评价,并及时采取纠正措施以确保计划实现,早日达成组织目标。如对日常护理工作运转情况的控制,就是主管人员对被控人员的检查与监督,发现有无偏离计划的行为,督促其按正常程序工作,以确保预定目标的实现。

2. 客观性原则　控制活动是通过人来实现的,其中不免受到人的主观因素影响,例如"晕轮效应"。晕轮效应是一种以点带面的效应,也就是以人的行为的一点进而否认或称赞其全部行为。这种效应很容易引起判断上的主观性,造成评价上的偏差。人们常说的"情人眼里出西施",就是形容这种晕轮效应。因此,为了避免主观因素的干扰,从而更客观、更准确地衡量工作绩效,控制过程应严格按照客观标准进行。客观的标准可以是定量的,也可以是定性的,如各项技术操作标准、消毒隔离检查标准、表格书写标准等都可以采用量化标准;而对护理人员素质考核就可以设计成定性标准。

3. 控制关键点原则　对于一个管理者,特别是高层管理者来说,面面俱到是不可能的,往往既不现实也不经济。这就要求管理者要善于把握问题的关键,将注意力集中在影响计划执行的某些主要因素上来。选择对工作成效具有关键意义的因素或环节作为控制的重点,

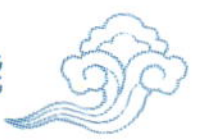

如基础护理质量控制中，患者“四清洁”、无压疮的发生均属于控制的关键点。

4. 灵活性原则　灵活性原则是指管理人员对在执行计划过程中，针对突发事件或环境发生重大变化时可以打破一般常规进行灵活控制。而对于一些日常例行性工作，可由职能部门或下属部门照章办事。贯彻这个原则，可以减少组织领导对日常重复性工作的指挥，集中精力管理对组织发展更为关键的大事，同时还可以使下属增强独立工作的能力和负责精神。

5. 及时性原则　控制的及时性体现在及时发现偏差和及时纠正偏差两个方面。其目的是减少工作中的“时滞性”，避免更大失误甚至是事故。及时发现偏差，要求信息的收集与反馈都必须是及时的，要建立有效的信息沟通渠道。及时发现偏差只是实现有效控制的第一步，如果仅仅停留在这个阶段，控制也不可能达到其目的。只有通过适当的计划调整、组织安排、人员配备、现场指导等办法来纠正偏差，才能真正确保组织目标的实现。

第二节　控制的基本过程和方法

一、控制的基本过程

控制活动能否顺利实施，除了以正确的目标计划为前提，还必须遵循控制管理的步骤。关于控制的基本过程，不同的管理学家有不同的表述。美国的哈罗德·孔兹在《管理学》(第十版)中将控制的基本过程划分为三个步骤：①确定标准；②衡量业绩；③纠正偏差。美国斯蒂芬·P·罗宾斯博士又将其分成以下三个步骤：①衡量实际绩效；②将实际绩效与标准进行比较；③采取管理行动来纠正偏差或不适当的标准。综合以上观点，我们将控制过程按照以下三个步骤分别予以介绍(见图 7-2)。

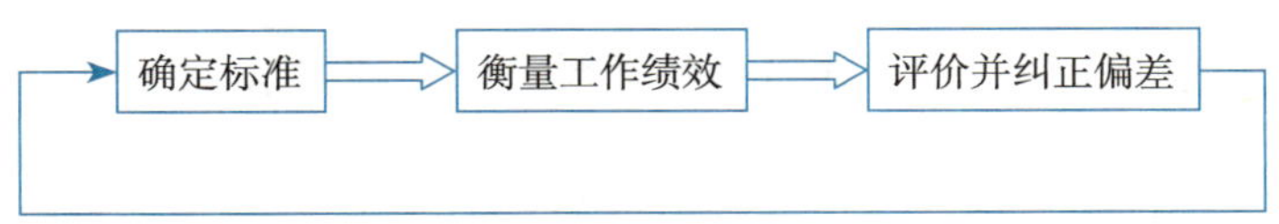

图 7-2　控制的过程

(一) 确定标准

标准是计量现实和预期工作成果的尺度，也是对重复性事物或概念所做的统一规定。确定控制标准，首先应明确能体现目标特性及影响目标实现的对象或要素，然后根据计划需要，建立专门的标准。例如，护士为患者进行导尿操作时的控制，应首先明确导尿的操作过程是控制的重要要素之一，然后建立导尿操作程序中各个主要环节的质量标准。

1. 制定控制标准的步骤　控制标准的制定是一个科学决策的过程。其主要步骤包括：确立控制对象、确定控制关键点、制定控制标准。

(1) 确立控制对象：进行控制首先遇到的问题是“控制什么”。管理者对所有影响组织目标实现的因素都进行控制是不现实的，也是不经济的。通常管理者会选择那些对实现组织目标有重大影响作用的因素进行重点控制，例如：环境特点及其发展趋势、资源投入的数量和质量、实现目标的各种组织活动等。这些因素哪些是管理控制工作中的重点需要根据具体情况而定。在工作成果较难衡量而工作过程也难以标准化、程序化的高层管理活动中，工作者的素质和技能是主要的控制对象；而在工作方法或程序与预期工作成果间有较明确

笔记栏

或固定关系的常规活动中，工作过程本身就是控制的主要对象。

(2) 确定控制关键点：在确定重点控制对象以后，还需要分析什么是对目标实现起关键作用的环节，并将其作为控制的关键点。通常在选择控制关键点时要考虑以下因素：①影响整个工作运行过程的重要操作与事项；②能在重大损失出现之前显示出差异的事项，只有选择那些易检测出偏差的环节才有可能对问题作出及时和灵敏的反应；③选择若干能反映组织主要绩效水平的时间和空间分布均衡的控制点，以便管理者对组织总体状况形成一个比较全面的了解。

护理管理控制的关键点：①制度：消毒隔离、查对、抢救、安全管理等制度；②护士：护理骨干、新上岗护士、进修护士、实习护士以及近期遭遇重大生活事件的护士等；③患者：危重患者、新入院患者、手术后患者、接受特殊检查和治疗的患者；④器材设备和药品：特殊耗材、监护仪器设备、急救器材与药品等；⑤部门：急诊科、手术室、供应室、监护室、母婴室、血透室等；⑥时间：交接班时间、节假日、午间、夜间、工作繁忙时。

(3) 制定控制标准：确定控制重点后，根据控制重点本身的属性和将要实现的目标要求，确定控制的标准。标准常分为定量标准和定性标准两大类。定量标准又分为实物标准（如药品库存数量、处方用药种数等）、时间标准（平均住院日、术前等待日）、效率标准（床位周转率、每位医生年门诊人次数等）；定性标准如服务态度的优劣、护士的专业素质水平等。定性标准在实际工作中也往往尽量采用可量化的处理方式，如用操作合格率、患者满意度等指标间接衡量工作质量。

2. 常用的护理控制标准　护理系统根据明确的控制对象（护理工作、提供护理工作的人员）制定的控制标准一般有以下几种：

(1) 时间标准：是指完成一定数量的护理操作或完成某项服务所限定的时间，即用标准工时来衡量某项操作的时间差异，如铺备用床要求在5分钟内完成。

(2) 程序标准：是根据护理服务或操作过程所制定的流程标准，如静脉输液的操作流程。

(3) 质量标准：是指保证护理工作符合各种质量因素的要求，或是服务方面需要达到的工作标准，如铺好麻醉床后要求床单位平整、舒适、安全，便于接收麻醉手术后的患者。

(4) 消耗标准：根据护理服务过程计算出来的有关消耗，如完成一次静脉输液操作后所消耗的一次性输液器、留置针、手套及消毒物品等的核算。

(5) 行为标准：是指对护理人员规定的行为准则，如医德医风规范、行业用语规范、护士仪表规范等。

（二）衡量工作绩效

此阶段的目的是确定实际工作成效。管理者首先需要收集必要的实际信息，然后将实际成效与控制标准进行比较，以便确定计划执行的进度和出现的偏差大小。

1. 衡量的主体　衡量的主体包括工作者本人、下级、同事、上级或者相关职能部门的人员等。衡量的主体不同，控制的类型就不同，对控制效果和控制方法产生的影响也不同。

2. 衡量的项目　“衡量什么”是衡量工作最为重要的方面，管理者应针对决定实际工作好坏的重要特征进行衡量，避免只衡量那些易于衡量的项目。

3. 衡量的频度　即衡量的次数或频率。有效控制要求确定适宜的衡量频度。频度过高，不仅会增加控制费用，还会引起相关人员的不满，从而对组织目标的实现产生负面影响；衡量频度过低则有可能造成许多重大的偏差不能及时被发现，不能及时采取纠正措施。适宜的衡量频度取决于被控制活动的性质和要求。

4. 衡量的方法　管理者为了获得能够反映偏差是否产生以及偏差大小的相关信息，就

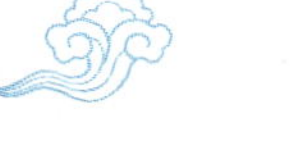

必须要多方面收集关于实际工作绩效的信息。收集信息的方法主要有以下四种:

(1) 建立工作汇报制度:即要求下属及时准确地反映执行上级指令的情况及遇到的问题,使上级部门及时了解下属的执行情况以便控制。汇报可通过口头汇报和书面汇报两种方式进行:①口头汇报,是一种直接获得信息的方法。管理者通过一对一的面谈、群体座谈会、情况通报会等形式,获得关于员工工作绩效的信息。这种方式不但能迅速地获取信息,还能借助报告者的肢体语言、表情、语调等加深管理者对信息的理解。但缺点主要在于所获取的信息往往是被汇报者过滤了的,有一定片面性,且不便存档。②书面汇报,是一种相对正式的绩效信息传递方式,信息内容可以长时间保存。管理者要求员工或部门提交一段时间或某一事件的文字报告,如年度总结、季度报告等。书面报告的缺点主要在于需要员工和部门花费一定时间对某一时期发生的工作进行总结归纳。

(2) 直接观察:直接观察是指管理者通过亲自到达工作现场对员工或部门进行直接的观察,与员工进行面对面的交流,获得有关实际工作的第一手的、未经他人过滤的、最直接的信息。特别是对于基层管理者来说,直接观察和个人接触往往是最有效的监督检查方法。直接观察的优点在于可以获得员工和部门状况的客观情况,但缺点是管理者需要花费大量的时间成本。此外,仅凭简单的观察判断工作的完成情况,观察易停留在事物表面,不具有深入性。

(3) 统计报告:统计报告是将在实际工作中采集到的数据以一定的统计方法进行加工处理后而得到的报告。随着计算机在各个领域的广泛应用,越来越多的管理者依靠计算机来收集信息,形成统计报告,并以此来衡量实际的工作情况。统计报告的输出形式不仅包括文字,还包括多种图形及图表等。统计报告还可以按照管理者的要求列出各种数据,并清晰有效地显示出各种数据之间的关系。当然,统计报告的应用价值也受到一定因素的制约:其一,统计报告的真实性会受所搜索信息准确性以及所采用方法恰当性的影响;其二,统计报告的全面性受所搜索重要信息的全面性的影响,它往往只能提供一些关键的数据,而忽略了其他许多重要因素。

(4) 抽样调查:抽样调查是通过随机抽取一部分工作进行深入细致的检查,以此来推测全部工作的质量。在工作量比较大而工作质量又比较平均的情况下,管理者可以通过抽样调查来衡量工作。抽样调查时,管理者只需选取具有代表性或关键性的部分工作进行检查,而不用对每一项工作逐一检查,这样可以大大减少人力、物力及时间成本的消耗。但是抽样调查受所抽样本的代表性的限制,如果所抽样本不具有代表性,则根据抽样样本所分析得出的结果就不能说明整体的情况。

(三) 评价并纠正偏差

1. 评价偏差　偏差是在控制系统中绩效标准与实际结果的差距。在建立标准与实际测量后,应进行绩效与标准的比较并得出偏差及其相关信息,判断偏差的严重程度。在某些活动中,出现一些偏差是难免的,但要确定可以接受的偏差范围。如果偏差显著超出了这个范围,就应该引起管理者的注意。如三级综合性医院护理质量标准规定护理技术操作合格率为 100%,以 95%~100% 作为偏差范围,如果合格率下降到 95% 以下,就超出了偏差范围,这时管理者应该对此偏差高度重视,进行分析和纠正。有些偏差虽然微小,却是造成组织重大损失的原因或隐患,如急救物品的完备率应达 100%,即便是个别急救设备的故障也有可能导致危重患者生命的丧失。

出现偏差的原因通常有以下几种可能:

(1) 由于外部环境的变化,使原来计划所需的外部条件不再能够得到满足。

(2) 制订的计划不周,标准本身缺乏科学性、合理性,执行者无法达标。

(3) 管理不善或员工不胜任。

笔记栏

在纠正偏差前先找出偏差产生的原因并采取相应措施彻底纠正，才能使组织的活动回到预定轨道上来。利用预定的标准检查各部门、各阶段和每个人的工作过程就同时成为检验标准的客观性和有效性的过程。

2. 纠正偏差　纠正偏差是在分析偏差产生原因的基础上，制订并实施必要的纠正措施。这项工作使控制过程得以完整，也是保证计划实现的关键。

(1) 改进工作方法：当工作结果达不到原定的控制标准，并且分析表明原有计划和控制标准是科学合理的，问题是在于工作本身，那么管理者就需要采取纠正行动，改进工作方法减少或消除原有的偏差。

(2) 改进领导方法：偏差也有可能是组织实施方面的工作没有做好，控制监管体系不完善，不能对已产生的偏差及时进行跟踪和分析，也可能是管理者指令不当或执行人员能力不足、积极性不高而导致的，这就需要改进组织工作、改进领导方式和提高领导的艺术性来纠正偏差。

(3) 调整计划或标准：有些偏差的产生是由于错误的计划或者不恰当的绩效标准导致的，需要对原有的计划或标准进行适当调整，而这种调整同样不能偏离组织发展的总目标。

二、控制的基本方法

在组织业务活动的各个领域中，目标的性质以及达到预定目标所要求的工作绩效是不相同的，所以控制的对象和标准也就不相同，因此必须采用多种多样的控制方法。一般可分为预算性控制和非预算性控制。预算性控制主要以事先编制的较为系统的数字计划为控制提供依据，而非预算性控制则更多依靠观察、报告等传统手段进行控制。

(一) 预算性控制

1. 预算性控制的种类　预算是组织对未来整体经营规划的总体安排，其主要功能是帮助管理者进行计划、协调、控制和业绩评价。预算控制是将组织目标及其资源配置规划加以量化并使之得以实现的内部管理活动或过程。按照其针对的对象不同，可以将预算分为收入和支出预算、现金预算、投资预算及资金平衡预算等。

2. 预算控制的优缺点　预算作为一种控制手段，其最大的价值在于它对改进协调和控制的贡献。为组织的各个职能部门编制预算，就为协调组织的活动提供了基础。同时，由于对预期结果的偏离将更容易被查明和评定，预算也为控制工作中的纠正措施奠定了基础。然而，预算控制也同样有其缺点和局限性：①有管得过细过死的危险。按预算项目详细地列出费用数额，可能束缚主管人员管理本部门工作所必需的自主权；同时，由于预算本身是缺乏弹性的，任何一处发生估计上的错误，该处预算的调整都会影响到其他预算的变动；②有让预算目标取代组织目标的危险，容易造成部门领导人过分热衷于按预算办事，而把实现组织目标摆到次要的地位。

(二) 非预算性控制

预算控制虽然具有重要作用，但为了加强对组织的控制，还应根据不同情况，广泛采用各种非预算性控制的方法。其中较重要的方法主要有以下几种：

1. 程序控制　程序是对操作或事务处理流程的一种描述、计划和规定。护理工作中常见的程序很多，例如护理程序、各种操作程序、主要管理活动的计划与控制程序等。凡是连续进行的、由多道工序组成的管理活动或业务技术活动，只要它具有重复发生的性质，就都应当为其制定程序。

2. 专题报告和分析　如果说程序控制是对常规例行的作业或活动的控制，那么专题报告则恰恰相反，它更着眼于非常规律的具体问题。由护理部及各科室的护理专家组成的护理质量监控小组，通过对护理质量问题专题报告的分析，可找到质量偏差发生的原因并及时

提出干预措施。

完善的控制报告应体现有效控制的所有特征。这种报告应当是客观的、公正的、适时的、经济的；必须包括充分的资料，如实反映组织当前的情况和发展趋势，突出有战略价值的关键问题，遵循组织的宗旨、目标和方针、导向改善和矫正的措施。

3. 盈亏平衡分析　盈亏平衡分析既是一种决策方法，又是一种控制方法。它能用来控制在不同的生产和销售水平下可能会实现的利润数，也可应用于测定各种产品的成本和产销量的关系，为控制各种产品的成本和盈利能力提供标准。

4. 统计数据资料　使用统计学知识建立分析模型，对管理者发现复杂情况下偏差出现的原因及把握控制关键点会有很大帮助。例如，质量控制常常采取数理统计的方法将各种统计资料汇总、加工、整理，得出对控制有用的相关统计指标、数据，来衡量工作进展情况和计划完成情况，然后经过分析对比，找出偏差及其发生的原因，采取措施达到控制的目的。常用的方法有分组法、排列图法、因果分析法等。

5. 亲自观察　亲自观察适用于从组织中一切关键领域获取控制信息，它是领导人进行控制、判断和调整措施的一种手段。它有利于领导人获得组织业务活动的第一手资料，以及在正式报告中不易得到的有用信息，使之成为管理者决策时的重要依据。虽然亲自观察作为获得信息的手段是相对比较耗时的，而且还要受到观察者的感知能力和理解能力的限制，但亲自观察仍是证实从其他来源获得信息真实性的重要方法。20 世纪 80 年代西方企业流行的“走动管理”实质上就是亲自观察的具体运用。它要求管理人员深入第一线，理解和掌握组织活动的第一手资料，以便为管理控制取得更为客观和直接的依据。

第三节　护理成本控制

随着社会主义市场经济的不断完善、卫生事业改革的进一步深化，成本核算已成为医院及卫生事业机构管理的一种重要手段和组成部分。其目的就是要在保证质量的前提下，挖掘降低成本的潜力，实现更好的经济效益。护理服务是医疗卫生服务的重要组成部分，研究和提供符合人民群众需求的护理服务，降低服务成本是护理改革中的一项基本任务，也是增强护理学科在市场经济下的竞争能力的必经之路。

一、概述

（一）相关概念

1. 成本　成本（cost）又称生产费用，是厂商或生产单位在生产商品或劳务中所使用的生产要素的价格总和，如原材料、能源消耗、折旧费等。在医疗卫生领域，成本是指在服务过程中所消耗的直接成本（材料费、人工费和设备费）和间接成本（管理费、教育训练费用和其他护理费用）的总和。

2. 医疗费用　医疗费用（medical expense）是指在一定时期由于医疗服务活动所发生的现金流出或其他资产的消耗。

3. 护理成本　护理成本（nursing cost）是指在给患者提供护理服务过程中所消耗的护理资源，如给患者提供诊疗、监护、防治、基础护理技术及服务。护理成本的范围必须是在护理服务过程中所消耗的物化劳动和活劳动。物化劳动是指物质资料的消耗，活劳动是指脑力和体力劳动的消耗。

在核算护理成本时，退休和退职人员的工资、患者医疗欠款及减免部分，还有医疗事故

笔记栏

赔偿等，不应列入成本。

4. 护理成本控制　护理成本控制（nursing cost control）是预先制订合理目标，按照目标执行，并将执行结果与目标比较，及时发现并纠正偏差，使成本被限制在预定的目标范围之内的管理方法。成本控制的意义在于减少不必要的花费，尽量从制度上着手改进工作方法与流程，减少人为的浪费，鼓励员工更加爱护医院财物，以达到医院资源的最佳使用效益。

5. 护理成本管理　护理成本管理（nursing cost management）包括四个方面：①编制护理预算，将有限的资源适当地分配给预期的或计划中的各项活动；②开展护理服务的成本核算，提高照护质量；③进行护理成本 - 效益分析，计算护理投入成本与期望产出之比，帮助管理者判定医院花费所产生的利益是否大于投资成本；④开发应用护理管理信息系统，进行实时动态成本监测与控制，利用有限的资源提供高质量的护理服务。

（二）护理成本的分类

护理成本按其成本特性和责权的不同分类如下：

1. 按成本特性分为直接成本和间接成本

(1) 护理直接成本：是指专为提供护理服务项目而发生的费用，如护理人员工资、护理材料、低值易耗品等。

(2) 护理间接成本：是指与护理服务间接相关或其成本不是针对某种具体护理服务项目的，因而无法直接计入到某种护理服务项目中，而是采取分摊部分费用的方法，如行政管理费、护理人员培训成本等。

2. 按责权可以分为可控性成本和不可控性成本

(1) 可控性成本：凡属于护理部门或个人的责任范围能够直接加以控制的，称为可控性成本。如对科室内护理人员及部分材料的控制。

(2) 不可控性成本：凡不属于护理部门或个人在责任范围内不可以控制的成本，称为不可控性成本。如护理部对医院固定资产折旧、大修理费等无法控制。可控成本与不可控成本是相对的概念。

二、护理成本核算的内容及方法

（一）护理成本核算的具体内容

1. 护理人力成本　是指脑力劳动与体力劳动的消耗。

2. 药材成本　是指在护理过程中使用的药材。

3. 设备成本　固定资产折旧及大修费。

4. 作业成本　公务费、卫生业务费、卫生材料费、低值易耗品的消费。

5. 行政管理成本　包括组织管理某些护理业务或活动等的支出费用。

6. 教学研究成本　主要指护理人员开展教学研究、培训等的费用。

（二）护理成本核算的方法

1. 项目法　项目法（fee-for-service）是以护理服务项目为对象，归集费用与分配费用来核算成本的方法。制定并计算护理项目成本可以为制定和调整护理收费标准提供可靠的依据，也可以为国家调整对医院的补贴提供可靠依据。但是项目法不能反映每一疾病的护理成本，也不能反映不同严重程度疾病的护理成本。

2. 床日成本核算法　床日成本核算法（per day service method）是将护理费用包含在平均的床日成本中，护理成本是与住院时间直接相关的一种成本核算方法。床日所包含的服务内容虽然有一定的差别，但一般常规性服务项目都包含在内，诸如化验检查、一般治疗、患者生活费等都不另收费。床日成本法并未考虑护理等级及患者的特殊需求，通常包括了非

护理性工作。

3. 患者分类法 患者分类法(patient classification systems)是以患者分类系统为基础测算护理需求或工作量的成本核算方法,是根据患者的病情程度判定护理需要,计算护理点数及护理时数,确定护理成本和收费标准。

4. 病种分类法 病种分类法(diagnosis-related group)是以病种为成本计算对象归集与分配费用,计算出每一病种所需护理照顾成本的方法,按病种服务收费是将全部的病种按诊断、手术项目、住院时间、并发症和患者的年龄、性别分成467个病种组,对同一病种组的任何患者,无论实际住院费用是多少,均按统一的标准对医院补偿。

5. 综合法 又称计算机辅助法。综合法是指结合患者分类法及病种分类法,应用计算机技术建立相应护理需求的标准,进而实施护理,来决定某组患者的护理成本。

三、护理成本 - 效益分析

1. 护理成本 - 效益分析的内涵 成本 - 效益分析是单个或多个护理方案与其他干预所消耗的全部资源成本价值和由此产生的效益相比较的一种方法,其目的在于选择成本低、效益好的护理方案。成本 - 效益分析的基本思想是研究任一方案的效益是否超过它资源消耗的机会成本,只有效益大于机会成本的方案才是可行的。

2. 护理成本 - 效益分析的步骤 护理成本 - 效益分析的步骤一般包括以下几个环节:①明确要研究和解决的问题是什么;②确立要比较的护理方案,收集相关数据;③选择适当的经济学分析方法;④确定与分析成本,确定结果的货币价值;⑤决策分析。

3. 护理成本 - 效益分析的应用 ①应用于卫生资源的分配:如护理经费的分配;②应用于疾病预防的效益分析:如各种疾病护理工作的评价。日本卫生经济学家调查了某村庄增加1名护士的经济效益,通过护士实施防治感冒、预防胃病等卫生宣教,结果使该村年医疗费用从原来的700多万日元降到340万日元;③应用于疾病治疗中的护理成本效益分析:两种护理方案的效果比较,如门诊输液治疗和住院输液治疗护理的费用效益分析;④应用于护理形式选择中的效益分析:多种护理形式的比较。如瑞士曾比较医护疗养院护理与家庭护理效果,方法是在两个方案质量无差别的情况下比较医护疗养院和家庭护理费用,费用结果是家庭组(26.793瑞士法郎)低于疗养院组(37.918瑞士法郎),结论是长期家庭护理优于长期疗养院的护理。

4. 常用的临床成本 - 效益分析方法 常用方法主要有:最小成本法(cost minimization analysis,CMA)、成本 - 效果分析法(cost-effectiveness analysis,CEA)和成本 - 效用分析法(cost-utility analysis,CUA)。成本效益分析作为一种研究方法,可以不受管理体制的束缚,护理管理部门及护理研究人员可以根据研究需要,选择不同的评价方法,准确反映护理成本的投入产出及护理人力生产力情况,为科学决策提供有力依据。

四、护理成本控制的步骤及途径

(一) 护理成本控制的步骤

1. 根据定额制定成本标准 成本标准是对各项费用开支和资源消耗规定的数量界限,是成本控制和成本考核的依据。没有这个标准,也就无法进行成本控制。

2. 执行标准 即对成本的形成过程进行计算和监督。根据成本指标,审核各项费用开支和各种资源的消耗,实施降低成本的技术措施,保证成本计划的实现。

3. 确定差异 核算实际消耗脱离成本指标的差异,分析成本发生差异的程度和性质,确定造成差异的原因和责任归属。

笔记栏

4. 消除差异 组织护理人员挖掘增产节约的潜力，提出降低成本的新措施或修订成本标准的建议。

(二) 降低护理成本的途径

1. 人力成本方面 护理管理者在实际工作中常常采用以下几种方法控制人力成本：①机动护理人员制度：将人员过多的病房人力机动性地支援其他病房；②兼职制或部分工时制：工作时间可依病房或该单元的需要而确定；③辅助人力的应用：运用非专业护理人员，经培训合格后协助完成部分简单的临床护理工作，如患者的日常生活照顾、翻身、沐浴等；④作业电脑化：包括医嘱电脑输入、建立护理通报电脑系统及护理计划电脑系统等，可缩短护理通报工作流程，节省人工抄写及传达的人力与时间。此外，降低人力成本还应减少人力资源浪费的现象。稳定护理队伍，降低护理人员的离职率，以减少护理人员岗前培训的重置成本。人员的流失不仅造成培训成本的增加，而且严重影响临床护理质量。

2. 物力成本方面 物力成本占医院管理成本的30%~50%，对医院的运营有关键性的影响。因此应重视对物力成本的管理，建立请领、定期清点、使用登记、交接制度，实行零库存，严格控制直接服务所用的药品、医用材料、各种低值易耗品的丢失、过期、损坏等浪费现象发生。对仪器设备做到专管共用、定期检查和维修。

3. 实行零缺陷管理 提倡一次性把事情做对、做好，减少护理缺陷、差错、事故的发生，防范护患纠纷，这是控制成本最为经济的途径。

成本控制要有成效，必须有赖于高层护理管理者严格监督，中层护理管理者协助，基层护理人员切实落实，层层负责，在执行过程中避免流于形式，一定会收到成效。

课堂互动

某中医院呼吸内科护士长上任后，开展了一系列的控制管理工作。

首先建立并完善了科室各项工作制度、操作规程，明确了各级人员职责、各班职责以规范护士行为。对新毕业分配来科的护士进行了岗前培训，对以前学西医的护士还要求参加中医护理基础理论培训。授权高年资护士对新护士进行呼吸内科的专科培训，教会其正确使用心电监护仪及呼吸机，限期3个月，到期考试，成绩达90分以上者，对新老护士均予以表扬，并上报护理部。护士长每日深入病房了解和解决患者的疑问，对护理存在的问题及时要求改进，及时做好护患沟通及医护沟通，建立了良好的护患关系及医护关系。

请问：该护士长运用了哪些类型的控制方法？请举例说明。

（王佳琳）

复习思考题

1. 控制的要素包括哪些？

2. 控制的类型根据不同的分类依据可以分为很多种。其中，根据控制点在整个活动中的位置不同可分为哪几种类型？各自的特点是什么？

3. 控制活动能否顺利实施，除了以正确的目标计划为前提，还必须遵循管理控制的步骤。大体而言，控制的过程可分为哪几个阶段？

4. 控制的基本方法有哪几种？

第八章 管理创新

笔记栏

PPT 课件

学习目标

识记：1. 准确描述创新、管理创新的概念；
2. 正确描述管理创新的基本内容。

理解：1. 能举例说明管理创新的原则；
2. 用自己的语言解释管理创新活动的实施过程。

运用：1. 能运用管理创新的方法来指导护理管理实践；
2. 能应用所学知识，对医院护理管理创新现状进行评价。

管理活动伴随人类社会的产生而出现，又随着社会的向前发展而不断进步，其理论、方法、手段不断推陈出新，可以说，管理本身就是创新的产物。在信息化、全球化和多元化的时代背景下，医院要想在激烈的动态竞争环境中站稳脚跟，谋求发展，必须依靠自身的素质和竞争能力的持续提升，而提升的动力源泉就是管理创新。护理工作作为医院工作的重要组成部分，必须融入医院的改革大潮中，坚持在管理中求创新，在创新中求发展。创新管理是管理者的一项重要职能。

第一节　管理创新概述

创新是管理的灵魂，是组织生命活力的源泉。组织作为一个开放系统，只有不断地与周边环境进行物质、信息和能量的交换，才能保持与环境的适应性，才能保持组织的活力，才能在激烈的竞争中不断创新和发展。管理创新是组织对环境变化的积极回应，是组织不断盘活内部资源的支点。只有通过管理创新才能使组织的管理体制和运行机制更加规范合理，实现人、财、物等资源的有效配置。

一、基本概念

(一) 创新

创新(innovation)一词起源于拉丁语，意为“更新、创造和改变”。美国经济学家约瑟夫·熊彼特(Joseph A. Schumpeter)于1912年在其《经济发展理论》一书中首次提出了创新的概念。他认为创新是对“生产要素的重新组合”，包括5个方面内容：①引入一种新产品；②采用一种新的技术；③开辟一个新的市场；④获得新的资源供给；⑤创建一个新的组织。美国著名管理学家彼得·德鲁克(Peter F. Drucker)在1974年出版的《管理：任务、责任、实践》中将创新定义为：是为人力和物力资源拥有更大的物质生产能力的活动而改变现存物质财富创造能力的方式。

笔记栏

综合以上观点，创新就是指人们为了一定的目的，遵循事物的发展规律，对事物的整体或其中的某些部分进行变革，从而使其得以更新与发展的活动。创新的目的在于探索新知、推动发展，其前提是必须有正确的思想方法、科学求实的态度、变革求新的勇气，而不是随心所欲的主观臆想和标新立异。

创新与“发明创造”“试验”不同。发明和试验都是科技行为，是一种知识生产活动。而创新是经济行为，是为获取更高的经济和社会效益，把生产要素重新组合，创造并执行一种新方案的过程和行为。创新的实质就是在模仿的基础上，进行持续的改良，创新并不一定是全新的东西，旧的东西以新的形式出现或以新的方式结合也是创新。因此，创新与经济发展相联系，推动创新的是组织家、管理者，而不是发明家和革新者。

（二）管理创新

管理创新（management innovation）源于管理的概念，从宏观上看，管理指组织内资源有效整合以达到组织目标和责任的过程；从微观理解，指围绕目标和责任使资源有效整合的一切细小工作和活动。所以，管理创新是创造一种新的更有效的资源整合方式，这种方式可以是新的有效资源整合以达到组织目标和责任的全过程管理，也可以是新的具体资源整合及目标制订等细节方面的管理。美国著名经济学家保罗·罗默认为，管理创新是在创造和掌握新知识的基础上，主动适应新的环境，提高组织时代效能，推动生产要素在质和量上发生新的变化的综合过程。

综上所述，可以将管理创新定义为：管理者利用新思维、新技术、新方法，创造一种新的更有效的资源整合方式，以激励组织的系统效益不断提高的过程。管理创新既体现在体制、战略等宏观管理方面，也体现在某项技术、工作流程等微观管理活动方面。

思政元素

中医药的“守正创新”

习近平总书记强调，要遵循中医药发展规律，传承精华，守正创新。中医药的守正，意味着坚守中医药的辨证思维和内因学说，坚守中医药天然固本、扶正和未病先治等理念，坚守中医药的理论、学术、特色。中医药的创新，意味着坚持与时俱进，紧跟时代步伐和民众需求，既对秘方验方加以更新创造，又运用现代科技手段创新中医药、完善中医药、振兴中医药。守正不是守成，更不是守旧；不是故步自封，也不是墨守成规；而是与创新相结合，以守正促创新、以创新固守正。中医学之所以能历尽千年而不衰，能够世代传承并不断发展，就是因为守住了中医学调和致中的思维方式和价值理念。这既是中医学经千百年发展的智慧选择，也是中医学发扬光大的守正要义。只有守正，中医学才能实现文化自信、创新发展，为人类健康做出新的贡献。如果说守正是固本，创新则决定着未来。“传承不泥古、创新不离宗”是创新的核心要义所在。中医学的守正创新强调以中医为主导和本体，以西医及现代科学为支持，推动中医药实现真正的创新发展。知常明变者赢，守正创新者进。中医学的历史就是一部守正创新的历史。正因为受到不同时代哲学成果、科技成果的滋养，中医药才能不断发展进步。当代中医学绝不能画地为牢、故步自封，否则不仅无法实现创新，甚至可能在自我封闭中变得更加脆弱。

启示：中医学只要守住最核心的思维精华和价值观念，尊重事物发展的规律，充分运用现代科技成果，大胆创新，不断开拓，就一定能始终保持生机活力，更好地造福中国人民和世界人民。

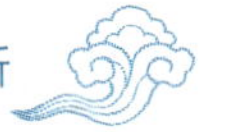

二、管理创新的特点

管理创新的特点来自创新和管理两个方面。一般具有以下几个特点：

1. 创造性管理　创新不管是整体创新还是局部创新，都是以原有的管理思想、方法和理论为基础，充分结合实际工作环境与特点，积极地汲取外界的各种思想、知识和观念，在汲取合理内涵的同时，创造出新的管理思想、方法和理论，推陈出新。因此，管理创新的重点在于突破原有的思维定式和框架，创造具有新属性的、增值的东西。也可以说，创新是一种创造性构思付诸实践的结果。

2. 动态性　组织是一个不断与外界环境进行物质、能量和信息交换的动态开放系统，而组织活动的内外环境又具有很多的不确定性因素，再加上信息本身的不完全性，因此，组织管理创新活动的逻辑和轨迹不会是一种简单的重复，而是根植于内外环境变化的一种能动性的动态创造过程。正如彼得·德鲁克所指出的：组织管理不是一种官僚性的行政工作，它必须是创新性的，而不是适应性的工作。因此，创新活动具有长期性、动态性和持续性。

3. 风险性　创新作为一种创造性的过程，包含着许多可变因素、不可知因素和不可控因素，这种不确定性使得创新必然存在着许多风险，管理创新并不总能获得成功，这也是创新的代价所在。因此，要理性地看待风险，要充分认识不确定因素，尽可能地规避风险，提高管理创新的成功率。

4. 效益性　创新是为了更好地实现组织目标，取得更好的效益和效率，以促进组织发展。因此尽管创新的成功率较低，但成功后却可获得丰厚的利润，创新活动的高收益和高风险并存。通过技术创新提高产品技术含量，使其具有技术竞争优势，获取更高利润。通过管理创新，建立新的管理制度，形成新的组织模式，实现新的资源整合，从而建立起组织效益增长的长效机制。

5. 系统性　组织是一个复杂的系统，组织生产经营活动是由许多环节构成的，创新活动涵盖组织生产经营活动的整个过程，它是一个完整的链条，而不是其中的某一项活动或某一个环节，这其中的任何一个环节出现失误，都会对创新的整体结果产生负面影响。因此，这就决定了管理创新是许多参与者之间的一系列复杂的、综合的、相互联系和相互作用的结果，是一个复杂的系统。

三、管理创新的原则

管理创新的原则是指产生管理创新创意的行为准则。管理创新创意是创新的出发点，因此，又可把管理创新的原则看作是创新的基础，有了这个基础才能把握开启创新大门的“金钥匙”，不断提升创新能力。

（一）逆向思维原则

所谓逆向思维是指对司空见惯的似乎已成定论的事物或观点反过来思考的一种思维方式。当大家都朝着一个固定的思维方向思考问题时，有人却敢于“反其道而思之”，从问题的不同方面深入地进行探索，通过这样的逆向思维，通常可以得到许多创新的灵感。逆向思维常有几种方式：反转型逆向思维，从已知事物的相反方向进行思考，产生发明构思的途径；转换型逆向思维，由于解决某一问题的方法受阻而转换成另一种方法，或转换角度思考，使问题顺利解决；缺点逆向思维，利用事物的缺点，将缺点变为可利用的东西，化被动为主动，化不利为有利的创新思维方法。对于临床护理工作存在的问题，护理管理者如果按照常规的思维方式去思考，有时能找到解决的方法，然而对某些问题利用正向思维不易找到正确答

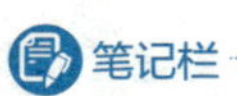

笔记栏

案，一旦运用逆向思维，常常会取得意想不到的效果。

(二) 交叉综合原则

交叉综合原则是指创新活动的展开或创新意向的获得可以通过各种学科知识的交叉综合得到。目前科学发展的趋势是综合和边缘性学科交叉，许多科学家都把目光放在这两个方面以求创新。管理作为一门科学，它的创新发展过程也呈现了这一态势。多学科的交叉促进了管理学的发展，心理学在管理人际关系方面的引入导致了行为科学、管理心理学、组织行为学等理论和方法的诞生，这就是著名的行为科学革命；现代数学、运筹学、统计分析等在现代组织中应用，创新了现代管理方法、技术；人文科学中社会学、伦理学、文化学等的最新结果被结合到管理中，导致了经营理念、组织文化等一系列综合性管理模式的变革。利用多学科知识进行管理创新，通常有两种途径：一是用新的科学技术、学科知识研究和分析现实管理问题，即从新的角度看待问题，这样可能得到不同于以往的启示，产生创新的灵感；二是沿用以往的学科知识、方法、手段，加以综合运用，系统地看待管理问题，这样也能得到不同于以往的思路、看法和启示。

(三) 加一加二原则

加一加二原则是指在自己现有的特色管理或在别人先进的管理思想、方法上，进行顺应式或逆向式有新意的进一步提高。现有的特色管理是指自己独有但尚未系统化或完全成型的管理；顺应式是指顺延别人的发展趋势，而逆向式是指在别人的基础上逆其发展趋势而行。加一加二就是对上述几方面内容进行大胆探索得出新的管理思路、方式、方法，简单地说就是在现有基础上进行有创意的提高。牛顿说："如果说我比别人看得更远些，那是因为我站在了巨人的肩上。"从管理诸多领域的创新来看，出于该原则而获得的创新成果很多。由于加一加二创新原则是在原有基础上的展开，故只需对原有的基础问题加以分析研究，把握深层原因，同时注意自己的特点与长处，进行深层思考，就可能发掘出许多新的创意，进行管理创新。

第二节　管理创新的过程

从概念可以看出，管理创新并不仅是提出一种新方式、新手段，而应通过这种方式、手段的具体实施，帮助组织有效配置资源，提高效益。如果只是提出了管理方面的某一建议，却无法实施或实施后不能达到预期的效果，那么这种建议不过是一个创意。创意不等于管理的创新，创意是创新的来源，可以有很多，但通过实践，最终获得成功的创意才是创新。管理创新的过程可以分成 3 个阶段：创意形成阶段、创意筛选阶段以及创意验证实施阶段（见图 8-1）。

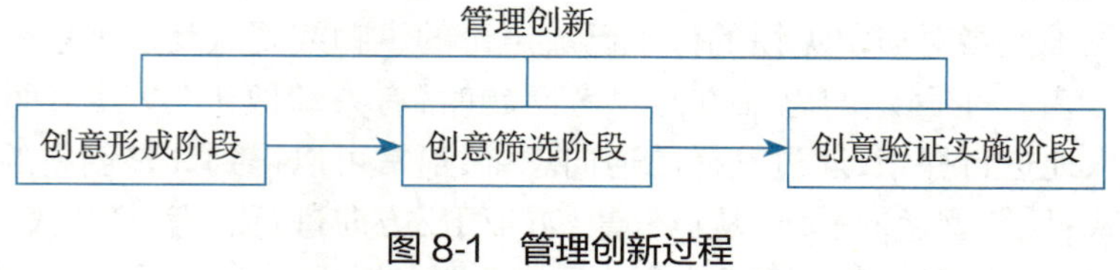

图 8-1　管理创新过程

1. 创意形成阶段　创意是创新的源泉，也是实现管理创新的根本。组织中的人可能会有各种各样的创意，但能够产生一些好的创意绝不是容易的事，它受到人的素质及当时各种因素的影响和制约。从组织外部环境来看，技术的进步、人口的变化、社会环境的改变、文化

与价值观念的转变都可能促进创意的形成；就组织内部而言，工作中遇到的瓶颈及意外的成功和失败也可能激发创意。

2. 创意筛选阶段　产生了许多创意之后，需要根据组织的现实状况及组织外部环境的状况对这些创意进行筛选，看其中哪些有实际操作的意义。创意经过尝试才有可能成为创新，而尝试是有风险的，所以对创意的筛选也应由组织中或与组织有关的人员来进行，这些人员需要有丰富的管理经验、极好的创造性潜能以及敏锐的分析判断能力。

3. 创意验证实施阶段　创意的验证实施是整个管理创新过程中非常重要的阶段，创意经过上一阶段的选择确认，通过一系列的具体操作方案，在组织的管理过程中得到验证，变为一项确实有助于组织资源配置的管理范式。将创意转化为具体的操作方案并进行实施，这是管理创新的困难所在，却也是管理创新成功的要求，许多好的创意由于找不到合适的操作方案从而导致失败，这已在科学发展史上得到充分的证明。所以，创新者必须有足够的自信心和较强的忍耐力，正确对待尝试过程中出现的失败，依据管理创新原则，坚持不懈地进行尝试，并不断更新创意。

管理创新的三个阶段是互相联系，不断反馈的过程，指导着管理创新主体的实践活动。有创意的人也许仅有此创意而已，不一定接着去筛选和验证创意，创意能否真正起作用取决于那些深入思考并认真加以实施的人。因此，有创意或对许多创意进行筛选的人，如果未进行创意的操作设计和实施，就不能被称为管理创新主体；同样，仅仅进行创意具体操作方案的设计及实施而自己并无创意的人也不能被称为管理创新的主体，充其量只能算是参与了管理创新的工作。管理创新的主体应该是自始至终参与了三个阶段的工作，有自己的创意并成功地将其付诸实施的人。

第三节　管理创新的基本内容

当环境、组织的资源及目标发生变化或调整时，组织的管理模式、管理方法就必须调整，这种调整本质上就是管理创新。由于现代科学技术水平的发展，激烈的市场竞争态势，组织深化改革的迫切需求，管理创新成为组织发展和管理水平提高的最重要、最经常性的工作。富有创造力的组织能够不断地将创造性思想引入组织的管理系统，并将其转换为有用的产品、服务或作业方法，以更有效地实现组织目标。

一、管理理念的创新

管理理念是管理活动的主导，不同的人在不同的管理理念指导下，就会产生不同的管理行为，导致不同的后果，因此，管理创新首先是管理理念的创新。理念的创新是指形成能更有效地利用资源的新概念、新看法或新构想的活动。管理理念创新永无止境，组织管理者必须不断转变对新事物的认识，用新思想、新观念去看待组织发展过程中出现的新情况、新问题，只有不断进行理念创新并付诸实际行动，组织才能得到持续发展。例如在实施护理管理过程中，随着人类对自身价值的认识，更加注重对生命内在质量的关怀和人格尊严的完善，护理管理者仅靠“权力”对护士一味采取强制管理的方式是远远不够的，护理管理者要注重把“以人为本”的理念渗透于护理管理过程中，把尊重、爱护、关心护士，调动护士的主观能动性作为护理管理创新的基本出发点，树立“管理就是服务”的新型护理管理理念，恰当运用激励机制，积极鼓励、支持、引导护理人员进行创新，奖励那些敢于创新、勇于奉献的创新者。

笔记栏

二、管理内容的创新

1. 组织创新　组织创新(organizational innovation)的主要内容是全面系统地解决组织结构、运行以及组织联系方面所存在的问题,使之适应组织发展需要。创新的组织机构设置和结构安排要以更有利于提高组织运行效率、降低组织运行成本为目的,组织创新包括:①职能结构的创新,指管理人员的岗位变动和薪酬变化的创新,可以激发组织成员的潜力,提高工作效率。例如,在医院管理中指派护理副院长为医院护理管理工作责任人,护理部主任、护士长由副院长任命,对其实施年薪制,将目标管理指标与工资奖金紧密挂钩。②组织体制的创新,是指以集权和分权为中心的、全面处理组织纵向各层间的责、权、利关系的体系。例如,医院按市场经营理念建立所有权与经营权分离的体制,实行院长负责制,院长全权负责医院经营管理,独立承担法律、经济、民事责任,对医院资产的所有者负责。③组织结构的创新,指为了促进组织管理过程的畅通、连续,把相关性强的职能科室组合到一起,做到一个基本职能设一个部门、一个完整流程设一个部门,使各部门间、部门内部职务和岗位间彼此配合更加协调。扁平化和虚拟化是组织结构创新发展的方向,例如为提高护理质量成立专项护理质量控制委员会,建立护理部、病区、个人三级护理质控体系,委员会成员分别承担相应的工作职责。④跨组织联系的创新,上述组织创新的几项内容均属于组织内部结构及其运行的创新,除此之外,组织创新还要进一步考虑组织外部相互之间的联系,护理部可以设立患者服务中心、患友联谊部门,对患者进行健康随访、了解患者的需求,通过部门合作不断完善护理服务。

2. 制度创新　制度是组织日常经营活动中各项具体规则的总称,是保证组织顺利运行、调节组织中各种关系的准则和规范。制度创新(system innovation)就是组织根据内外部环境的需求变化和自身发展壮大的需要,对组织准则、规范的调整和变革。制度创新可以不断调整和优化组织所有者、管理者、员工之间的关系,使各个方面的权力和利益得到充分体现,使组织中各种成员的作用得到充分发挥。制度创新的范围非常广泛,涉及组织管理的方方面面。例如在护理管理中的管理制度创新,实行护士长竞争上岗制度,护理部对全院护士长进行综合考评,对考评差的护士长实行末位淘汰制,从而增强护士长的竞争意识和业务管理能力;改革护士长夜间总值班制度,针对护理工作的薄弱环节强化护理管理,促进护理质量的全面提升,为更多的患者提供优质高效的服务。

3. 服务创新　服务创新(service innovation)是指新的设想、技术手段转变成新的或者改进的服务方式。服务创新通过满足人们物质、精神和心理需求,保障人们的精神和心理上的健康,使我们的生活和工作环境变得更加舒适和方便。随着人民生活水平的提高,健康服务需求也在日益增加。由于目前我国护理人力资源的匮乏,传统"重技术,轻服务"思想的影响,护理服务品质、内涵还远远不能满足人们日益增长的服务需求。因此,护理管理者要将"以人为本"的服务理念作为宗旨,通过管理手段不断创新护理服务方式,满足患者的实际需要,例如在原卫生部的指导下开展责任制整体护理,实施"优质护理示范工程",为患者提供标准化、人性化、多样化的护理服务;改变护理服务模式,以单纯的临床护理为主转向预防、保健、康复相结合的全方位护理模式,将护理服务拓展到社区。同时,作为护理管理者也应本着服务临床的意识,创新管理方式,满足临床一线护理人员的身心需求,例如改革排班模式,不仅满足了护理治疗高峰期患者的需求,还减少了护理人员中途重复耗时和交接班时间,有效调动其服务热情,提高了服务质量。

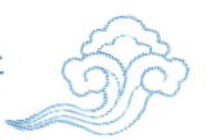

笔记栏

三、管理方法的创新

管理方法是指用来实现管理目的而进行的手段、方式、途径和程序的总和。管理方法的创新是指组织根据内外部环境的需求变化改进管理手段、方式、途径和程序，以提高管理效率，实现组织目的。任何管理都要选择、运用相应的管理方法，随着组织内外环境的改变，管理方法也不断革新。管理方法通常按其普遍性程度不同分为通用管理方法及专门管理方法。通用管理方法是以不同领域的管理活动都存在某些共同的属性为依据而总结出的管理方法，如随着时代的发展而逐步出现的任务管理法、人本管理法、目标管理法、系统管理法等，它为人们运用专门管理方法提供思路和基本原则。专门管理方法则是对某个资源要素、某一局部或某一时期实施管理所特有的专门方法，是为解决具体管理问题的管理方法，如改进护理质量的 PDCA 循环管理法、六西格玛管理方法等。下面介绍两种护理领域创新的专门管理方法。

1. 流程再造　工作流程是为了实现组织目标和任务的工作路径，表现了各类工作间的顺序关系。实现组织目标和任务的工作流程往往是多种多样的，最佳的工作流程可以实现目标、技术、人员间的动态均衡，它强调以流程代替传统的职能导向的组织形式，注重流程的改造和创新，为组织创新提供了全新的思路。工作流程管理是组织管理的核心部分，通过对流程进行设计与优化，实施流程再造，实现组织变革，可以大幅度提高效率、缩短周期、降低成本。在护理管理中，运用“一切以患者为中心”的服务理念，从患者需求出发，采用取消、合并、简化、调序、一体化、自动化等方法与手段，对住院、治疗、康复等护理过程进行改造，不仅缩短了时间，保障了安全，给患者带来更多的方便与利益，而且使医院赢得更多有益的商机。目前，我国许多医院的护理组织在门诊就医流程、手术患者核对流程、患者转运流程、危重患者的急救流程（急诊绿色通道）等方面的创新已经取得了一定成效，合理调配了资源，优化了管理流程，提高了服务效率。

知识链接

流程再造

流程再造（business process reengineering，BPR）是 20 世纪 90 年代初兴起于美国的管理思想，最早由美国的迈克尔·哈默和詹姆斯·钱皮提出，其定义为：“是对组织的业务流程作根本性的思考和彻底重建，其目的是在成本、质量、服务和速度等方面取得显著的改善，使得组织能最大限度地适应以顾客（customer）、竞争（competition）、变化（change）为特征的现代组织经营环境”。流程再造通过对组织原来活动过程的各个方面、每个环节进行全面的调查研究和细致分析，对其中不合理、不必要的环节进行彻底的变革，制定合理化改进方案，重新设计流程，并组织实施，达到持续改善的目的。再造的原则是尽可能清除不必要的活动，对剩下的必要活动进行简化，进一步整合简化的任务，以使之流畅、连贯并能够满足顾客需要。

流程再造实现了成本和效率的整体优化，增强了组织的竞争力。以美国为首的西方各类公司纷纷掀起 BPR 改革的热潮，如 IBM、科达、通用汽车、福特汽车等纷纷推行 BPR，试图利用它发展壮大自己，实践证明，这些大组织实施 BPR 以后，取得了巨大成功。

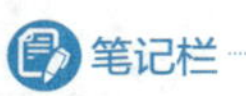

2. 项目管理 项目管理(project management)就是项目的管理者在有限的资源约束下,运用系统的观点、方法和理论,对项目涉及的全部工作进行有效地管理,即从项目的决策开始到项目结束的全过程进行计划、组织、指挥、协调、控制和评价,以实现项目的目标。项目管理应用的领域不是在于常规任务,而是在于对某一特定项目的管理。其实施的步骤包括:①制定明确、可行、具体和可以度量的目标;②制订项目工作范围;③在项目组内分配任务职责;④统筹规划项目间的活动。

运用项目管理方法可以将不同职能部门的成员组成团队,项目经理则是项目团队的领导者,其肩负的责任就是领导团队准时、优质地完成全部工作,避免了不同部门在运作项目过程中产生的摩擦,可以快速处理需要跨领域解决的复杂问题,以实现更高的工作效率。例如某医院护理部接到紧急申报医院护理专业建设项目的通知,如何在极短时间内完成符合要求的申报任务成为医院护理管理者面临的挑战。护理部采取项目管理方法,组织管理层认真学习文件精神,明确任务和目标;按照申报要求迅速从多种渠道收集相关资料和数据;对护理管理团队成员进行申报内容按条目分工,明确每一位成员的责任和完成任务时间;在此基础上,成员之间协调配合。所有申报材料按要求准时提交给原卫生部,该项目顺利通过答辩,使医院临床护理学科又迈上一个新台阶。

四、管理模式的创新

管理模式是指基于整体的一整套相互联系的观念、制度和管理方式方法的总称。管理模式是一个非常宽泛的概念,既有宏观管理模式,也有微观管理模式;既有整体管理模式,也有局部管理模式。在组织层次上产生的一整套相互联系的观念、制度和管理方式方法形成了组织管理模式,如集成管理、危机管理、组织再造等;同样,在组织内的某个领域所产生的一整套相互联系的观念、制度和管理方式方法就形成了领域管理模式,如生产管理模式、财务管理模式、人事管理模式等。不管哪一种管理模式,相互联系的管理方式方法都是构成管理模式的基础,离开具有可操作性的一系列管理方式方法,管理模式就不能称之为模式,只能是一种管理理念和思路。但是管理模式与管理方式方法也是有区别的,管理模式具有综合性,着重于内容的落实与贯彻,是围绕一定的管理内容而建立的一系列规则、范式和操作规程;管理方式方法则相对地具有单一性,它是组织资源整合过程中所使用的工具和具体方法。管理模式既是管理创新的条件,也是管理创新的结果。

第四节 管理创新的策略

创新是现代管理的重要内容之一,现代管理者不仅要对自己的管理工作进行创新,努力使之符合社会和组织发展的需要,更重要的是组织员工进行创新,为下属的创新提供条件、创造环境以及提供激励等,指导其有效地进行组织内部创新活动。

1. 树立创新意识 在组织的内外环境稳定的情况下,管理者普遍认为自己的主要职责就是维持组织的运行,保证已制定规则的执行和计划的实现,因此,他们自觉或不自觉地扮演着现有规章制度的守护神的角色。为了减少组织运行的风险,他们往往害怕创新尝试中的失败。但随着组织内外环境的巨大变迁,管理创新对组织的发展有至关重要的作用。所以,要求现代护理管理者要重新理解自己的职责,正确扮演管理者的角色,树立创新意识,不仅自身要坚持带头创新,而且要为护理人员提供和创造一个有利于创新的环境,积极鼓励、

支持、引导护理人员进行创新。

2. 营造创新氛围　创新是一项高风险的活动，是一项艰苦的过程，创新者必须投入大量的时间精力，管理者要善于发现创新人才，积极加以培养，给予大力扶持。促进创新的最好方法是大张旗鼓地宣传创新，激发创新，打破权威心理和从众心理。护理管理者有责任营造一个支持创新、欣赏创新、鼓励创新的良好氛围，在民主、宽松、自由的环境中，使每一个人都奋发向上、努力进取、跃跃欲试、大胆尝试。新一代的护理人员具有极强的自主性和鲜明的个性，护理管理者要善于引导、发挥这种个性，使之在创新中发挥优势，推动护理创新工作的开展。

3. 制订弹性计划　创新意味着时间和资源的计划外占用，所以要求组织的计划必须具有弹性。首先，创新需要弹性时间，对每个人在每时每刻都实行“满负荷工作制”，没有让其思考的时间，创新的许多机遇就不可能发现，创新的构想也无条件产生。美籍犹太人宫凯尔博士认为，每个人“每天除了必需的工作时间外，还应抽出一定时间去供思考用”。护理管理者应在妥善安排工作的前提下，留一部分时间让护理人员自由地去探索新的设想。其次，创新活动本身就有一定的偶然性和机遇性，因此创新活动的组织过程应具有一定的灵活性，护理创新过程中需要人、财、物的支持，如果严格按照计划执行，创新就永无尝试的机会，也不可能给临床护理工作带来任何实际的效果。为了使护理人员有时间去思考、有条件去尝试，护理管理者制订计划必须考虑计划外的时间和资源支持。

4. 正确对待失败　创新的过程是不断尝试、不断失败、不断提高的过程，创新者和组织创新的护理管理者都应清醒地认识到这一点。为取得最终的成功，创新者必须有足够的自信心忍受失败的打击，护理管理者也应抱有宽容的态度允许失败，决不能半途而废，否则便会前功尽弃。当然，支持尝试、允许失败并不意味着鼓励护理人员毫无把握地实施创新。护理人员面对的是患者的生命，创新不能以牺牲患者的权益为代价，护理创新必须在保障患者的安全的前提下进行，如果失败，创新者应该在失败中取得教训，有所收获，从而使下次创新成功的概率增加。

5. 建立奖酬制度　要激发每个人的创新热情，还必须建立合理的评价和奖惩制度。创新的原始动机也许是护理人员个人的成就感、自我实现的需要，但如果创新的努力不能得到团队或社会的承认，不能得到公正的评价和合理的奖酬，继续创新的动力就会渐渐失去。公正的评价和合理的奖励是对创新者贡献的一种肯定，同时也是培育护理团队的创新氛围、促进护理创新活动开展的需要。首先，促进创新的奖酬制度要注意物质奖励与精神奖励的结合，精神上的奖励也许比物质报酬更能满足、驱动护理人员创新的心理需要；其次，奖励不能视作“不犯错误的报酬”，而应是对特殊贡献，甚至是对希望做出特殊贡献的努力的报酬；奖励的对象不仅包括成功以后的创新者，而且应当包括那些成功以前、甚至是没有获得成功的努力者。奖励制度要既能促进内部之竞争，又能保证成员间的合作。就护理队伍的发展而言，重要的不是创新的结果，而是创新的过程，如果奖酬制度能促进每个护理人员都积极地探索和创新，必将促进护理的发展；第三，奖励制度要既能促进内部竞争，又能保证护理人员间的合作，在奖励项目的设置上可考虑多设集体奖，少设个人奖，多设单项奖，少设综合奖，在奖金的数额上可考虑多设小奖，少设甚至不设大奖，以给每一个人都有成功的希望，从而防止相互封锁和保密、破坏合作的现象。

6. 加强员工创新培训　员工的创新能力并不是天生的，在很大程度上取决于后天的学习和训练。因此，应重视员工素质提升，加大员工学习培训经费投入，对员工加强创新方面的学习、训练，提升创新技能，从而提高组织的创新水平和持续发展能力。

笔记栏

第五节 管理创新的方法

1. 头脑风暴法

(1) 概念:头脑风暴法又称畅谈法、智力激励法。是由美国创造学家亚历克斯·F·奥斯本提出的一种激发创造性思维的方法。该方法是一种通过小型会议的组织形式,鼓励一切的思维,让所有参加者在自由愉快的气氛中完全放松、随心所欲地发表看法,包括看起来不可能的想法,并以此激发与会者的创意及灵感,使各种设想在相互碰撞中激起大脑中的创造性思维。

(2) 适用范围:头脑风暴法一方面适合用于识别存在的问题并寻求其解决的办法,比如决策过程、学术主题探讨、产品的多样化研究,以及需要大量的构思、创意的活动项目等。另一方面还可用来识别潜在质量改进的机会,在质量改进活动中有较大的用途,可引导小组成员创造性地思考,产生质量改进的新思维,尤其在解决以下问题时,管理者及时导入头脑风暴法效果甚佳。①需要找出问题的可能原因。这种情况也可以应用于在新业务中,找出可能会出现的问题,比如新产品上市时,消费者、批发商可能对产品有哪些意见,有利于我们改正或者制订应对措施。②画龙点睛的小创意。比如,为某项活动征集广告词、为演讲稿选定标题、为一件新产品定名称等,头脑风暴法是解决这一问题的经典用法。③新流程的确定。当要确定新的工作流程时,用头脑风暴法可能会对新流程提供建设性的想法和意见,使流程更加完善,也可预先考虑在流程中可能出现的问题。

(3) 运用头脑风暴法应遵循的规则:①自由畅谈。让参加者不受任何条条框框限制,放松思想从不同角度大胆地展开想象,尽可能标新立异,与众不同,体现出独创性的想法。②延迟评判。认真对待任何一种设想,而不管其是否适当和可行,都不能对别人的意见提出任何批评或评价。各种意见、方案的评判必须放到最后阶段。③追求数量。头脑风暴会议的目标是获得尽可能多的设想,提出的设想越多,产生创造性设想的可能性就越大,因此,要努力实现畅所欲言。④鼓励别人改进想法。积极鼓励参加者对他人已经提出的设想进行补充、调整或改进。

(4) 头脑风暴法的步骤、方法与技术

1) 做好会前准备:负责人应事先对所议问题进行一定的研究,弄清问题的实质,找到问题的关键,设定解决问题所要达到的目标。同时选定参加会议人员,一般以 5~10 人为宜,时间控制在 1 小时以内最佳。之后将会议的时间、地点、所要解决的问题、可供参考的资料和设想、需要达到的目标等事宜一并提前通知与会人员,让其做好充分思考和准备。

2) 会议初始:主持人宣布开会后,先说明会议的规则,然后谈些轻松有趣的话题,营造出一种自由、宽松的氛围,让大家思维处于轻松活跃、无拘无束的状态。

3) 明确问题,进入讨论:主持人扼要地介绍有待解决的问题。介绍时须简洁、明确、不可过分周全,否则,过多的信息会限制别人的思维,干扰思维创新的想象力。

4) 重新归纳及表述:经过一段讨论后,大家对问题已经有了较深程度的理解。此时,为了使大家对问题的表述能够具有新角度、新思维,主持人或记录人要对发言记录进行整理。通过记录的整理和归纳,找出富有创意的见解,以及具有启发性的表述,供下一步畅谈时参考。

5) 畅谈:畅谈是头脑风暴法的创意阶段。主持人首先要导引大家真正做到知无不言,言无不尽,畅所欲言,然后将会议发言记录进行整理。

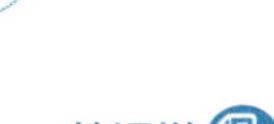

笔记栏

6）筛选：会议结束后近日内，主持人应向与会者了解大家会后的新想法和新思路，以此补充会议记录。然后将大家的想法整理成若干方案，根据可识别性、创新性、可实施性等标准进行筛选。经过多次反复比较和优中择优，最后确定 1~3 个最佳方案。这些最佳方案往往是多种创意的优势组合，是大家的集体智慧综合作用的结果。

2. 亲和图法

（1）概念及应用范围：亲和图法，又名 KJ 法、开发智慧法等，由日本学者川喜田二郎提出，是把从杂乱无章的状态中搜集来的零星的语言资料，按相近内容进行整理归纳，研究问题的本质，提出解决问题的方案。KJ 法的主要特点是依据事实，通过对语言文字资料的整理“触发”灵感，从而发现新思想、解决新问题；是在比较分类的基础上由综合求创新。在对卡片进行综合整理时，既可由个人进行，也可以集体讨论。

KJ 法的应用范围很广，尤其在全面质量管理活动中，是寻找质量问题的重要工具。例如：制订推行全面质量管理的方针和目标；制订发展新产品的方针、目标和计划；对服务对象的质量调查；促进质量管理小组活动的开展等。

（2）亲和图法的步骤、方法与技术

1）准备：主持人和与会者 4~7 人，准备黑板、卡片、笔、大张白纸及相关文具。

2）召开头脑风暴式的会议，请与会者将各种设想依次写在黑板上。

3）制作卡片：每一个人将提出的设想概括 2~3 句短句写在卡片上。这些卡片称为“基础卡片”。

4）卡片分成小组：让与会者按自己的思路将卡片各自分组，把内容在某点上相同的卡片归在一起，并加一个适当的标题，用绿色笔写在一张卡片上，称为“小组标题卡”。不能归类的卡片，每张自成一组。

5）卡片并成中组，将每个人所写的小组标题卡和自成一组的卡片都放在一起。经与会者共同讨论，将内容相似的小组卡片归在一起，再给一个适当标题，用黄色笔写在一张卡片上，称为“中组标题卡”。不能归类的自成一组。

6）卡片归成大组：经讨论再把中组标题卡和自成一组的卡片中内容相似的归纳成大组，加一个适当的标题，用红色笔写在一张卡片上，称为“大组标题卡”。

7）对卡片分组图解形成文字说明与规律性总结：将所有分门别类的卡片，以其隶属关系，按适当的空间位置贴到事先准备好的大纸上，并用线条把彼此有联系地连结起来。如编排后发现不了有何联系，可以重新分组和排列，直到找到联系。

8）确定方案：将卡片分类后，就能分别地暗示出解决问题的方案或显示出最佳设想。经过会上讨论或会后专家评判来确定方案或最佳设想。

案例分析

运用亲和图法解决实际管理中的问题

某医院心胸外科护士长在近段时间直接或间接地听到科内护理人员对工作中的一些问题发牢骚，她想要听取大家的意见和要求，但因倒班人员较多，工作繁忙，时间较紧，近期不大可能召开座谈会。因此，该护士长决定用 KJ 法找到发现问题和解决问题的方案。她的方法是：

第一步，注意听护士员工间的谈话，并把所有与工作中问题相关的只言片语分别记到卡片上，每个卡片记一条。例如：①工作的负荷太重；②护工工作完成得不好；③交接班时间不合理；④夜班值班人员的组合应改变；⑤护理工作量的不均衡；⑥设备太陈

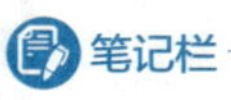

旧，工作效率太差……

第二步，将这些卡片中同类内容的卡片编成组。例如，反映护理工作量不均衡的内容："我们护理小组怎么全是危重患者，你看人家小组，工作多轻松呀！""怎么又收了重病号在我们组呀！""患者床位安排也太没有规律了吧？"……从下面的卡片中可以了解到分配患者床位与护理人力对应的暗含的解决办法。例如："完全可以按照患者的轻重来安置床位嘛！也不会一部分人工作很轻松，我们又太累了。""每个小组安置一些较重患者和一些轻患者搭配，我们就不至于累成这样了。"

第三步，将各组卡片暗示出来的对策加以归纳集中，进一步抓住更潜在的关键性问题。例如，对于交接班时间不合理，重点考虑的问题是每班工作量，或是护士员工的进餐时间，或是公交车客流量高峰的时间等来确定合理的交接班时间。

护士长拟定了一系列具体措施，又进一步征求乐于改进的护士员工的意见，再次做了修改之后，最后提出具体改进措施加以试行，结果护士员工们皆大欢喜。

在这个案例中，护士长并没有严格按照KJ法的程序进行。给我们带来的启示是创新管理方法在实际应用时，不是一成不变的，每一位管理者都应联系实际，并在实践中不断创新。

3. 信息交合法

(1) 概念：信息交合法是由我国思维技能研究学者许国泰提出的，又称为"要素标的发明法"，或称为"信息反应场法"，是一种在信息交合中进行创新的思维技巧，即把物体的总体信息分解成若干个要素，然后把这种物体与人类各种实践活动相关的用途进行要素分解，把两种信息要素用坐标法连成信息标X轴与Y轴，两轴垂直相交，构成"信息反应场"，每个轴上各点的信息可以依次与另一轴上的信息交合，从而产生新的信息。

(2) 信息交合法的步骤与技术

1) 定中心：即确定研究中心或主题。

2) 设标线：即把外界信息按事分组，按组数定坐标线数字，按分类方式定每一标线内容。对此，可以综合其他的创造学方法把信息划分为以下几个类别；如时间、地点、人物、材料、结构、品种、工艺、功能、图案、包装、形状、大小等。

3) 注标点：即在信息标上注明有关信息点。

4) 交合：在坐标轴所处的信息反应场内，选取任意维度、任意层次、任意数目的信息，以网络矩阵的形式进行交合。

ER-8-1 拓展阅读

5) 对每一个新的组合进行历史发展探讨：对过去、现在和将来的发展加以考察，可以产生出大量新思路和新联系，为发明创造萌发新的构思。

(3) 信息交合法的三条原则：①整体分解，按序列得出要素。②信息交合，各轴每条逐一与别轴的信息标点相交合。③结晶筛选原则，找出更好的方案。

（王　凌）

复习思考题

1. 护理管理创新的基本内容有哪些？
2. 护理管理创新的过程分为哪些阶段？
3. 护理管理创新的方法有哪些？

第九章 护理质量管理

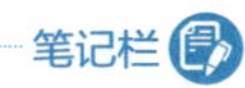

PPT 课件

学习目标

识记：1. 能陈述质量的概念及其含义；
2. 能陈述护理质量管理的概念；
3. 能列举护理质量评价方法。

理解：1. 能理解护理质量管理的基本标准；
2. 能概括护理质量管理过程。

运用：1. 会运用 PDCA 循环管理方法对护理质量进行管理，促进护理质量的持续改进；
2. 能运用护理质量结果分析方法。

护理质量是医院质量的重要组成部分，护理质量的水平直接关系到医疗质量和医疗安全。在临床护理管理中，正确运用科学有效的护理质量管理方法，分析护理工作中存在的问题及原因，提出解决问题的方法，持续改进护理质量，最终达到提高护理质量，保证患者安全，为患者提供优质护理服务的目的。

第一节 质量管理概述

一、质量管理的相关概念

1. 质量　质量（quality）又称为“品质”。这个词常用于两个不同范畴：一个是指“度量物体惯性大小的物理质量”或“物体中所含物质的量”；另一个是指产品或服务的优劣程度。在管理学中是指第二种含义。国际标准化组织（International Organization for Standardization，ISO）对质量的定义为：“反映实体满足明确或隐含需要的能力的特性总和。”

质量一般包含三层含义，即规定质量（conformance quality）、要求质量（requirement quality）和魅力质量（quality of kinds）。规定质量是指产品和服务达到预定标准；要求质量是指满足顾客的要求；魅力质量是指产品和服务的特性远超出顾客的期望。

2. 质量管理　质量管理（quality management）是组织为使产品质量能满足不断更新的质量要求，达到顾客满意而开展的策划、组织、实施、控制、检查、审核及改进等有关活动的总和。质量管理的核心是制订、实施和实现质量方针与目标，质量管理的主要形式是质量策划、质量控制、质量保证和质量改进。它是全面管理的一个中心环节。

质量管理可依不同标准进行分类。按工作所处部位不同，可分为设计过程质量管理、辅

笔记栏

助生产过程的质量管理、生产过程的质量管理、使用过程的质量管理。按工作所处阶段的不同，可分为要素质量管理、环节质量管理、终末质量管理。

3. 质量体系 质量体系(quality system)指为保证产品、过程或服务质量，满足规定(或潜在)的要求，由组织机构、职责、程序、活动、能力和资源等构成的有机整体。

4. 质量控制 质量控制(quality control)是对影响服务质量的各环节、各因素制订相应的监控计划和程序，对发现的问题和不合格情况进行及时处理，并采取有效的纠正措施过程。质量控制强调满足质量要求，着眼消除可能发生的偶发性问题，使服务体系保持在既定的质量水平。

5. 质量改进 质量改进(quality improvement)指为了向本组织及其顾客提供增值效益，在组织范围内采取措施提高质量效果和效率的活动过程。质量改进的目的是对某一特定的质量水平进行变革，使其在更高水平处于相对平衡的状态。质量改进的方法是实施 PDCA 循环。

6. 持续质量改进 持续质量改进(continuous quality improvement)是指现有的质量水平在控制、维持的基础上不断加以突破和提高，将质量提高到一个新水平。持续质量改进的特点是在保持和稳定已经达到质量水平的基础上，进行质量改进，而质量改进不是一次性的活动，是长期的不间断地实施 PDCA 循环的过程。

二、质量管理的产生和发展

人类历史自从有商品生产以来，就开始了以商品的成品检验为主的质量管理方法。按照质量管理在工业国家的实践和总结，质量管理的产生和发展一般分为传统质量管理、质量检验、统计质量控制和全面质量管理四个阶段。质量管理发展各阶段不是孤立的、互相排斥的，而是不可分割的，前一个阶段是后一个阶段的基础，后一个阶段是前一个阶段的继承和发展。

1. 传统质量管理阶段 传统的质量管理是从开始出现质量管理到 19 世纪末机器工业生产的工厂出现为止，此阶段又称为“操作工质量检验阶段”。该时期的生产特点是以小生产经营或手工业作坊式为主，产品质量主要依靠操作者本人的技艺水平和经验来保证，属于“操作者的质量管理”。即产品的质量是否合格主要依靠操作者的经验，靠感官估计和简单的度量工具来测量。生产者既是操作者又是质量检验者。质量标准基本上是实践经验的总结，凭师傅传授经验达到标准。但这个时期对质量管理是严格的，对产品规定了一些成品验收制度和质量不良的处罚措施。该阶段有两个主要特征：一是学徒制，通过学徒培养独立从业的技能；二是技术诀窍，依靠技术诀窍保证产品质量，这些为现代质量管理科学的产生奠定了基础。

2. 质量检验阶段 20 世纪初，科学管理之父泰勒(Taylor F.W., 1856—1915)提出了“科学理论”，主张计划与执行分开，由专职的检验人员负责质量检验和管理工作，质量管理进入了质量检验(check quality control, CQ)阶段，即增加了“专职检验”这一环节，以判明执行是否偏离计划，是否符合标准，又被称为“事后检验”。质量检验方法的产生，解决了长期以来由操作人员自己制造产品、自己检验和管理产品质量的问题。但是，由于这种质量管理方法单纯依靠事后检验查找废品和返修品来保证产品质量，所以存在耗费成本高的弊端。20 世纪 70 年代前，我国质量管理主要采取这种方式。

3. 统计质量控制阶段 统计质量控制(statistical quality control, SQC)因数理统计应用于质量管理而得名。20 世纪 40 年代后期，生产力的发展促进了质量管理的发展。依靠事后检验不能满足大批量生产的质量控制，如何控制大批量产品的质量成为质量管理的

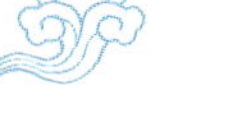

一个突出问题。第二次世界大战爆发后，为保证军用物品的质量及交货时间，美国政府和国防部组织的数理统计专家对质量管理方法进行了改革，运用统计学分析的结果，对生产工序进行控制，把质量管理由“事后把关”转为对生产过程的检查和控制的“事先预防”，将全部检查改为抽样检查，从而杜绝了大批量不合格产品的产生，减少了不合格产品带来的损失。但是，由于统计质量控制阶段过于强调计算方法，而忽略了组织、计划等工作问题。

4. 全面质量管理阶段　全面质量管理（total quality management，TQM）诞生于美国，在日本得到发展。20 世纪 60 年代初，美国学者费根堡姆（A.V. Feigenbaum）在事后质量检验、数理统计质量管理的积累和发展的基础上，提出全面质量管理的理论和原理。日本的企业根据日本国情加以修改后付诸实践，全面质量管理在日本得到迅速发展，成为日本经济腾飞的重要原因之一。随后，世界各国的管理专家逐步接受和应用全面质量管理理论，并广泛吸收各种现代科学管理理论，把技术、行政管理和现代科学管理方法结合起来，形成一整套全面质量管理的理论和方法，使质量管理发展到一个新的阶段。

全面质量管理的特征是强调“三全”：①全面质量管理，质量的含义是全面的，不仅包括产品服务质量，而且包括工作质量，用工作质量保证产品或服务质量；②全程质量管理，控制所有与产品质量有关的各项工作，包括直接的、间接的；③全员参与管理，从企业的高层管理人员到全体职工都必须参与质量管理。坚持“四一切”和“一多样”。“四一切”即一切以顾客为中心、一切以预防为主、一切以数据为准、一切工作按 PDCA 循环进行。“一多样”即因地制宜采取多样化的管理方法。

将质量管理百年发展的历程归纳（见表 9-1）。其中老七种质量管理工具、新七种质量管理工具、零缺陷以及 ISO9000 族标准已广泛应用于企业质量管理中，并取得较明显的效益。

表 9-1　质量管理百年发展历程

时期	主要内容
工业革命前	产品质量由各个工匠或手艺人自己控制
1875 年	泰勒提出“科学理论”，即最初的质量管理 - 质量检验
1925 年	休哈特提出统计过程控制（SPC）理论
1930—1940 年	道奇和罗明提出统计抽样检验方法
20 世纪 50 年代	戴明提出质量改进的观点——PDCA 循环理论
20 世纪 60 年代	朱兰、费根堡姆提出全面质量管理概念；产生“旧七种”品质（QC）管理手法如：因果图、流程图、直方图、检查单、散点图、排列图、控制图等并用于质量改进
1961 年	菲利浦·克罗斯比提出“零缺陷”概念
20 世纪 70 年代	产生“新七种”品质（QC）管理手法如：关联图、KJ 法、系统图、矩阵图、矩阵数据分析法、PDPC 法等
1987 年	ISO9000 系列国际质量管理标准问世
1994 年	ISO9000 系列标准改版，改版后的标准更加完善；普遍开展第三方质量认证
20 世纪 90 年代末	全面质量管理（TQM）被广泛应用；产生企业流程再造（BPR）等新的管理方法

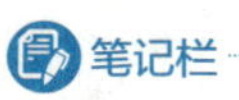

第二节　护理质量管理概述

一、护理质量及护理质量管理概念

护理质量是指护理人员为患者提供整体护理包括护理技术和生活服务的过程和效果。护理质量不是以物质形态反映其效果和程度,而是通过在护理服务的实际过程和结果中表现出来的。

护理质量管理(nursing quality management)是指按照护理质量形成的过程和规律,对构成护理质量的各要素进行计划、组织、协调和控制,以保证护理服务达到规定的标准,满足和超越服务对象需要的活动过程。护理质量管理的作用主要体现在四个方面:①有利于更好地满足患者的需求;②有利于提高组织的市场竞争力;③有利于护理学科的发展;④有利于护理队伍建设。

二、护理质量管理的基本任务

1. 建立质量管理体系　护理质量是在护理服务活动过程中逐步形成的。要使护理服务过程中影响质量的因素都处于受控状态,必须建立完善的护理质量管理体系,明确规定每一个护理人员在质量工作中的具体任务、职责和权限。只有这样,才能有效地实施护理管理活动,保证服务质量的不断提高。护理质量管理体系是医院质量管理体系的一部分,一般护理质量管理体系应与医院质量管理体系同步建立。

2. 进行护理质量教育　护理质量教育是质量管理一项重要的基础工作。护理管理者应加强质量教育,不断增强护理人员的质量意识,使护理人员认识到自己在提高质量中的责任,明确提高质量的重要作用,自觉地掌握和运用质量管理的方法和技术,提高管理水平和技术水平,不断地提高护理工作质量。

3. 制定和更新护理质量标准　护理质量标准是护理质量管理的基础,也是规范护士行为的依据。制定护理质量标准是护理管理者的主要任务之一,同时应根据护理学科的发展及时更新护理质量标准,只有建立系统的、科学的护理质量标准体系,才能规范临床护理工作。

4. 进行全面质量控制　对影响护理质量的各要素和各个过程进行全面的质量控制;建立质量可追溯机制,利用标签、标识、记录等对服务进行唯一标识,以防物质误用或出现问题时能追查原因。

5. 评价与持续改进护理质量　护理质量评价是护理质量管理中的控制工作之一。评价一般指衡量所定标准或目标是否实现或实现的程度如何,即对一项工作成效大小、工作好坏、进度快慢、对策正确与否等方面作出判断的过程。评价贯穿工作的全过程,不应仅在工作结束之后。评价是不断改进护理质量管理,增强管理效果的重要途径。质量持续改进是质量管理的灵魂,树立第一次就把工作做好,不安于现状,追求卓越的意识,力争对护理质量进行持续改进。

三、护理质量管理的基本原则

1. 以患者为中心原则　患者是医院医疗护理服务的中心,是医院赖以存在和发展的基础。临床护理工作必须以患者为中心,时刻关注患者现存的和潜在的需求,正确运用护理程

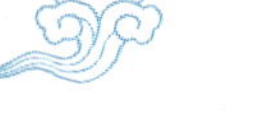

序为患者服务。以患者为中心的原则强调：无论是临床护理工作流程设计、优化，护理标准制定，还是日常服务活动的评价等管理活动都必须打破以工作为中心的模式，建立以尊重患者人格，满足患者要求，提供专业化服务，保障患者安全的文化与制度。

2. 预防为主原则　护理质量管理必须坚持预防为主的原则，对护理质量产生、形成和实现全过程的各个环节都充分重视，把质量管理的重点从“事后把关”转变为“事前预防”，做到“防患于未然”。

3. 全员参与原则　护理服务的各个环节和每个过程都是护理人员劳动的结果，各级护理管理者和临床一线护理人员的态度和行为直接影响着护理质量。因此，护理管理者必须重视全体护理人员的作用，对护理人员进行培训和引导，增强护理人员的质量意识，引导每一位护理人员能自觉参与护理质量管理工作，充分发挥全体护理人员的主观能动性和创造性，不断提高护理质量。

4. 质量标准化原则　质量标准化是护理质量管理工作的基础，建立健全质量管理制度，保证护理人员在服务过程中有章可循、有据可依。护理质量标准化包括建立各项规章制度、各级人员岗位职责、各项操作规程、各类工作质量标准和质量评价标准等。在质量管理过程中遵循各项标准，确保管理科学化、规范化。

5. 以数据为基础原则　有效的决策是建立在对数据和信息进行正确分析的基础上，质量管理必须以数据为依据，重视用“数据说话”，没有数据就没有准确的质量概念。护理质量管理必须寻求定量化的方法，运用统计的方法分析判断质量的优劣，提示其规律性，数据和事实判断事物是统计方法的根本要求，也是护理质量管理的基础工作。在强调数据化原则时，应注意护理质量中的非定量因素，护理质量管理要科学地把握定量与定性的界限，准确判定护理质量水平。

6. 持续改进原则　持续改进是指在现有水平基础上不断提高服务质量、过程及管理体系有效性和效率的循环活动。护理服务对象的需求是不断变化的，要满足服务对象的需求，必须遵循持续质量改进的原则。护理人员和护理管理者应对影响质量的因素具有敏锐的洞察能力、分析能力和反省能力，不断地发现问题、提出问题、解决问题，以达到持续质量改进的目的。

四、护理质量管理组织体系

护理质量管理组织体系是指实施护理质量管理所需的组织结构、程序、过程和资源，是建立护理质量方针和质量目标并为实现该目标而持续进行的体系，它在护理质量管理中具有指挥和控制的作用。护理质量管理组织体系一般包含组织架构、管理职责等方面的内容。

（一）护理质量管理组织架构

护理质量管理组织架构应与医院的级别相一致，三级医院实行院长（分管护理副院长）领导下的护理部主任→科护士长→护士长三级质量管理；二级医院可实行三级质量管理或护理部主任（总护士长）→护士长二个层级质量管理。

1. 院级护理质量管理　①医院护理质量管理委员会：这是医院具有权威性的护理质量管理组织，由院长（分管护理副院长）和护理部主任分别担任质量管理委员会主任、副主任，委员可聘请有丰富经验的护理管理专家，以及科护士长担任。护理质量管理委员会负责定期对护理质量进行调查研究、质量分析和决策等。护理质量管理委员会下设护理质量管理办公室作为常务机构，负责日常护理质量管理工作。②护理质量管理办公室：由护理部及科护士长组成，其主要任务是负责组织协调全院护理质量管理工作的实施、监督、检查、统计分析和评价工作；参与制定全院性的护理质量管理规划、护理质量目标、护理质量管理规章制

笔记栏

度和主要措施；组织协调各部门、科室开展护理质量管理；实施护理质量教育和培训等。

2. 科级质量管理　由科护士长及护士长组成，其主要任务是负责对所管辖科室的护理质量管理工作进行监督、检查和评价，对检查中存在问题及时反馈，并提出改进意见，实施护理质量持续改进，不断提高护理质量。

3. 病区质量管理　由护士长及病区护理骨干组成，其主要任务是负责对本科室的护理质量管理工作进行监督、检查和评价，促进本科室护理质量持续改进。

（二）护理质量管理职责

1. 院长（分管护理副院长）职责和权限　①制订医院护理质量方针和质量目标，并批准发布实施；②通过各种形式，提高全院护理人员的质量意识，使全院护理人员主动参与质量管理；③为护理质量管理体系的建立、有效运行和持续改进提供必要的资源；④建立、保持和改进护理质量管理体系，定期主持护理质量检查与考评，解决护理质量管理体系中的重大问题。

2. 护理部管理职责和权限　①协助院长（分管护理副院长）进行医院护理质量管理体系的建立和实施；②解决护理质量体系运行中的有关问题；③参与护理质量检查、评价，针对质量管理问题进行研究，并提出改进建议。

3. 科护士长管理职责和权限　负责所管辖部门质量体系的实施和保持，对质量管理体系在本部门的有效运行负责；及时解决所管辖部门质量管理体系运行中的有关问题并与相关科室沟通；参与医院护理质量检查、评价，针对检查中发现的质量问题提出改进建议，并监督整改。

4. 护士长管理职责和权限　负责本科室质量体系的实施和保持，对质量管理体系在本科室的有效运行负责；定期对本科室护理质量进行检查、评价，对存在问题制订切实可行的改进措施，保证护理质量的持续改进。

五、护理质量管理标准

（一）标准、标准化管理的概念

1. 标准　标准是衡量事物的准则，是共同遵守的原则或规范，是对需要协调统一的技术或其他事物所做的统一规定。它以科学技术和实践经验为基础，经有关方面协商同意，由公认的机构批准，经特定的形式发布。标准是一种工具，用以达到一个或一组目标，其目的是获得最佳的工作秩序和社会效益。标准分为国际标准、国家标准、行业标准、地区标准、企业标准等。

2. 标准化管理　标准化是以科学制定和贯彻标准为主要内容的有组织的活动过程，包括制定、发布、实施和修改标准等步骤。标准化的过程是螺旋式上升的循环运行过程，每完成一个循环就使标准得到进一步完善和提高。所以标准化的重要意义在于不断改进产品、过程和服务的适用性。标准化利用了统一、简化、协调和最优化等管理学的基本原理，其实质是通过制定、发布和实施标准，达到统一，从而获得最佳秩序和社会效益。标准化管理是一种管理手段或方法，即以标准化原理为指导，将标准化贯穿于管理全过程，以增进系统整体效能为宗旨、提高工作质量与工作效率为根本目的的一种科学管理方法。标准化管理的基本特征是一切活动按标准实施管理，依据标准的指标和要求对照事实全面评价，从而达到科学管理、提高质量的目的。

（二）护理质量标准

护理质量标准（nursing quality standard）是依据护理工作内容、特点、流程、管理要求、护理人员及服务对象特点、需求而制定的护理人员应遵守的准则、规定、程序和方法。一般由

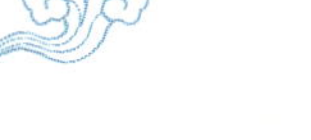

笔记栏

一系列具体标准组成，如在医院工作中，各种条例、制度、岗位职责、医疗护理技术操作规程均属于广义的标准。国务院颁布的《护士条例》、原卫生部颁布的《三级综合医院评审标准(2011年版)》及国家卫生健康委员会颁布的《优质护理服务评价细则(2014版)》，均是正式的国家标准。

1. 护理质量标准内容　护理质量标准一般分为要素质量标准、过程质量标准和终末质量标准。

(1) 要素质量标准：是指构成护理工作质量的基本要素。要素质量管理的重点是对护理工作的各项基本要素进行质量管理。内容包括：

1) 机构和人员：建立健全与等级医院功能、任务和规模相适应的护理管理体系。护士应依法执业，专业技术人员具备相应岗位和任职资格，不得超范围执业。护士人力资源配备与医院功能、任务及规模一致，满足护理工作需求。如：临床护理岗位的护士数量占护士总数≥90%；医院病房护士总数与实际开放床位比不低于0.4∶1；ICU护士与实际开放床位之比不低于(2.5~3)∶1。

2) 环境、物资和设备：反映医院设施、医疗护理活动空间、环境卫生监测、护理装备水平及物资设备等合格程度。如护理工作所需要的必备仪器、设备等落实到位，并处于完好状态。

3) 护士技能：反映护理业务水平、开展的技术服务项目及执行护理技术常规的合格程度。常用的护理技术操作质量标准主要包括：基础护理技术操作、中医护理技术操作、专科护理技术操作。

4) 管理制度：一般有护理工作制度、特殊区域护理工作制度、护理管理人员职责、护理技术人员职责及护理应急预案等。常用的护理工作制度有：分级护理工作制度、医嘱执行制度、护理文书书写制度、病房管理制度、交接班制度、查对制度、抢救制度、消毒隔离制度等。常用的特殊区域护理工作制度：重症监护病房管理制度、手术室护理工作制度、产房护理工作制度、急诊室护理工作制度、血液净化室工作制度、消毒供应室护理管理制度等。

(2) 环节质量标准：是临床护理服务中各环节的质量，是各种要素通过组织管理所形成的各项工作能力、服务项目及工作程序。主要包括患者从就诊到入院、诊断、治疗、护理及出院等各个护理环节；患者在科室之间的转接环节，如急诊科与病房、病房与手术室、病房与ICU、产房与新生儿科等转接过程中的护理环节等。环节质量不仅包括护理管理工作，还包括护理业务技术活动的全过程，以及在环节质量中医疗服务体系的协调作用，如护理人员与医师、医技人员及后勤人员的协同工作等。

(3) 终末质量标准：是指患者所得到的护理效果的综合质量。它是通过某种质量评价方法形成的质量指标体系。这类指标包括护理技术操作合格率、出院患者对护理工作满意率等。例如：2010年国家中医药管理局颁发《中医医院中医护理工作指南(试行)》中规定中医护理技术操作合格率≥90%，护理文书书写合格率≥90%。

要素质量、环节质量和终末质量标准是不可分割的，一般将三者结合起来构成护理质量标准。

2. 制定护理质量标准的原则

(1) 可衡量性原则：没有数据就没有质量的概念，因此在制定护理质量标准时，要尽量用数据来表达，对一些定性标准也尽量将其转化为可计量的指标。

(2) 科学性原则：制定护理质量标准不仅要符合法律法规和规章制度，而且要能够满足患者需要，更好地规范护士行为，提高护理质量，促进护理学科的发展。

(3) 先进性原则：护理工作对象是患者，任何疏忽、失误或处理不当，都会给患者造成不良影响或严重后果。因此，要总结国内外护理工作正反两方面经验和教训，以科学为准绳，

笔记栏

在循证的基础上按照质量标准形成的规律结合护理工作特点制定标准。

(4) 实用性原则：从客观实际出发，掌握医院目前护理质量水平与国内外护理质量水平的差距，根据现有人员、技术、设备、物资、时间、任务等条件，定出质量标准和具体指标，制定标准值时应基于事实，略高于事实，即标准应是经过努力才能达到的。

(5) 严肃性和相对稳定性原则：在制定各项质量标准时要有科学的依据和群众基础，一经审定，必须严肃认真地执行，凡强制性、指令性标准应真正成为质量管理法规；其他规范性标准，也应发挥其规范指导作用。因此，需要保持各项标准的相对稳定性，不可朝令夕改。

3. 制定护理质量标准的步骤

(1) 调查研究，收集资料：调查内容包括国内外有关标准资料、标准化对象的历史和现状、相关方面的科研成果，实践经验和技术数据的统计资料和有关方面的意见和要求等。调查方法要实行收集资料与现场考查相结合，典型调查与普查相结合，本单位与外单位相结合。调查工作完成后，要进行认真的分析、归纳和总结。

(2) 拟定标准并进行验证：在调查研究的基础上，对各种资料、数据进行统计分析和全面综合研究，然后着手编写关于标准的初稿。初稿完成后要发给有关单位、人员征求意见，组织讨论、修改形成文件。必须通过试验才能得出结论的内容，并通过试验验证，以保证标准的质量。

(3) 公布、实施：对拟定的标准进行审批，须根据不同标准的类别经有关机构审查通过后公布，在一定范围内实施。

(4) 标准的修订：标准的修订是在原标准的基础上，依据学科的发展需要对原标准的不足部分进行修订，对不完善部分进行补充。标准的修改、废止、补充由审批机关批准发布，标准的解释由标准的审批机关或指定部门负责。

第三节　护理质量管理方法

护理质量管理常用的方法有 PDCA 循环(也称“戴明环”)、临床路径、品管圈、五常法等；其中 PDCA 循环是护理质量管理中最常用的方法，此外根本原因分析(RCA)、失效模式与效应分析法(FMEA)、追踪方法学也被临床广泛应用。

一、PDCA 循环

(一) PDCA 循环的概念

PDCA 循环是由计划(plan)、实施(do)、检查(check)、处置(action)四个阶段组成的循环反复的工作程序，也是一种程序化、标准化、科学化的质量管理方法。PDCA 循环只有起点，没有终点，一个循环解决了一部分的问题，尚未解决的问题或者新出现的问题进入下一个循环，每一次循环都将质量推向新的阶段。

(二) PDCA 循环产生的背景

20 世纪 30 年代，“统计质量控制之父”、美国著名统计学家沃特·阿曼德·休哈特在当时提出了“计划 - 实施 - 检查(plan-do-check)”的雏形。1950 年，美国著名的质量管理专家威廉·爱德华·戴明在耶鲁大学读博士期间结识了在贝尔实验室工作的休哈特博士，他对戴明产生了重大影响；此后，戴明对 PDC 循环进一步完善，发展成为“计划(plan) - 实施(do) - 检查(check) - 处置(action)”(简称 PDCA)循环理论，又被称为“戴明环”。PDCA 循环是在全面质量管理理论指导下产生的一种科学的工作程序，是质量管理的基本方法，已广泛应用

于医疗卫生行业，并取得较好效果。

（三）PDCA 循环的步骤

每一次 PDCA 循环都要经过 4 个阶段，8 个步骤（见图 9-1）。

1. 计划（plan）阶段　第一步分析质量现状，找出存在的质量问题，确立质量改进项目；第二步分析产生质量问题的原因或影响因素；第三步从各种原因和影响因素中，找出影响质量的主要因素；第四步针对影响质量的主要原因研究对策，制订相应的管理或改进措施。

改进措施应具体、明确、切实可行，并且取得全体参与人员的理解和支持。制订措施可使用 5W1H 方法，即为什么制订该措施（why）？达到什么目标（what）？由谁负责完成（who）？在哪里执行（where）？什么时候完成（when）？怎样完成（how）？

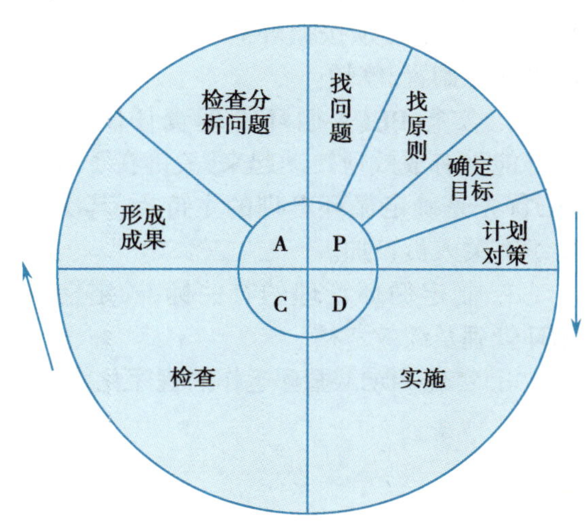

图 9-1　PDCA 循环的 8 个步骤

2. 实施（do）阶段　按照预定的质量计划、目标、措施及分工要求组织实施。此为 PDCA 循环第五步。

3. 检查（check）阶段　根据计划要求，对实际执行情况进行检查，将实际效果与预计目标作对比分析，寻找和发现计划执行中的问题并进行改进。此为 PDCA 循环第六步。

4. 处置（action）阶段　对检查结果进行分析、评价和总结。把取得的成果和经验纳入有关标准和规范之中，并巩固成绩，防止不良结果再次发生。此为 PDCA 循环第七步。把没有解决的质量问题或新发现的质量问题转入下一个 PDCA 循环，为制订下一轮循环计划提供资料。此为 PDCA 循环第八步。

（四）PDCA 循环的特点

1. 系统性　完整性、统一性、连续性。PDCA 循环作为科学的工作程序，其四个阶段的工作具有完整性、统一性和连续性的特点。在实际应用中，缺少任何一个环节都不可能取得预期效果，只能在低水平上重复。比如计划不周，给实施造成困难；有布置无检查，结果不了了之；不注意将未解决的问题转入下一个 PDCA 循环，工作质量就难以提高。

2. 关联性　大环套小环，小环保大环，相互联系，相互促进。作为一种科学的管理方法，PDCA 循环适应于各项管理工作和管理的各个环节。整个医院质量体系是一个大的 PDCA 循环，大循环所套着的层层小循环，即各部门、各科室及病区质量体系的动态管理。护理质量管理体系是整个医院质量体系中的一个小的 PDCA 循环，而各护理单元的质量控制小组又是护理质量管理体系中的小循环。整个医院运转的绩效，取决于各部门、各环节的工作质量，而各部门、各环节必须围绕医院的方针目标协调行动。因此，大循环是小循环的依据，小循环是大循环的基础。通过 PDCA 循环把医院的各项工作有机地组织起来，彼此促进（见图 9-2）。

3. 递进性　不断循环，不断提高，保证质量持续改进。每个 PDCA 循环都不是在原地周而复始运转，而是像爬楼梯那样，每循环一次都有新的目标和内容，都能解决一些问题，就会使质量提高一步，接着又制订新的目标和计划，开始在较高基础上的新循环。这种螺旋式的逐步提高，使管理工作从前一个水平上升到更高一个水平（见图 9-3）。

笔记栏

（五）PDCA 循环基本要求

1. PDCA 循环周期制度化　循环管理必须达到制度化要求：一是明确规定循环周期，周期时间不宜过长，也不能很短，一般以月周期为宜；二是必须按循环周期管理制度运转，不可随意搁置、停顿。

2. 实行 PDCA 循环管理责任制　PDCA 循环能否有成效地转动起来，关键在于责任到人，首先是确定循环管理的主持人；其次还要组织有关人员参加。

3. 制定循环管理的有关标准，定期进行循环管理及绩效考核。

4. 实现 PDCA 循环运作的程序化。

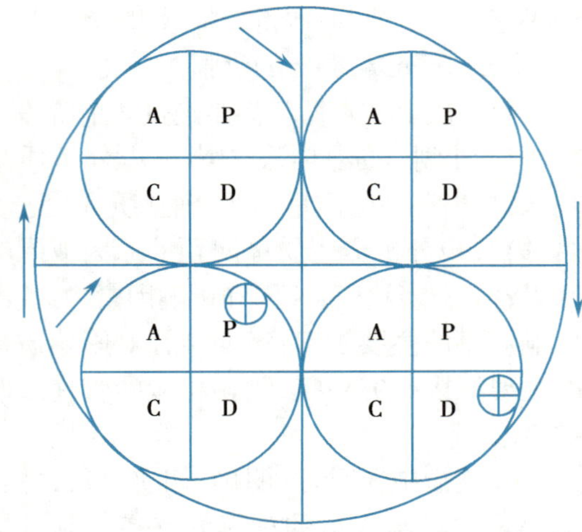

图 9-2　PDCA 循环关联性示意图

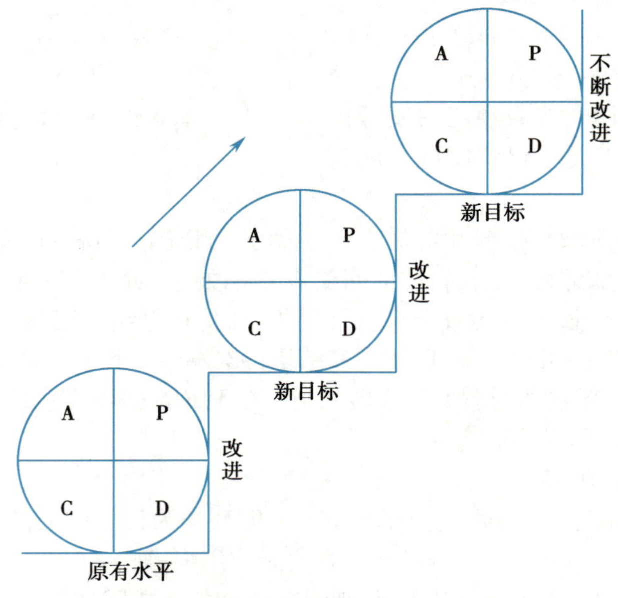

图 9-3　PDCA 循环递进性示意图

案例分析

2014 年某周日上午，某医院护理质量控制组对该院心血管内科进行护理质量检查。发现该科有 8 位输液患者的输液滴数与医嘱不符，均超过医嘱规定滴数的 10 滴以上，经询问，患者均表示自行调节了输液速度。当天该科有住院患者 52 人，其中，一级护理患者 12 人，危重患者 2 人；有 4 位护士上班，其中工作 1~3 年的护士（师）3 位，工作 5 年以上的主管护师 1 位。

问题：

1. 该科存在有哪些护理质量问题？其主要原因是什么？

2. 如果你是护士长，如何运用护理人力资源配置的相关知识及 PDCA 循环管理的方法提高本科室的护理质量？

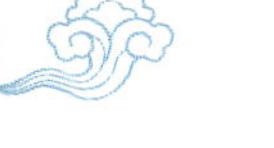

二、临床路径

（一）临床路径概念

临床路径（clinical pathway）是将医疗护理服务按时间顺序具体排列的路线图，是由临床医师、护士及支持临床医疗服务的各专业技术人员共同合作，为服务对象制订的标准化诊疗护理工作模式，同时也是一种新的医疗护理质量管理方法。

实施临床路径的目标是以患者为中心，以最好的诊疗、护理技术，让患者在最短时间内尽快康复，而且是以最少的经费，得到最佳的服务。

（二）临床路径产生的背景

20 世纪 80 年代初，美国人均医疗费用由 60 年代的 80 美元上涨到 1 710 美元，增加了 20 多倍。美国政府为了遏止医疗费用不断上涨的趋势和提高卫生资源的利用率，以法律的形式实行了以耶鲁大学研究者提出的诊断相关分类为付款基础的定额预付款制（DRGs-PPS）。这一改革给医院带来了经济风险，如果医院提供的实际费用低于 DRGs-PPS 的标准费用，医院才能盈利，否则医院就会出现亏损。在这种情况下，医院为了生存，开始探索和研究低于 DRGs-PPS 标准费用的服务方法和模式，以保证医疗质量的持续改进和成本的有效控制。1990 年美国波士顿新英格兰医疗中心医院选择了 DRGs 中的某些病种，在住院期间按照预定的诊疗计划开展诊疗工作，既可缩短平均住院天数和节约费用，又可以达到预期的治疗效果。此种模式提出后受到了美国医学界的高度重视，逐步得到推广和应用。后来人们将这种模式称为临床路径。

目前美国已有 60% 以上的医疗机构相继采用临床路径，英国、澳大利亚、日本、新加坡等国的应用逐渐增加。1998 年我国部分城市的大医院相继引入这一新的管理模式。2009 年原卫生部制定了《临床路径管理指导原则》，并在 23 个省（区、市）医院开展临床路径管理试点。2009—2012 年底，原卫生部共制定下发了 22 个专业 431 个病种的临床路径。

（三）临床路径分类

按临床路径的使用分为临床医疗路径、临床护理路径、患者版临床路径。

1. 临床医疗路径　临床医疗路径是指医师依据某一病种的病情发展与变化，制定出该病种基本的、必要的、常规的医嘱，如护理、治疗、用药、化验、检查等标准化的医嘱套餐。该项标准化的医嘱应与临床路径的内容相对应，使之相对全面化、程序化，并相对固定。相应的病种医嘱内容基本一致。

2. 临床护理路径　临床护理路径是患者在住院期间的护理模式，是针对特定的患者群体，以时间为横轴，以入院指导、接诊时诊断、检查、用药、治疗、护理、饮食指导、活动、健康教育、出院计划等护理手段为纵轴，制成一个日程计划表，患者何时该做哪项检查、治疗及护理，病情达到何种程度，何时可以出院等目标进行详细的描述说明和记录。

3. 患者版临床路径　患者版临床路径没有统一的格式，可以用通俗的文字，也可以用简单的表格或流程图向患者告知其需要接受的诊疗服务以及需要患者和家属做哪些配合；以通俗易懂的语言向患者介绍具体的治疗过程，包括何时进行哪些检查、接受哪些治疗等信息。其专业性内容较少，但针对该疾病的健康教育、出院指导等内容较详细。

（四）临床路径实施步骤

临床路径的实施过程是按照 PDCA 循环模式进行的，包括以下几个阶段：

1. 前期准备　成立临床路径实施小组；收集基础信息；分析和确定实施临床路径的病种或手术，选入原则为常见病、多发病和费用多、手术或处置方式差异小，诊断明确且需住院治疗的病种。

笔记栏

2. 制订临床路径　制订临床路径方法主要为专家制订法、物证法和数据分析法。制订过程中需要确定流程图、纳入标准、排除标准、临床监控指标与评估指标、变异分析等相关标准,最终形成临床医疗路径、临床护理路径和患者版临床路径三个版本。各版本内容基本相同,但各有侧重,详略程度和使用范围有所不同,这也可以增进医护人员与患者的沟通,有利于患者参与监控,保证临床路径措施的落实。

3. 实施临床路径　对某一患者实施临床路径时,须取得患者的同意与支持;医护人员可根据既定路径在临床医疗及护理工作开展相关工作。

4. 测评与持续改进　评估指标可分为以下5种:年度评估指标(平均住院天数及费用等)、质量评估指标(合并症与并发症、病死率等)、差异度评估指标(医疗资源运用情况等)、临床成果评估指标(降低平均住院天数、降低每人次的住院费用、降低资源利用率等)及患者满意度评估指标(对医生、护士的诊疗技术、等待时间、诊疗环境等)。根据PDCA循环的原理,定期对实施过程中遇到的问题以及国内外最新进展,结合本医院的实际,及时对临床路径加以修改、补充和完善(附录三)。

(五)临床路径的变异处理

临床路径变异是指在实施临床路径过程中,患者的实际诊疗过程及诊疗效果偏离了预期的标准、规范,即患者的诊疗过程偏离了预期的临床路径标准化流程。根据不同标准可将变异分为不同类别。按照造成变异的原因,可以分为疾病转归造成的变异、医务人员造成的变异、医院系统造成的变异、患者需求造成的变异四种类型;按照变异管理的难易程度,可以分为可控变异与不可控变异。按照变异发生的性质,可分为正变异和负变异。正变异是指预期的医疗活动提前进行或完成。负变异指预期的医疗活动推迟进行或不能按预期计划完成。

对变异的管理是临床路径管理的重点,对变异记录和分析的过程就是为临床管理、制订医疗护理计划以及改进路径表单等工作提供信息反馈的过程。通过对变异的分析可以发现临床管理中存在的问题,可以明确诊疗流程中瓶颈所在,也只有对变异进行有效的管理才能使路径真正起到缩短住院天数,降低医疗费用,提高医疗护理质量的作用。总之,临床路径变异是在某个范围内,对照医护流程加以标准化,一旦发现患者有个别的照护需求,与预设的照护项目有差异时,仍会提供适当的个别性照护。

知识链接

6S管理的概念

整理(SEIRI)——将工作场所的任何物品区分为有必要和没有必要的,除了有必要的留下来,其他的都消除掉。目的:腾出空间,空间活用,防止误用,塑造清爽的工作场所。

整顿(SEITON)——把留下来的必要的物品依规定位置摆放,并放置整齐加以标识。目的:工作场所一目了然,消除寻找物品的时间,营造整齐的工作环境,消除过多的积压物品。

清扫(SEISO)——将工作场所内看得见与看不见的地方清扫干净,保持工作场所干净、亮丽的环境。目的:稳定品质,减少工业伤害。

清洁(SEIKETSU)——将整理、整顿、清扫进行到底,并且制度化,经常保持环境处在美观的状态。目的:创造明朗现场,维持上面3S成果。

素养(SHITSUKE)——每位成员养成良好的习惯,并遵守规则做事,培养积极主动

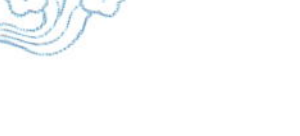

的精神(也称习惯性)。目的:培养具有良好习惯、遵守规则的员工,营造团队精神。

安全(SECURITY)——重视成员安全教育,每时每刻都有安全第一的观念,防患于未然。目的:建立起安全生产的环境,所有的工作应建立在安全的前提下。

三、品管圈

(一) 品管圈概念

品管圈(quality control circle,QCC)是由同一个工作场所的人(5~12 人)为了解决问题,提升工作绩效,自动自发地组成一个团队(圈),团队成员分工合作,应用品质管理(quality control,QC)的手法工具,进行各种分析,解决工作场所的问题以达到改善业绩的目标。

(二) 品管圈产生的背景

1950 年日本石川馨博士延续了质量管理专家戴明博士和朱兰博士的品管思想,同时与日本科学技术联盟的小柳贤一共同推动质量管理工作,使得日本企业在生产效率、产品质量、优化流程等方面获得明显的改善。1962 年,石川馨博士提倡“以现场领班为中心,组成一个圈,共同学习品管手法,使现场工作成为品质管理的核心”,自此开启了“品管圈”管理模式,该管理模式迅速被推广应用于各行业并取得较好效果。

现代品管圈的管理内容和目标突破了原有企业质量管理范围,近年来,也逐渐运用于医疗卫生领域,2008 年开始,我国的上海、浙江、海南等多家医院开展品管圈活动。2013 年在北京举办“首届全国医院品管圈大赛”,进一步调动医院主动进行质量管理和控制的积极性,推动了先进质量管理工具在我国的应用和实践。

(三) 品管圈的特点

品管圈具有九大特点:

1. 普遍性　员工人人都可以参加 QCC 活动。
2. 自愿性　员工以自愿参加为前提,自我管理,不受行政命令的制约。
3. 目的性　以解决实际问题为目的。
4. 科学性　QCC 活动遵循规定的工作程序,采用科学的统计技术和工具来分析、解决问题。
5. 民主性　参加 QCC 活动的员工可以各抒己见、畅所欲言,以发挥民主精神为既定的目标。
6. 改进性　实施 QCC 活动是要确保某项工作或活动的改进,否则毫无意义。
7. 经济性　QCC 活动涉及的人员和范围不大,在日常工作中随时组织和进行,投入小,见效快,日积月累,经济效益明显。
8. 发展性　QCC 活动遵循 PDCA 循环,持续改进,在原有目标上不断发展。
9. 激励性　通过 QCC 活动的实施,对取得的成果进行发布并给予奖励,可进一步激发员工工作的积极性。

(四) 品管圈活动的基本步骤

品管圈活动的前期工作是圈的组建,确定圈员,制订圈员的职责,确定圈名、设定圈徽。完成前期工作后即可开展品管圈活动,其基本步骤如下。

1. 选定主题　选定主题是开展品管圈活动的核心,此主题是圈员根据自己工作现场存在的问题点而选定。
2. 制订活动计划　制订活动计划表(即绘制甘特图),明确活动内容、活动日程以及人员

笔记栏

分工。

3. 现状把握　现状把握主要目的是掌握事实，了解问题的现状、严重程度。此阶段可使用到一些统计技术，如查检表、柏拉图等，为设定目标提供依据。

4. 目标设定　设定的目标以数据表示，且要有完成期限。目标设定有其固定的内容表达方式及规范的叙述方式，其内容构成为“完成期限 + 目标项目 + 目标值”，如 6 月 30 日前将产品合格率由 65% 提高至 85%。

5. 解析　通过对问题产生原因的分析，找出问题背后真正的原因。此阶段可根据情况应用不同的品管工具（如关联图、系统图、鱼骨图、柏拉图等）进行分析。

6. 对策拟定　针对前一步骤选出的真正原因，提出有效的对策。

7. 对策实施与检讨　针对制订的对策计划开展工作，并密切观察实施状况，无论正面或反面，需收集相关数据并认真记录，作为检讨之用。

8. 效果确认　对策实施后若有显著效果，应进行效果确认；若无显著效果，应重新检讨原因或重新拟定对策。

9. 标准化　对取得有效成果的改善措施进行标准化。

10. 检讨与改进　对品管圈实施的整个过程进行全盘的反省与评价，并运用 PDCA 进行持续改进与提高。

第四节　护理质量评价

护理质量评价是护理质量管理的重要手段，贯穿于护理过程的始终，是一项系统工程。通过护理评价能客观地反映护理质量的效果，确定存在的问题并分析其产生原因，制订可行的整改措施，最终达到护理质量持续改进的目标。

评价一般指衡量所制定的标准或目标是否实现或实现的程度如何，即对一项工作成效大小、效率高低、进展快慢、对策正确与否等方面作出判断的过程。评价的主体是内部评价和外部评价，评价的客体是护理结构、过程和结果。评价的过程是收集资料，将资料与标准比较并作出判断的过程。根据评价时间分定期评价和不定期评价，前者按月、季度、半年或一年进行，后者根据需要进行；根据内容分为综合性和目标性专题评价；根据评价主体分为：医院外部评价、上级评价、同级评价、自我评价和服务对象评价。

一、护理质量评价方法

（一）以要素质量为导向的评价

要素质量评价是对构成护理服务要素质量基本内容的各个方面为导向所进行的评价，包括与护理活动相关的组织结构、物质设施、资源和仪器设备及护理人员的素质等。具体表现为：①护理人员执业资格、数量、质量，管理方式等。②患者所处环境是否安全、整洁、舒适、便捷，病床单位设备是否齐全等。③与护理相关的器械、设备是否处于正常工作或备用状态，药品有无过期等。④各种工作制度、护理常规、护理操作规程的落实情况等。

以要素质量为导向的评价方法有现场检查、考核，访谈、问卷调查，查阅资料等。

（二）以流程优化为导向的评价

以流程优化为导向的评价是指以护理流程的设计、实施和改进为导向对护理质量进行评价的方法。护理流程优化是对现有护理工作流程的梳理、完善和改进的一项策略，其目的不仅要求护理人员做正确的事，还包括指导护理人员如何正确地做这些事。护理流程优化

内容涉及管理优化、服务优化、成本优化、技术优化、质量优化、效率优化等优化指标。以流程优化为导向的评价，是针对某一个或多个优化指标进行评价。具体表现为：①护理管理方面，护理人员配置是否可以发挥最大价值的护理工作效益，排班是否满足患者需求，有利于护理人员健康和护理工作的安全有效执行，护理操作流程是否简化且使得患者、护理人员、部门和医院均受益等。②服务方面，接待患者是否及时、主动、热情，入院及出院介绍是否详细，住院过程是否做到主动沟通、耐心解答。③技术方面，各项技术操作流程、急救流程等是否科学、合理、规范。④成本方面，病房固定物资耗损、一次性物品等护理耗材使用情况等。

以护理流程优化为导向的评价方法主要为现场检查、考核和资料分析。包括定性的评价内容和各种用于定量分析的相关经济指标、护理管理过程评测指标及其指标值。

（三）以患者满意为导向的评价

患者作为护理服务的受体，对护理质量的评价是对护理工作最直接并较为客观的评价。以患者满意为导向的护理质量评价是将监测评比重点放在患者的满意度方面，将监督、评价护理质量的权力直接交给患者，既维护患者的权益，又最大限度地实现了护理工作以满足患者需求为目的服务宗旨。根据患者对护理服务的评价，分析、评估护理服务效果，从而达到护理服务质量持续改进的目的。评价内容包括：护理人员医德医风、工作态度、服务态度、技术水平、护患沟通、满足患者生活需要、健康教育（即入院宣教、检查和手术前后宣教、疾病知识、药物知识宣教、出院指导等）、病区环境管理、护士长管理水平等。

以患者满意为导向的评价方法有：①与患者直接沟通。这是获取患者满意程度的最佳方式。沟通的方式可根据医院的情况采用直接与部分患者沟通，或定期召开患者座谈会征求患者意见，也可开通热线电话听取患者意见等。②问卷调查。调查问卷可通过现场发放调查表、信函或网上调查等形式进行。③患者投诉。医院设立公开投诉热线电话，在重要场所设立患者投诉信箱，方便患者投诉。此外，还可以通过新闻媒体的报道，权威机构的调查结果，行业协会的调查结果等获取患者满意度信息。

二、护理质量评价指标

护理质量评价指标反映护理质量在一定时间和条件下基础、结构、结果等的概念和数值，是用于反映和评价护理质量高低的具体指征。建立科学的护理质量评价指标是实施科学评价的基础。一般分为临床护理质量指标、专科护理质量指标和护理工作效率指标三大类。

1. 护理专业医疗质量控制指标　护理专业医疗质量控制指标主要反应护理工作的质量。《三级医院评审标准（2020 年版）》明确规定了相关指标，其主要内容有：住院患者跌倒发生率、住院患者 2 期及以上院内压力性损伤发生率、置管患者非计划拔管率、导管相关感染发生率、呼吸机相关性肺炎（VAP）发生率等。

2. 专科护理质量指标　专科护理质量指标主要反映产科、ICU、血液透析室、急诊科、手术室等不同专科护理工作质量。如产科的专科质量指标有：产后出血发生率、阴道分娩新生儿骨折发生率、足月新生儿（阴道分娩）重度窒息发生率、新生儿臂丛神经损伤发生率等。

3. 护理工作效率指标　护理工作效率指标是主要反映护理工作量的指标。一般包括住院患者与护士之比、收治患者数、床位使用率、床位周转人次等。

三、护理质量评价原则

1. 科学性原则　所制定的质量评价方法应该是科学的，即在制定质量评价方法时，不

笔记栏

仅要吸收国内外质量评价的最新成果，还应考虑我国医院的情况，采用准确的统计学方法，对评价的数据进行处理，确保护理质量评价的科学性。

2. 政策性原则 政策性指质量评价体系符合党和国家的基本政策，符合有关卫生法规要求，符合我国卫生事业发展的总方针。

3. 可比性原则 质量评价实际是一个比、学、赶、帮活动，是一项竞争活动，评价结果要公开，使被评价单位心服、口服。因此要求评价标准具有可比性，即通用性强。制定的标准内容是绝大多数医院能达到的。用大医院的标准评价中小医院，或用小医院的标准评价普通医院都是不符合实际情况的，要考虑到医院的级别性、专业性等。

4. 时间性原则 质量评价应形成制度化，评价周期应根据需求有计划、有步骤地进行。护理质量评价应按月份、季度进行。

四、护理质量评价结果分析

护理质量评价的结果直接表现形式主要是各种数据，但用这些数据尚不能直接对护理质量进行判断，须进行统计分析。护理质量评价结果的分析方法有很多，可根据收集数据的特性采用不同方法进行分析。常用的方法有定性分析法和定量分析法两种。定性分析法包括分层法、调查法、水平对比法、流程图法、亲和图法、头脑风暴法、因果分析法、树图法和对策法等。定量分析法包括排列图法、直方图法、控制图和散点图的相关分析等。寻找质量原因常采用因果图、排列图法，控制质量过程一般采用控制图法等。

1. 调查表法 是用于系统地收集、整理分析数据的统计表。通常有检查表、数据表和统计分析表等。表9-2是老年患者口服药物不良问题检查表。表9-3是某医院老年患者口服药物不良问题调查结果，属于统计分析表。

表9-2 老年患者口服药物不良问题检查表

不良问题项目	频数	百分比	累计百分比
漏服药	13	59.09	59.09
未按时服药	5	22.73	81.82
错服药	2	9.09	90.91
药品遗失	1	4.55	95.46
擅自服药	1	4.55	100.01
合计	22	100.01	—

表9-3 老年患者口服药物不良问题统计分析表

检查日期 检查项目	1/11	2/11	3/11	4/11	5/11	6/11	合计
漏服药							
未按时服药							
错服药							
药品遗失							
擅自服药							
合计							

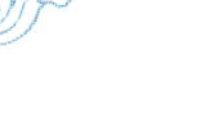

2. 因果图法　是分析和表示某一结果(或现象)与其原因之间关系的一种工具。通过分层次地列出各种可能的原因,帮助人们识别与某种结果有关的真正原因,特别是关键原因,进而寻找解决问题的措施。

因果图因其形状像鱼刺,故又称鱼骨图,包括“原因”和“结果”两个部分,原因部分又根据对质量问题造成影响的大小分大原因、中原因、小原因。

其制作步骤是:①明确要解决的质量问题;②召开专家及有关人员的质量分析会,针对要解决的问题找出各种影响因素;③管理人员将影响质量的因素按大、中、小分类,依次用大小箭头标出;④判断真正影响质量的主要原因。

例:某医院出现口服药物不良问题的漏服药为例,找出各种原因,做出因果图(见图 9-4)。

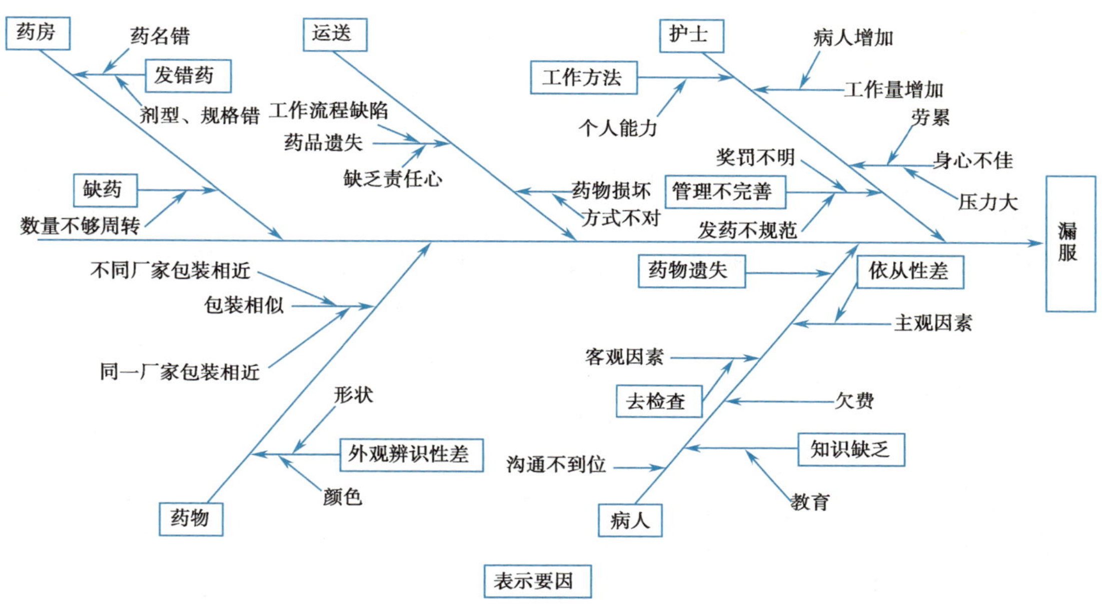

图 9-4　老年患者漏服药因果图

3. 排列图法　又称主次因素分析法、柏拉图(Pareto)法。它是找出影响产品质量主要因素的一种简单而有效的图表方法。排列图是根据“关键的少数和次要的多数”的原理制作,即将影响产品质量的众多影响因素按其对质量影响程度的大小,用直方图形顺序排列,从而找出主要因素。

排列图由左右两个纵坐标和一个横坐标,若干个直方形和一条折线构成。左侧纵坐标表示质量问题出现的频数,右侧纵坐标表示质量问题出现的累计百分比,横坐标表示影响质量的各种因素,按影响大小顺序排列,直方形高度表示相应的因素的影响程度,折线表示累计频率的连线。

排列图的作用:①确定影响质量的主要因素。通常按照累计百分比将影响因素分为三类:0~80% 以内为 A 类因素,即主要因素;80%~90% 为 B 类因素,即次要因素;90%~100% 为 C 类因素,即一般因素。由于 A 类因素已包含 80% 存在的问题,此问题如果解决了,大部分质量问题就得到解决,从而达到控制和提高产品质量的目的。②确定采取措施的顺序。③动态排列图可评价采取措施的效果。例如:表 9-3 老年患者口服药物不良问题统计分析表。

根据表 9-3 中的数据,制作了排列图(见图 9-5)。

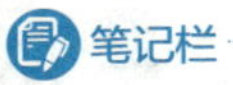

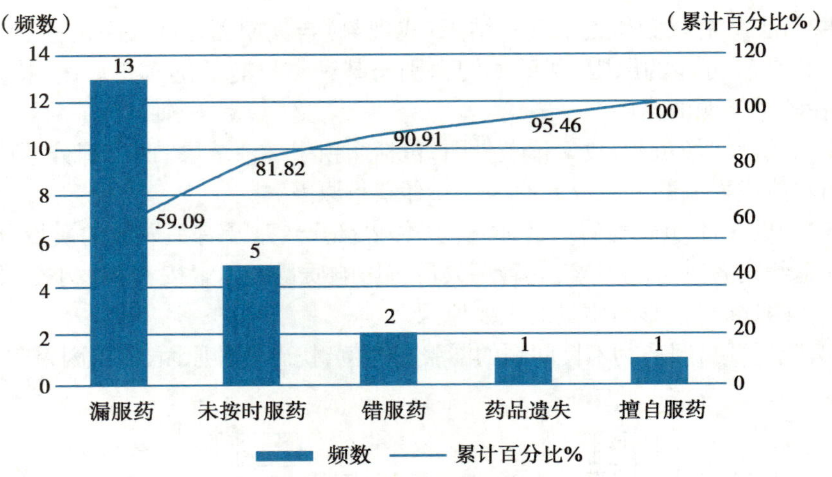

图 9-5　老年患者口服药物不良问题排列图

应用排列图的注意事项：①主要因素不宜过多，一般 3 个左右，否则就失去寻找主要原因的意义。②影响因素小于 5% 的因素可以归为其他类，并统一放在横轴最后。③针对主要原因采取措施后，应再取数据，按原项目重新画出排列图，以检查措施效果。

4. 直方图　又称质量分布图，是一种几何形图表，它根据质量管理中收集的数据分布情况，画成以组距为底边、以频数为高度的一系列连接起来的直方形矩形图，从中找出质量变化规律，从而判断和预测质量，是一种常用的质量统计方法。

5. 控制图　又称管理图，是一种带有控制界限的图表，用于区分质量波动是由于偶然因素或是系统因素引起的统计工具。控制图的结构，纵坐标表示目标值，横坐标表示时间，画出 3~5 条线，即中位线、上下控制线，上下警戒线。当质量数据呈正态分布时，统计量中位线（以均值表示）、上下控制线（$\overline{X}\pm2s$），上下警戒线（$\overline{X}\pm s$）（见图 9-6）。

应用控制图的注意事项：本图用于治愈率、合格率时，指标在 $\overline{X}\pm s$ 以上说明计划完成良好，但在床位使用率时，超过上控制线，说明工作负荷过重，应查找原因，予以控制。当用于护理缺陷发生率时，指标在 $\overline{X}\pm s$ 以下表明控制良好，一旦靠近警戒线时应引起高度重视。

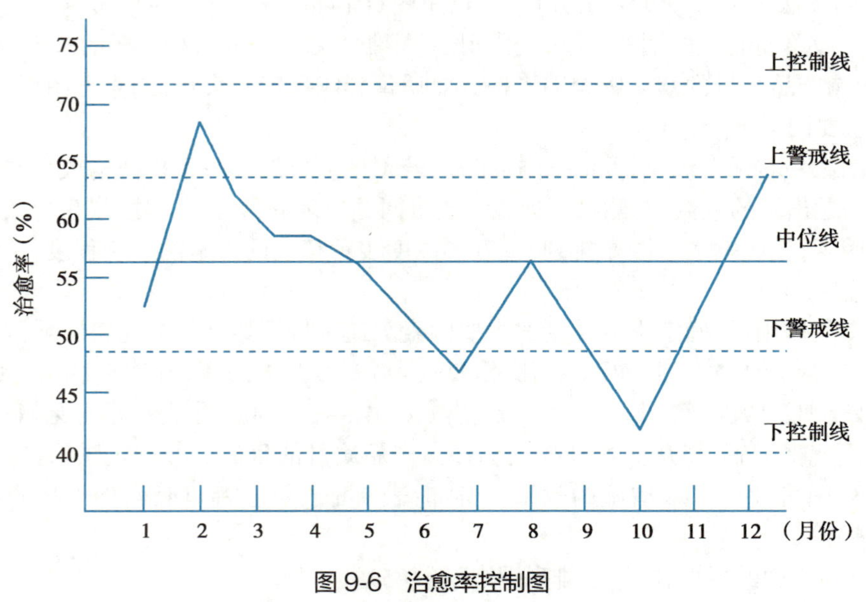

图 9-6　治愈率控制图

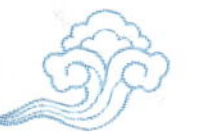

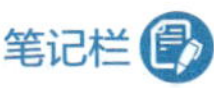

五、护理质量评价应注意的问题

在质量评价过程中，由于主观因素和客观因素，容易造成评价上的偏差或失误，管理者应充分认识这些问题，以便对护理质量作出科学的、准确的评价。

1. 误差分析　误差是指评价与实际工作质量之间的差距。如：评价者未完全掌握评价标准、评价程序不严格等，是造成误差分析的常见原因。常见的误差分析表现在质量标准定得太低或太高而造成的宽厚误差或者是苛严误差，或评价人与被评价对象之间的感情因素所造成的偏见误差，以及评价者对被评价对象近期工作质量印象深刻，而以近期的记忆来代替被评价对象整个过程中的工作质量所造成的近期误差。

2. 晕轮效应　晕轮效应又称“光环效应”，是一种社会心理现象。往往由于评价者对被评价对象有好感或成见，从而称赞或否认其全部。这种效应最大弊端就在于以偏概全，容易引起评价者出现判断上的主观性，造成评价上的偏差。

3. 优先效应　优先效应也称首因效应，是指人们往往把第一印象看得更加重要，以至于影响以后对此人的评价，导致为控制系统提供的信息不精确、不客观，使上层管理者作出不正确的评价。

4. 自我中心效应　评价者以自我感受代替绩效标准进行评价，这种误差叫“自我中心效应”，可分为两种类型。一种是对比型，表现为评价者将被评价者与自己相比较；另一种是相似型，表现为评价者寻找评价对象与自己相似的地方进行评价。这两种评价不是用客观标准进行比较，而是将自己的主观理解和行为标准作为评价的尺度，从而造成很大的偏差。

（秦元梅）

复习思考题

1. 质量的概念及含义是什么？
2. 护理质量管理的原则有哪些？
3. 护理质量管理的方法有哪些？
4. 护理质量评价方法有哪些？

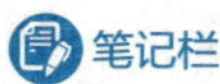

PPT 课件

第十章 护理安全管理

学习目标

识记:1. 护理安全、护理质量缺陷管理、护理风险管理及公共卫生事件的概念;
2. 护理质量缺陷处理程序。

理解:1. 护理安全及护理风险的原因,护理风险管理的基本步骤;
2. 护理安全相关问题的防范措施;突发公共卫生事件中护理管理的任务。

运用:能运用护理安全管理的内容来规范自己的工作。

第一节 护理安全管理概述

护理安全管理是医院安全管理的重要组成部分,其内容包括医院护理质量缺陷管理、护理风险管理、突发公共卫生事件应急管理等。护理安全涉及参与护理活动的每位护士及各个环节。护理安全管理既要保障护理对象的安全,也要保障护士执业安全。通过护理安全管理,避免护理活动过程中发生并发症、护理不满意、护理纠纷和医疗事故等。

一、护理安全管理概念

(一)护理安全

护理安全是患者在接受护理的全过程中,不发生法律和法定的规章制度允许范围以外的心理、机体结构或功能上的损害、障碍、缺陷或死亡。护理安全是反映护理质量高低的重要标志,是保护患者得到良好护理和优质服务的基础,对维护医院正常工作秩序和社会治安起到至关重要的作用。护理安全包括护士执业安全和患者安全。

1. 护士执业安全　护士执业安全属于医疗机构职业健康与安全的范畴,指护士在执业过程中不发生允许范围与限度以外的不良因素的影响和损害。护士执业安全主要涉及护理工作场所中的各类安全问题。

2. 患者安全　患者安全是患者在接受护理的全过程中,不发生法律和法定的规章制度允许范围以外的心理、机体结构或功能上的损害、障碍、缺陷或死亡。

(二)护理安全管理

护理安全管理(nursing safety management)是指为保证护士执业安全及患者的身心健康,对各种不安全因素进行有效的控制,运用技术、教育、管理三大对策,从根本上采取有效的预防措施,确保护士及患者安全,创造一个安全高效的医疗护理环境。

笔记栏

知识链接

社区医院基本标准和医疗质量安全核心制度要点(试行)

为贯彻落实党的十九大精神和健康中国战略部署,满足人民群众对基本医疗卫生服务的需求,提升基层医疗机构综合服务能力,国家卫生健康委办公厅在有条件的地区启动社区医院建设试点工作,并组织制定了《社区医院基本标准(试行)》和《社区医院医疗质量安全核心制度要点(试行)》。具体内容如下:

一、首诊负责制度
二、值班和交接班制度
三、查对制度
四、死亡病例讨论制度
五、病历管理制度
六、危急值报告制度
七、抗菌药物分级管理制度
八、新技术和新项目准入制度
九、信息安全管理制度
十、查房制度
十一、会诊制度
十二、分级护理制度
十三、疑难病例讨论制度
十四、患者抢救与转诊制度
十五、术前讨论制度
十六、手术安全核查制度
十七、手术分级管理制度
十八、临床用血审核制度

二、影响护理安全管理的因素

(一)医院管理层因素

1. 护理安全管理机制不健全　护理安全管理制度不健全,安全督导机制缺失,未对出现的护理安全问题进行分析、总结,导致对潜在的不安全因素缺乏预见性,如常见急症抢救流程、应急预案流程、服务规范用语以及护理质量控制标准,设备物资管理制度等不完善,导致护士在日常护理工作中无章可循。

2. 护理培训不到位　管理上仅关注护理工作完成情况,忽视护士的教育和培训。如:职业道德教育、法制教育、职业安全防护教育、专业能力培训等不到位,造成护士敬业精神和职业信念衰退,专业思想动摇,专业技术能力削弱等问题。这不仅是发生纠纷的主要原因,也是对患者安全的最大威胁。

3. 护士人力资源不足　护士缺编,当工作超负荷时,护士因无法适应多重角色的转换,出现角色冲突,长此以往护士工作压力大且身心疲惫和职业倦怠,也是构成护理工作不安全的重要原因之一。

笔记栏

（二）护士综合素质因素

1. 法律意识淡薄　忽视患者的权益，在护理过程中，不经意地泄漏了患者的隐私。在临床工作中因护理操作或相关检查告知不到位而埋下安全隐患。

2. 责任心不到位　工作主动性不足，未认真执行护理核心制度；带教不规范，让护生单独完成护理技术操作；护理记录书写不严谨，存在病情记录不及时、漏记或记录不实、随意涂改等现象。

3. 业务技能不扎实　由于护理业务技能不熟练、临床经验不足、缺乏评判性思维、盲目或被动地执行医嘱，未能及时发现患者的病情变化，延误抢救，错过最佳治疗时机，给患者造成损害，导致医疗纠纷的发生。

4. 缺乏沟通交流　缺乏良好的服务意识及与患者进行有效沟通的技巧，由于护士职业的特殊性，有些护理行为只有护士和患者参与，所有的诊疗和操作不可能都让患者签字，解释和告知义务履行不到位，使患者产生误解。同时由于“生、冷、硬、推、顶、拖”等言语或行为的不当，引发患者及其家属的不满，造成护患纠纷，若处理不及时会进一步升级，威胁到医护人员生命财产安全。

（三）患者因素

1. 对医疗护理期望值过高　随着人们生活水平及保健意识的提高，患者及家属对医疗护理服务的期望值也不断增高。而目前医疗科学水平的发展仍受到一定的客观条件限制，不可能全部满足人民大众的需求，当对医院过高的期望得不到实现时，往往会产生误解的心理，造成患者及家属的期望值与现实医疗护理水平之间的矛盾。

2. 维权意识过强　患者在医疗过程中，即使医护人员已告知疾病的预后及并发症的可能，但是患者一旦感到不满意，立即想到自己的权益是否是受到了侵害，未了解清楚情况就向有关部门投诉。

3. 患者的特殊心理　疾病中的患者往往焦虑、害怕，心理承受能力低，由于心理失衡引发的不良情绪，加上较大的经济压力，一旦遇到不满极易与护理人员发生冲突。

（四）其他因素

差错、事故的鉴定处理仍没有一个使医患双方都信赖满意的机制。社会、媒体等对医疗机构、人员尚缺乏公正的评价，医院环境不令人满意。对护理安全有直接影响的主要因素还包括院内感染、烫伤、跌倒与坠床、输液渗出及坏死、环境污染、食品污染等。

三、护理安全管理措施

（一）建立护理安全管理机制

1. 建立护理安全督导机制　建立护理安全问题的预防与控制机制。如设立护理安全督导组织，定期开展全院护理安全月活动，护理部每季度进行护理安全督查，每周进行安全检查，对护理安全问题进行分析，及时发现安全隐患，提出改进措施。

2. 健全护理安全管理制度及流程　完善和制定各项护理安全管理制度及流程。如制定急危重症护理制度、抢救制度、抢救流程，抢救物品、仪器、设施管理制度，药品管理制度，护理质量管理制度，围手术期管理规范，护理标识使用规范，职业暴露防护处理及报告制度，护理应急预案等，使护理人员能够在实践中有据可行。

3. 合理配置护理人力资源　护理部做好选人、育人、用人及人才储备，做好人才培养计划，根据工作量、工作风险、工作压力、劳动强度、人员流动情况等设立紧急状态下护理人员调配方案，根据科室工作特点及患者数量实行弹性排班，及时调整人力资源，避免护士超负荷工作和疲劳工作而导致护理不安全事件发生。

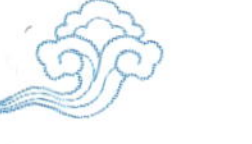

笔记栏

(二)提高护理人员综合能力

1. 增强护士法律意识　定期对护士进行护理法制教育,学习《医疗事故处理条例》《护士管理条例》《侵权责任法》等法律法规。分析临床工作中不安全因素及产生的原因,认识护理工作风险,提高护理人员自律及依法施护的意识。

2. 规范护士继续教育　护士的素质能力与护理安全有着直接的联系,做好新进人员岗前培训及继续教育工作,加强护理人员责任心教育,注重护士护理观念、护理知识结构的更新,分层次进行"三基"知识及专科知识培训。

3. 规范护士职业行为　护理人员应严格执行各项规章制度,准确履行职责,认真执行交接班制度、分级护理制度、查对制度等护理核心制度,严密观察病情,及时处理安全隐患。按无菌技术操作规程做好消毒隔离工作,预防院内交叉感染。落实好药品管理及急救设备仪器管理制度。加强慎独修养,按规范做好护理记录及临床带教工作。树立安全服务意识,确保护理安全。

4. 加强护士自我防护管理　进行职业安全防护教育,要求临床护士严格实施标准预防措施,认真执行职业暴露报告制度、职业暴露预防制度及职业暴露后处理制度。

知识链接

感染性职业暴露

发生乙型肝炎及丙型肝炎职业暴露后处理:①立即从近心端到远心端挤压伤口,同时用肥皂水及清水冲洗10分钟,再用0.5%聚维酮碘或75%乙醇消毒伤口;②发生意外伤害后,患者和伤者都应及时抽血查乙肝五项;③30分钟内报告科室主任、护士长;④2小时内报告医院感染管理科。

发生艾滋病职业暴露后处理:①用肥皂液和流动水清洗污染的皮肤,用生理盐水冲洗黏膜;②如有伤口,应当在伤口旁端轻轻挤压,尽可能挤出损伤处的血液,再用肥皂液和流动水进行冲洗;禁止进行伤口的局部挤压;③受伤部位的伤口冲洗后,应当用消毒液进行消毒,并包扎伤口;被暴露的黏膜,应当反复用生理盐水冲洗干净;④预防性用药应当在发生艾滋病病毒职业暴露后尽早开始,最好在2小时内实施,最迟不得超过24小时;即使超过24小时,也应当实施预防性用药;⑤医务人员发生艾滋病病毒职业暴露后,医疗卫生机构应当给予随访和咨询。

(三)构建和谐护患关系

1. 加强护患沟通　护理人员在诊疗护理活动中要严格执行告知义务,充分尊重患者知情同意权,掌握好与患者交谈沟通的技巧,帮助患者建立起对医生护士的信赖,并愿意提出需求和帮助,让患者觉得自己本身就是治疗中的一员。在交流中,护士应运用好沟通技巧,如积极倾听、治疗性触摸、释义、提问等,让有效沟通贯穿于护理的全过程。

2. 加强护理人文关怀　应用人文关怀、护理心理学等知识,维护患者的权力、体恤患者的痛苦,同情患者的困难,尊重患者的想法,打消患者的顾虑,努力让患者身心健康,确保护理安全。

笔记栏

第二节 护理质量缺陷管理

随着我国法制建设的日益发展和健全,人们的法制观念和维权意识逐渐增强。同时由于护理模式的转变,护理工作职能的拓展,新技术新业务的开展和护理人力资源缺乏等多方面因素,都影响着护理质量。因此,对护理质量缺陷进行规范化、制度化管理已成为亟待解决的问题。

一、护理质量缺陷基本概念

护理质量缺陷(nursing defective)是指在护理工作中,由于各种原因导致的一切不符合护理质量标准的现象和结果。护理质量缺陷表现为:患者不满意、护理纠纷、护理不良事件、医疗事故。

(一) 患者不满意

不满意(discontent)是患者感知服务结果小于期望的恰当服务,且超出容忍区所形成的一种心理状态。当患者对护理服务质量产生不满意时,一般有两种反应:一种是不抱怨,继续接受服务,但容忍区域变窄,期望值提高,或直接退出服务;另一种是抱怨,有私下和公开之分,如果问题得到迅速而有效的解决,就会维持或提高患者原有满意度,否则就会发生纠纷。

(二) 护理纠纷

患者和/或家属对护理过程、内容、结果、收费、服务态度等不满意而发生的争执,或对同一护理事件护患双方对其原因及结果、处理方式或严重程度产生分歧、发生争议,称为护理纠纷。值得注意的是护理纠纷不一定有护理失误。

(三) 护理不良事件

是指在护理过程中发生的、不在计划中的、未预计到的或通常不希望发生的事件,包括患者在住院期间发生的跌倒、给药错误、走失、误吸或窒息、烫伤及其他与患者安全相关的、非正常的护理意外事件。不良事件类型分为:

1. 患者在住院期间发生跌倒、用药错误、走失、误吸或窒息、烫伤以及其他与患者安全相关的护理意外。

2. 诊断或治疗失误导致患者出现严重并发症、非正常死亡、严重功能障碍、住院时间延长或住院费用增加等医疗事件。

3. 严重药物不良反应或输血不良反应。
4. 因医疗器械或医疗设备的原因给患者或医务人员带来的损害。
5. 因医务人员或陪护人员的原因给患者带来的损害。
6. 严重院内感染。
7. 门诊、急诊、保卫、信息等其他相关不良事件。

(四) 医疗事故

医疗事故是指医疗机构及其医务人员在医疗活动中,违反医疗卫生管理法律、行政法规、部门规章和诊疗规范、常规,过失造成患者人身损害的事故。医疗事故需要医疗事故鉴定委员会鉴定才能认定为医疗事故,其构成要件为:

1. 医疗事故的主体是合法的医疗机构及其医务人员。
2. 医疗机构及其医务人员违反了医疗卫生管理法律、法规和诊疗护理规范、常规。

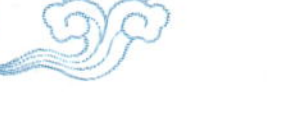

笔记栏

3. 医疗事故的直接行为人在诊疗护理中存在主观过失。
4. 患者存在人身损害后果。
5. 医疗行为与损害后果之间存在因果关系。

二、护理质量缺陷的防范措施

护理工作中常常由于护士的法律意识、服务意识淡薄，规章制度落实不到位，业务能力欠缺，工作细节处理不到位，护患沟通不利等原因引发护理质量缺陷，因此采取有效的防范措施是保证护理安全的关键。

1. 加强法制教育　护理部有计划、有重点地对在职护士进行相关法律知识的规范化培训；引导护士学法、懂法、知法，规范执业自律行为。在工作中依法维护患者和自身的合法权益。

2. 增强服务意识　服务质量是医院的生存之本，加强护理人员的职业道德素质教育，使其转变服务观念，增强服务意识，树立“以人为本，以患者为中心”的理念，在工作中要经常换位思考，尽力满足患者及家属对各种信息的需求，切实为患者解决实际问题。

3. 加强业务培训　对护士进行规范化“三基”培训、专科护理培训，护理人员只有精通护理基础理论、基本知识、基本技能，熟练掌握本专业技术操作及抢救仪器的使用，鼓励护士进修及提高学历，开展科研等以提高业务水平。对低年资护士要有针对性地进行专业素质和综合能力的培训，增强责任心，培养慎独精神，防范护理质量缺陷的发生。

4. 严格规章制度　护士必须掌握护理核心制度及护理常规，明确各岗位职责。在实际工作中要做到“四要”，即解释病情要科学，签字手续要完善，执行制度要严格，说话办事要谨慎。对每项治疗、护理、医嘱、操作规程，不仅要知其然，更要知其所以然。

5. 注重细节管理　优化诊疗环境，悬挂出入院手续办理流程图。公开常见护理操作收费标准，每日发放住院费用清单。每日设护士长接待时段，听取患者及家属的意见并给予及时处理，消除安全隐患。重视护理工作各环节质量控制，对发生的问题进行追踪；加强对坠床、跌倒、压疮等高危患者的危险因素评估及防范措施落实的管理，以保证护理质量。做好新护士传、帮、带工作，提倡科学弹性排班，注意新老搭配，能力强弱搭配，保证护理人员合理利用。

知识链接

奶酪原理

在安全管理方面有个著名的原理，叫做“奶酪原理”，大体是这样的描述的：叠放在一起的若干片奶酪，光线很难穿透，但每一片奶酪上都有若干个洞，代表每一个作业环节有可能产生的失误或技术上存在的短板。当失误发生或技术短板暴露时，光线即可穿过该片奶酪，如果这道光线与第二片奶酪洞孔的位置正好吻合，光线就穿过第二片奶酪，当许多片的奶酪的洞刚好形成串连关系时，光线就会完全穿过，也就是代表着发生了安全事故或质量事故。

墨菲定律这样描述：凡事只要有可能出错，那就一定会出错。换一种说法，可以这样讲：所有的短板只要有可能同时出现，那它们就一定会同时出现。所以，深刻领会奶酪原理带给我们的启发，不要盲目相信上一个环节提供的输出是“必然的合格”，而是要不折不扣地对其进行把关。

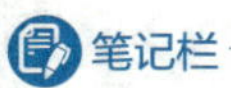

6. 营造良好氛围 护理人员在工作中应把握好所扮演的角色，为患者及家属营造良好的氛围。工作中努力协调医护、护护间的关系，构建融洽的工作氛围。出现护患矛盾时，做好解释工作，言语谨慎，防止护患矛盾尖锐化。出现护理纠纷时，应沉着、冷静、机智应对，及时执行护理质量缺陷处理程序，向患者表达自己的诚信，关注患者的情感，引导疏泄负性情绪，学会倾听，多一份宽容，多一份理解，努力使患者体会到优质护理及人性化的服务氛围。

三、护理质量缺陷的处理程序

护理质量缺陷一旦发生，不管最终的表现形式如何，是患者不满意还是护理纠纷，甚至医疗事故的发生，都应该立即采取措施，启动护理质量缺陷处理程序（见图 10-1），以将危害降至最低。

1. 保护患者 密切观察病情，立即通知医师，及时纠正错误，尽可能将错误的危害降到最小。

2. 逐级上报 在 24 小时内及时逐级上报。医疗事故和严重护理失误应立即报告。夜间通知夜班护士长或其他相关值班人员。

3. 封存有关物品 输液器、注射器、残存药液、血液、药物等容器，并及时送检。

4. 填写“护理不良事件上报表”。

5. 发生护理质量缺陷时，科室应在 1 周内组织护理人员分析讨论缺陷产生原因并提出处理意见和改进措施。

6. 护理部每月进行缺陷分析，制定防范措施。

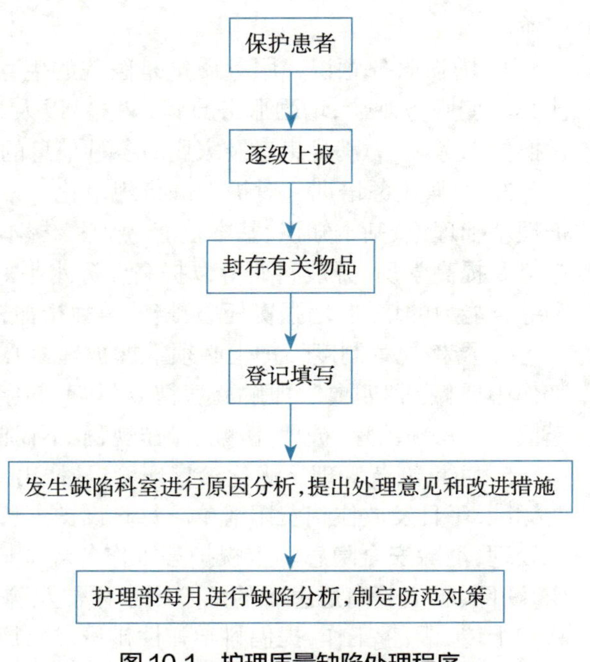

图 10-1 护理质量缺陷处理程序

案例分析

患者因饮酒过量，被送入急诊科，经洗胃后，医生开出医嘱：“10% GS 500ml+10% KCl 10ml+RI 8U 静脉滴注”，当晚值班护士有两人，一名是高年资主管护师汪护士，一名是刚到科室的年轻护士小罗。输液时，汪护士问小罗：“胰岛素加了吗？”小罗说：“加了。”准备好后小罗给患者输上液体，过了大约 8 分钟，汪护士发现患者大汗淋漓，立即悄悄问小罗：“胰岛素加了多少？”小罗：“加了 8ml。”此时，汪护士意识到患者已出现严重低血糖的表现。

问题：

试述该事件发生后的处理程序。

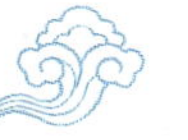
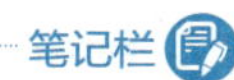

第三节　护理风险管理

护理风险（nursing risk）是一种职业风险，指在护理过程中不安全因素直接或间接导致患者死亡或伤残后果的可能性，它包括经济风险、技术风险、法律风险、人身安全风险等。与护理风险密切相关的风险是护理不良事件。护理风险伴随着护理行为而存在，具有难以预测、难以防范及后果严重等特点。

护理风险管理（nursing risk management）是指医院采取必要的措施以预防及降低意外伤害或药物误用所造成的财产损失或安全威胁的自我保护行为，是指患者、医护人员或医院的经营体蒙受损失或损害的可能性。具体地说，是对患者、医务人员、医疗护理技术、药物、环境、设备、医疗护理制度与程序等风险因素进行管理的活动。

一、护理风险管理基本步骤

护理风险管理是医疗风险管理的重要组成部分，包括护理风险识别、护理风险衡量、护理风险管理决策、执行决策和护理风险管理效果评价 5 个基本步骤。这 5 个基本步骤周而复始，构成了护理风险管理的周期循环过程（见图 10-2）。

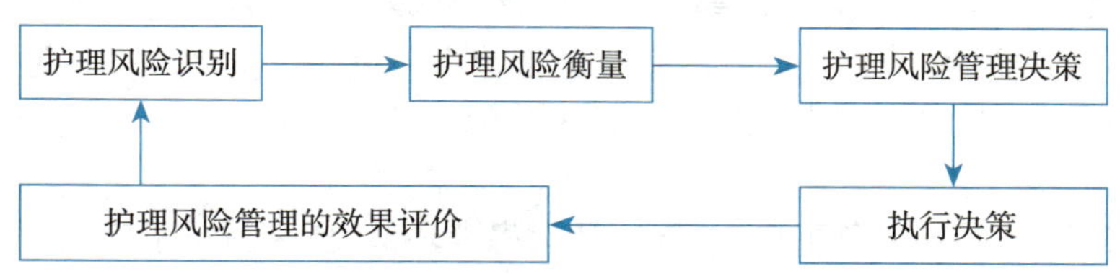

图 10-2　护理风险管理基本步骤

（一）护理风险识别

护理风险识别是通过多种途径的调查研究发现护理工作过程中的风险因素，获得风险信息，确认风险的性质，并分析产生护理风险的原因。护理服务过程中患者的流动、设备的运转、疾病的护理都是一个动态的过程，因此护理风险的识别实际上也是一个动态监测过程。护理风险识别的方法有很多，常用的护理风险识别技术有三种：

1. 分析法　从多年积累的临床资料入手，分析和明确各类风险事件的易发部位、环节和人员等。

2. 工作流程图法　包括综合流程图及高风险部分的详细流程图，由此全面分析各个环节可能发生的风险事件。

3. 调查法　设计专门调查表，调查关键人员，掌握可能发生风险事件的信息。

在护理工作中可以把后两种方法结合运用，流程图法便于直观分析、全面综合，调查法有利于了解风险之所在，并且可以补充及完善工作流程图。

（二）护理风险衡量

护理风险衡量是在护理风险识别的基础上进行定量分析和描述，通过对这些资料和数据的处理，发现可能存在的护理风险因素，确认护理风险的性质、损失程度和发生概率，为选择处理方法和正确的管理决策提供依据。

（三）护理风险管理决策

制定最佳护理风险治理策略或若干护理风险治理策略的组合，从而达到以最小成本获

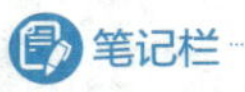
笔记栏

得最大护理安全效果的目的。

(四) 执行决策

实施被选定的护理风险治理策略，防患于未然，使各种风险管理工具能够协调配合，发挥最佳对策组合效用，在执行过程中，还应注意促进信息交流，疏通反馈渠道。

(五) 护理风险管理的效果评价

对护理风险管理手段的效益性和适用性进行分析、检查、评估和修正，为下一个周期提供更好的依据和决策。

二、引起护理风险的原因

护理风险可分为直接风险和间接风险。直接风险来自护理人员的操作过程，如给药、抽血、住院期间发生压疮、热敷烫伤等；间接风险常来自后勤支持系统，如输液器的无菌标准不合格、医疗设备故障、护理用品供应不充足等，还包括环境安全、医疗设施安全、防火、防爆、防盗、防自然灾害、重大意外事故等。部分间接风险来自行政管理系统，如低薪聘用未取得护士执业资格证书的护理人员、新护士未进行上岗培训等。有研究表明临床风险事件大多以直接风险为主。其引起护理风险的因素有：

(一) 管理因素

风险管理机制不健全、风险管理体系不完善，安全保障制度缺乏执行力。医院整体协调管理、人力资源管理、设备环境管理等方面的因素，都会直接或者间接给患者或护理人员带来损害。在医疗系统中，所有人员、设备、服务都存在着风险。护理人员不足造成护理工作负荷加重、护理不到位，不可避免地造成护理风险隐患。

(二) 护理因素

1. 高危环节　交接班、危重患者抢救、转运患者环节、新药新技术应用等是引发护理风险的危险环节。

2. 高发时段　工作繁忙，危重患者抢救多，交接班前后，夜班、节假日是引发护理风险的危险时段。

3. 高危人群　进修护士、实习护士、新护士、工作时情绪状况不良、业务能力欠缺者；护患交流障碍者均是引发护理风险的危险人群。

4. 高危意识　主观意识过强、安全意识淡薄、法制观念不强等是引发护理风险的危险意识。

(三) 患者因素

1. 高风险患者　老年人、婴幼儿、孕产妇等特殊患者；病情危重、病情复杂、依从性差、擅自离院、长期卧床、躁动不安及精神异常等患者。

2. 个体因素　患者生理上和心理上的个体差异、文化差异、经济能力及受教育程度等因素对就医行为的决策都影响到医疗的成功及效果。

三、预防和控制护理风险的措施

(一) 健全护理风险管理机制

制订护理风险管理计划，首先识别护理风险，通过查找护理安全隐患，分析出现过的问题和教训，识别并确定目前存在的和潜在的护理风险问题，如给药、抽血和压疮等问题。根据护理工作的实际情况，制订护理风险管理计划，明确护理风险防范措施，并按计划进行护理风险管理工作。

笔记栏

(二) 健全护理质量控制体系

1. 制定护理风险的管理制度 如建立健全护理质量与护理安全的核心制度、护理职业标准、新业务的临床应用指南以及规范的护理应急预案、督导和评审制度、护理人员培训制度、患者意见反馈制度等。

2. 建立护理风险监控组织 风险是客观存在的,具有不确定性,需要有一个专门的风险管理组织,负责评估、决策、组织、评价与培训,把护理风险和质量控制紧密结合起来,将工作中发现的重要风险事件进行跟踪,对容易危害护理人员和患者身心健康的不利因素,给予有效的控制和防范,为患者创造一个良好的就医环境。

3. 加强重点关键环节的监控 加强节假日、交接班、夜间重点时段的护理安全管理。做好急危重患者护理及临床上疑难护理问题的指导,创造条件减轻护士工作时的心理压力,设立护士长每日夜查房提供护理帮助,改革排班方式,实行弹性排班法,实现护理人力资源的优化配置。

(三) 提高风险防范意识

护理风险教育是提高风险防范意识的基础。加强护理风险教育,开设有关职业道德教育、法律教育、安全教育、临床护理基本操作技能及专业理论知识等内容讲座。教育护理人员在临床护理工作中树立法律意识,严格执行查对制度、落实分级护理制度、不良事件及护理投诉报告制度,规范护理书写。重视护患沟通,强化安全管理意识,如为危重患者悬挂防导管脱落、防止坠床等警示标识,做好各项仪器设备的保养和维护,保证仪器设备处于良好备用状态。

(四) 鼓励患者参与风险防范

良好的护患关系,能使患者对护理人员以诚相待。护理人员应当树立一切以患者为中心的信念,时刻为患者的生命健康着想,认真耐心地对待患者的需求与疑问,理解患者在治疗期间的不适心理,充分尊重患者的知情同意权等法律权益,使患者正确认识医疗技术的有效性和风险性。严格执行告知义务,护患双方在共同提高对护理风险的认知的前提下,进行有效的、良好的沟通,建立相互信任、相互理解、相互支持、共同承担风险的护患关系。

第四节 突发公共卫生事件的院内管理

一、突发公共卫生事件的概述

(一) 突发公共卫生事件的概念

突发公共卫生事件(public health emergency)是指突然发生,造成或者可能造成社会公众健康严重损害的重大传染病疫情、群体性不明原因疾病、重大食物和职业中毒以及其他严重影响公众健康的事件。

(二) 突发公共卫生事件的分类

为了从容有序地应对突发公共卫生事件,将其造成的损失降到最低,对其进行科学的分类,以便实施分级管理。突发公共卫生事件的分类方法有以下几种:

1. 按事件的规模分类 事件分级根据突发公共卫生事件性质、危害程度、涉及范围,突发公共卫生事件划分为特别重大(Ⅰ级)、重大(Ⅱ级)、较大(Ⅲ级)和一般(Ⅳ级)四级。

(1) 特别重大(Ⅰ级)突发公共卫生事件:即特大突发公共卫生事件,是指发生在很大区域内,已经发生很大范围扩散或传播,或者可能发生大范围扩散或传播,原因不清或虽然清

笔记栏

楚但影响人数巨大且已影响社会稳定,甚至发生大量人员死亡的突发公共卫生事件。

特别重大突发公共卫生事件主要包括:

1）肺鼠疫、肺炭疽在大、中城市发生并有扩散趋势,或肺鼠疫、肺炭疽疫情波及2个以上的省份,并有进一步扩散趋势。

2）发生传染性非典型肺炎、人感染高致病性禽流感病例,并有扩散趋势。

3）涉及多个省份的群体性不明原因疾病,并有扩散趋势。

4）发生新传染病或我国尚未发现的传染病发生或传入,并有扩散趋势,或发现我国已消灭的传染病重新流行。

5）发生烈性病菌株、毒株、致病因子等丢失事件。

6）周边以及与我国通航的国家和地区发生特大传染病疫情,并出现输入性病例,严重危及我国公共卫生安全的事件。

7）国务院卫生行政部门认定的其他特别重大突发公共卫生事件。

(2) 重大突发公共卫生事件:指发生在较大区域内,已经发生大范围扩散或传播,或者可能发生大范围扩散或传播,原因不清或虽然清楚但影响人数很多,甚至发生较多人员死亡的突发公共卫生事件。如南京汤山中毒事件:2002年9月14日,南京汤山发生一起特大投毒案。犯罪分子陈某在南京市江宁区汤山镇经营某面食店期间,见另一面食店生意兴隆,遂怀恨在心。2002年9月13日晚11时许,陈某潜入该面食店,将所携带的剧毒鼠药“毒鼠强”投放到该店食品原料内,造成395人因食用有毒食品而中毒,死亡42人。

(3) 较大突发公共卫生事件:指发生在较大区域内,已经发生较大范围扩散或传播,或者有可能发生较大范围扩散或传播,原因不清或虽然清楚但影响人数较多,甚至发生少数人员死亡的突发公共卫生事件。如上海瘦肉精事件:上海连续发生“瘦肉精”食物中毒事故,波及全市9个地区、300多人。

(4) 一般突发公共卫生事件:指在局部地区,尚未发生大范围扩散或传播,或者不可能发生大范围扩散或传播,原因清楚且未发生人员死亡的突发公共卫生事件。如某小学内某个班级发生水痘暴发,患病数10人,无人员死亡。

2. 按发生原因分类

(1) 自然灾害:由自然因素引起灾害的公共卫生问题是多方面的:洪水淹没、房屋倒塌所致外伤;破坏生态环境,影响生态平衡,造成疫源地扩大、环境条件恶化,尤其是饮用水严重污染引起的肠道传染病暴发性流行;食物匮乏导致营养缺乏症;食物中毒;夏秋季节高温发生中暑等。

(2) 有毒有害因素污染造成的群体中毒:这类公共卫生事件由污染所致,如水体污染、大气污染、放射污染等,波及范围极广。

(3) 食物中毒:食物中毒是指摄入了含有生物性、化学性有毒有害物质或把有毒有害物质当作食物摄入后出现的非传染性的急性或亚急性疾病。

(4) 意外事故:意外事件严重威胁着人类的安全,常见的有煤矿瓦斯爆炸、特大交通事故、飞机坠毁等。这类事件由于无法预测,往往直接造成巨大的经济损失和人员伤亡。有资料显示,在全球范围内,每年约有350万人死于意外伤害事故,约占人类死亡总数的6%。

(5) 不明原因引起的群体发病或死亡:由于不明原因所致,公众缺乏相应的防护和治疗知识,同时也没有特定的监测预警系统,所以危害相比前几类要严重得多。

(6) 生物病原体所致疾病:包括寄生虫病、传染病,以病毒感染的危害性较大,如传染性非典型肺炎(SARS)、禽流感(H1N1)。这类突发事件主要出现区域性流行、暴发流行,危害较大。

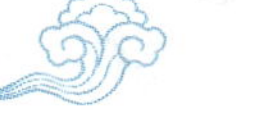

笔记栏

知识链接

突发公共卫生事件应急条例

《突发公共卫生事件应急条例》是依照《中华人民共和国传染病防治法》的规定，特别是针对2003年防治传染性非典型肺炎工作中暴露出的突出问题制定的，为抗击传染性非典型肺炎提供了有力的法律武器。新冠肺炎暴发期间，《突发公共卫生事件应急条例》也起到了举足轻重的作用。《突发公共卫生事件应急条例》着重解决突发公共卫生事件应急处理工作中存在的信息渠道不畅、信息统计不准、应急反应不快、应急准备不足等问题，旨在建立统一、高效、有权威的突发公共卫生事件应急处理机制。《突发公共卫生事件应急条例》的颁布实施是中国公共卫生事业发展史上的一个里程碑，标志着中国将突发公共卫生事件应急处理纳入了法制轨道。

《国家突发公共卫生事件应急预案》分为总则，应急组织体系及职责，突发公共卫生事件的监测、预警与报告，突发公共卫生事件的应急反应和终止，善后处理，突发公共卫生事件应急处置的保障，预案管理与更新，附则八个部分。

北京市十五届人大常委会召开第二十二次会议，听取了关于强化公共卫生法治保障立法修法工作有关情况和工作计划的报告。为了更好地适应常态化疫情防控和公共卫生事业建设发展需要，按照“衔接配套、健全体系、急用优先”的工作原则，北京市人大常委会制定了专项立法修法工作计划，全面加强和完善北京公共卫生相关地方性法规制度建设。将突发公共卫生事件的社会报告、举报制度纳入《北京突发公共卫生事件应急预案》。任何单位和个人不得隐瞒、缓报、谎报突发公共卫生事件信息，或者授意他人隐瞒、缓报、谎报突发公共卫生事件信息，不得阻挠突发公共卫生事件信息的报告。

二、突发公共卫生事件的管理

突发公共卫生事件应急管理是指为了保证公共卫生安全，保护人民群众的健康和生命安全，由特定的组织机构针对突发公共卫生事件组织实施的一系列预防和控制措施，以及采取相应的医学防治和卫生监督行动等综合性行为。

（一）突发公共卫生事件的预防

预防为主是我国卫生工作的基本方针。在突发公共卫生事件的预防中，主要是提高突发公共卫生事件发生的全社会防范意识，落实各项防范措施，有针对性地制订应急处理预案，对各种可能引发突发公共卫生事件的情况进行及时分析、预警、报告，做到早发现、早报告、早处理，有效应对和处理各种突发事件。采取措施是：①建立统一的突发事件预防控制体系。②制订突发公共卫生事件应急预案。③搞好人才队伍建设。④建立突发事件应急救治系统。⑤做好应对突发公共卫生事件的物资储备。⑥对公众开展突发事件应急知识的专门教育，增强全社会对突发事件的防范意识和应对能力。

（二）突发公共卫生事件的处理程序

1. 启动突发公共卫生事件应急预案。
2. 准备处理突发事件所需的外部条件。
3. 处理方法

（1）抢救受害者：应尽快使受害者脱离事故现场，防止其继续受到危害。

（2）消除有害因素：根据事故现场特征和受害人的临床表现，迅速做出事故原因的初步

笔记栏

判断，采取措施，防止人群继续受到危害。

(3) 保护现场：在优先抢救患者前提下，采取有效措施尽可能保护现场。

(4) 调查取证。

(5) 追究事故责任。

4. 总结上报。

三、突发公共卫生事件中护理管理的任务

(一) 加强组织管理

1. 健全组织机构　成立医院应急护理领导小组，该领导小组必须服从医院突发公共卫生事件应急处理领导小组的统一指挥，由主管护理的副院长及护理部主任负责，成员由工作能力强的科护士长组成。各护理单元成立护理救治小组，负责护理救治的准备和实施工作。

2. 健全应急规章制度　制定重大传染病、中毒事件、自然灾害等突发公共卫生事件的报告制度和各级各类人员在突发事件中的岗位职责和行动规范；制定成批伤病员的分类、诊治护理、转运等环节的应急流程。

3. 健全通讯网络　护理救治小组主要负责人要保证通讯畅通，注重互通信息、互相支持、各负其责、协调一致地做好应急事件的管理工作。

(二) 加强人员培训

1. 加强护理人员相关条例、法规和相关知识、技能的学习　护理部针对护理人员开展突发公共卫生事件应急处理相关知识和技能的培训，推广最新知识和先进技术，包括《中华人民共和国传染病防治法》《突发公共卫生事件应急条例》《国家突发公共卫生事件应急预案》和《突发公共卫生事件与传染病疫情监测信息报告管理办法》等法律、法规；急救知识及技能；突发事件应急预案；群体伤病患处理流程；传染病和常见中毒的急救处理；自然灾害和意外事故状态下的自救和互救技能以及心理素质的培养等。

2. 定期进行应急演练　通过应急模拟演练，如消防应急演练、急重症护理抢救案例演练、设立模拟情境训练，促进护理人员不断掌握和提高应对突发公共卫生事件的能力。

(三) 突发公共卫生事件报告

1. 责任报告人　发现疫情的首诊护士，应急处理小组工作人员，发现自然灾害事故、重大医疗事故、医源性感染暴发、生物饮用水污染事件、生化恐怖袭击事件、免疫接种引起的群体性事件、医院水电及医疗设施事故等事件的任何人均为责任报告人。

2. 报告程序　责任报告人除按照常规疫情报告、疾病监测及其他常规监测系统规定的要求进行报告外，要尽快将发现的各种公共卫生异常现象向医院相关部门及上级部门报告。

3. 报告时限　有下列情形之一的，应当根据《突发公共卫生事件应急条例》规定，在2小时内，向卫生行政主管部门报告。

(1) 发生或可能发生传染病暴发、流行的。

(2) 发生或者发现不明原因的群体性疾病的。

(3) 发生传染病菌种、毒种丢失的。

(4) 发生或者可能发生重大食物或职业中毒事件的。

(5) 发生重大火灾、水灾、特大爆炸、车祸及其他重大伤害事件的。

4. 实行“零报告”制度　疫情突发时，实行“零报告”制度，严格执行报告程序，不能瞒报和漏报。

(四) 加强应急物资储备

医院突发事件应急处理领导小组应协调各后勤保障科室，根据要求做好突发公共卫生

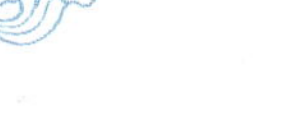

事件应急处理的药品、物资及个人防护用品储备。应急储备物资应妥善保管，及时补充更新。护理部负责督导各临床科室做好病区各类急救药品、物品的储备，定期检查。

（五）做好个人防护

突发疫情应急处理工作人员在开展救治工作时要注意加强个人防护。收治患者的科室应采取相应卫生防护措施，做好消毒隔离，防止交叉感染和污染。

（六）做好评价工作

在处理完突发公共卫生事件后，院突发事件应急处理领导小组要对处理过程及结果进行评价，以总结经验教训，并通过科学评价提出改进意见和建议。

案例分析

2015 年 3 月 21 日 13:00，突然有大量患者就诊，就诊患者均以恶心、呕吐、头晕、腹痛、腹胀为主症，患者都来自附近同一家酒店工作人员，追问中餐饮食情况，疑似与进食新鲜四季豆有关。

问题：

1. 值班护士应该怎样上报？
2. 护士长应采取哪些措施应对？

（刘彦慧）

复习思考题

1. 简述预防和控制护理风险的措施。
2. 简述预防和控制护理风险的措施。
3. 简述发生艾滋病职业暴露后的处理措施。
4. 简述突发公共卫生事件的预防措施。
5. 论述护理缺陷的处理原则。

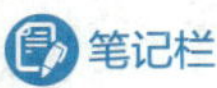

PPT 课件

第十一章 护理信息管理

学习目标

识记：1. 能正确阐述信息、信息管理和信息系统的相关概念；
2. 能正确阐述医院信息系统的组成；
3. 能正确描述护理信息的特点和种类；
4. 能正确简述护理信息系统的内容及应用。

理解：1. 能理解信息的种类和特征；
2. 能理解医院信息安全管理的意义；
3. 能解释医院信息系统的作用。

运用：1. 能评估医院信息系统的应用现状；
2. 能分析护理信息系统的发展趋势。

随着信息化时代的到来，人们的生活方式、服务模式发生着翻天覆地的变化。借助现代信息技术，构建新型健康服务体系，推动医疗信息化持续发展是提高医院服务水平和核心竞争力的重要途径。护理信息是医院信息的重要组成部分，是实现科学管理必不可少的因素。作为护理管理者应认识信息的价值，重视信息的收集，做好信息安全管理，加强信息系统的建设，发挥护理信息管理在提升服务质量、降低医疗成本及提高患者安全性等方面的作用。

第一节 信息概述

一、概念

（一）信息的概念

信息（information）是信息论中的一个术语，常常把消息中有意义的内容称为信息。现代科学中的信息指事物发出的消息、指令、数据、符号等所包含的内容。信息的概念包括广义和狭义的解释。广义的信息是指客观世界中反映事物特征及变化的数据、图形、视频、语言、文字、符号等，是事物变化的最新反映，经过传递而再现。狭义的信息是经过解释的数据，是指经过加工整理后对于接受者具有某种使用价值的数据、信息、情报的总称。对于相同的消息或数据，人们会有不同的认识与解释，得到不同的信息，从而影响各自的决策。

信息的概念有几个重要的含义：①信息是客观事物最新的变化和特征的反映；②信息要经过传递；③信息包括的范围很广；④信息是客观事物相互作用、相互联系的表现；⑤人们获得新信息的过程是加工、整理和有序化的过程。

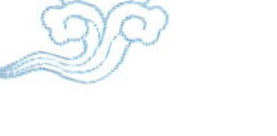

笔记栏

（二）信息管理的概念

信息管理(information management)是指信息资源的管理,包括微观上对信息内容的管理,即信息的收集、组织、检索、加工、储存、控制、传递和利用的过程以及宏观上对信息机构和信息系统的管理。信息管理的实质就是对信息获取到利用全过程各信息要素与信息活动的组织与管理。随着信息作为个人、组织和社会生存与发展的战略资源地位的提升,各国政府和组织都把信息管理视为管理活动的重要内容。从一定意义上说,信息管理的进步与发展推动着整个人类社会不断向前。

（三）信息系统的概念

信息系统(information system)是指利用计算机、通信、网络、数据库等现代信息技术,对组织中的数据和信息进行输入、处理与输出,并具有反馈与控制功能,为组织活动服务的综合性人工系统。

二、信息的特征

信息的特征是指信息区别于其他事物的本质属性。各种信息具体内容不同,但基本特征具有共同之处:

1. 真实性　真实性信息必须是对客观事物存在及其特征的正确反映。不符合事实的信息是失真的信息,不仅没有价值,而且会对管理决策产生危害。因此,在管理中,要充分重视信息的真实性。要检查、核实信息的真实性,避免虚假信息的产生。

2. 时效性　信息的时效性价值随着时间的变化而变化,信息价值的时效周期分为升值期、峰值期、减值期和负值期 4 个阶段,信息在不同的阶段呈现不同的价值,这就是信息的时效性。从某种意义上说,信息的时效性表现为滞后性,因为信息作为客观事实的反映,是对事物的运动状态和变化的历史记录,总是先有事实后产生信息,因此,只有加快传输,才能减少滞留时间。

3. 依附性　信息本身是无形的,信息的传递交流和信息价值的实现要求信息必须依附于一定的物质形式——信息载体(information carrier)。其载体有文字、图像、声波、光波等。人类通过视、听、嗅等感官感知、识别、利用信息。没有载体,信息就不会被人们感知,信息也就不存在,因此信息离不开载体。

4. 共享性　信息与其他资源相比,具有在使用过程中不会消耗的属性。这种属性决定了它的可共享性。信息的共享性主要表现在同一内容的信息可以在同一时间由两个或两个以上的用户使用,大大提高了信息的使用率和人们的工作效率,进而推动了人类社会的发展。

三、信息的种类

信息是多样化、多方面、多层次的,信息现象的复杂性、信息存在和信息内涵的广泛性,决定了信息种类的多样性。信息的类型亦可根据不同的角度来分。

1. 按照产生信息的来源分类　根据信息来源可分为自然信息、生物信息和社会信息。自然信息是指自然界中各种非生命物体传播出来的种种信息,如天气变化、地壳运动和天体变化等;生物信息是指自然界中具有生长、发育和繁殖能力的各种动物、植物和微生物之间相互传递的种种信息;社会信息是指人与人之间交流的信息,既包括通过手势、身体、眼神所传达的非语义信息,也包括用语言、文字、图表等语义信息所传达的一切对人类社会运动变化状态的描述。按照人类活动领域,社会信息又可分为科技信息、经济信息、政治信息、军事信息、卫生信息和文化信息等。

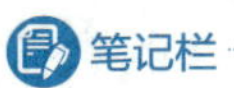

2. 按照信息的表现形式分类　根据信息的表现形式可分为文本信息、声音信息、图像信息和数据信息等。文本信息是指用文字来记载和传达的信息，是信息的主要存在形态；声音信息是指人们用耳朵听到的信息，无线电、电话、录音机等都是人们用来处理声音信息的工具；图像信息是指人们用眼睛看到的信息；数据信息是指计算机能够生成和处理的所有事实、数字、文字和符号等。随着科技的发展，数据信息变得越来越重要。

3. 按照信息的传播范围分类　根据信息的传播范围可分为公开信息、内部信息、机密信息。公开信息是指传递和使用的范围没有限制，可在国内外公开发表的信息；内部信息是指传递范围没有限制，只供内部掌握和使用的信息；机密信息是指必须严格限定使用范围的信息。

第二节　医院信息管理

一、概述

信息技术和网络技术的快速发展，使信息化已经融入医院发展的各个方面。医疗行业对信息的需求越来越强，对患者的诊断、治疗与护理均离不开信息管理，医院的信息化建设水平已经成为衡量其是否具有良好社会形象和先进管理水平的重要标志。各家医院通过开发各种程序或信息系统加强对医疗信息的掌握与控制，全面提升了医院医疗、教学、科研以及管理的水平，极大地提高了医院的运行效率和医疗质量。

（一）概念

1. 医院信息（hospital information）　是指在医院运作和管理过程中，产生和收集到的各种医疗、科研、教学、后勤等信息的总和。

2. 医院信息管理（hospital information management）　是指在医院活动中围绕医疗服务而开展的医院信息的收集、处理、反馈和管理的活动，即通过信息为管理服务，把管理决策建立在信息的充分利用基础上。医院信息管理遵循信息获取、加工、存储、传输、应用和反馈这样一种信息处理的一般过程，通过信息的管理为管理决策和临床决策服务。

3. 医院信息系统（hospital information system，HIS）　是指利用电子计算机和通讯设备，为医院所属各部门提供患者诊疗信息和行政管理信息的收集、存储、处理、提取和数据交换的能力，并满足所有授权用户的功能需求。

（二）医院信息安全管理

基于数字化医疗建设的发展和应用，医院信息系统已成为全面支持医疗、管理、科研、教学以及为大众健康服务的开放性网络。系统承载着医疗卫生机构最重要的数据资源，任何形式的数据丢失、出错都将给医疗卫生机构带来无法估量的损失。计算机软硬件以及网络故障、病毒攻击、人为操作故障、资源不足引起的系统灾难都会给医疗卫生机构的关键数据带来极大的威胁和隐患。信息安全（information security）是指保证信息的完整性、可用性、保密性、可靠性和可控性，其实质就是要保证信息系统及信息网络中的信息资源不因自然或人为的因素而遭到破坏、更改、泄露和非法占用。加强医院信息安全管理，尤其要注意保护患者医疗健康信息的安全，即保护患者隐私不被滥用、修改和窃取，是当前医院信息化建设中的重中之重。威胁信息安全的因素主要包括系统存在的漏洞、系统安全体系的缺陷、使用人员的安全意识薄弱和管理制度的薄弱等环节。针对这些因素，医院信息安全管理应从以下方面加强管理：

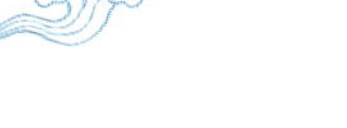

1. 内部安全管理　内部安全管理包括建立内部安全管理制度，如机房管理制度、设备管理制度、安全系统管理制度、病毒防范制度、操作安全管理制度、安全事件应急制度等，并采取切实有效的措施保证制度的执行。

2. 网络安全管理　网络安全管理通过网管、防火墙、安全检测等管理工具来保证医院信息系统的安全，确保网络系统安全运行，提供有效的网络服务。

3. 应用安全管理　应用安全管理是在物理、网络、系统等层面安全的支持下，实现用户安全需求所确定的安全目标。由于医院各个应用系统的安全机制不一样，因此需要通过建立统一的应用安全平台来管理，包括建立统一的用户库、统一维护资源目录及统一授权等方式。

4. 数据安全管理　数据安全是指信息的保密性、真实性和完整性的保持，作为医院信息系统，其重点是保护患者隐私。实现数据安全需要在进行医疗研究及医疗保险服务时，注意保护患者数据和隐私信息的安全。对数据库进行加密，创建和更改数据时，要进行数字签名。根据角色级别、用户类型及其对医疗信息系统的重要性选择身份认证和访问控制。

二、医院信息系统

医院信息系统受医院自身目标、任务和性质的影响，被认为是当前所有企业级信息系统中最为复杂的一类。其不仅要追踪随人、财、物而产生的信息流，保障医院的运行效率，而且还需要支持以医疗记录为中心的整个医疗、教学、科研活动。医院信息系统不仅仅是一个计算机软件，更是一个通过信息管理医院的系统工程。医院信息系统并不能提供任何医疗服务或直接产生效益，医院信息系统所带来的是间接效益，即通过提高医院工作效率和质量，从而间接地为医院创造效益。

（一）医院信息系统的发展史

医院信息系统于 20 世纪 50 年代起源于美国，伴随着信息技术、网络技术、计算机技术的进步，计算机开始在医院的各个方面得到了广泛应用，并逐渐形成当前完善的医院信息系统。目前，美国、日本、欧洲等国家在医院信息系统的建设与发展均走在前列。医院信息系统在我国起步较晚，但发展很快。特别是近几年，随着医疗体制改革的不断深入，医院之间竞争意识的进一步增强，促使各医疗机构将建设以患者为中心、提高医院管理水平和服务质量的 HS 作为医院管理的重要工作。智慧医疗以及“互联网 +”时代的到来，使我国医院的信息化建设逐步向智能化转变。

医院信息系统的发展过程，从其内容、方式和规模上大体可分为 4 个阶段：单机单任务阶段、部门信息管理阶段、集成医院信息系统阶段和大规模一体化的医院信息系统阶段。现阶段我国医疗卫生信息化的发展热点是实现区域卫生信息化，其目标是通过建立跨医院的信息交换平台，开发实验检查结果共享、远程医疗、双向转诊、分级医疗协同、医保互通、人才培养、信息发布等应用，实现在一定区域内医疗机构间医疗信息的交换和共享。

（二）医院信息系统的作用

1. 优化工作流程，提高工作效率　医院信息系统的应用，改变了医院原有的手工作业方式，加快了医院内部的信息流动，提高了信息资源的利用率，减轻了医护人员的劳动强度，同时信息的正确性、完整性、连续性、共享性和传输速度都能得到很大的提高。例如住院患者的一般信息在其住院、出院、付费时，可以及时通过网络传输至各相关部门。

2. 科学经营管理，提高经济效益　医院信息系统的应用，改变了医院过去在经营管理中由于各类信息不完善、不准确和不及时造成的患者费用漏、跑、错等现象和药品、物资的积压浪费现象，从而降低医疗成本，节约和充分利用卫生资源，提高医院的经济效益。

笔记栏

3. 加强过程控制，提高医疗护理质量　医院信息系统的应用，可以使医院管理者及时发现医疗护理过程中各环节的问题，及时采取相应的管理措施，将事后管理变成事前管理；同时医务人员由于医疗护理过程中及时准确地掌握了诊疗信息，可以及时避免和处理可能引起的疏漏，并能有效地优化工作安排，提高医疗护理质量。

4. 增加医院透明度，提高医院信誉　医院信息系统的应用，一方面可以保证医院按标准收费，避免漏收、错收，同时也使医疗服务项目收费公开化、透明化，患者能及时、便捷、全面地进行费用查询，维护了患者的合法权益，增强了患者对医院的信任，提高了医院的信誉。

5. 实现卫生资源共享，提高信息利用水平　数据共享是国家信息化的一条根本原则和重要目标，也是信息资源的重要特征，只有共享才能发展。医院信息系统的统一开发，可以避免重复建设，提高经济效益，可以增强网络数据的客观性和可比性，可以提高整体信息网络的功能，从而提高医院信息的利用水平，更好地为医院决策者服务。区域卫生信息平台的建设，将使未来的医院，不仅可实现院内各系统的联通和数字化，与外部机构特别是与本区域卫生信息平台及相关上、下级医疗机构的互联互通也将成为现实，真正实现卫生资源共享。

（三）医院信息系统的内容

医院信息系统是一个十分庞杂的业务功能体系，其组成从信息处理角度可分为临床信息系统、医院管理信息系统和外部接口三大部分。

1. 临床信息系统（clinical information system，CIS）　临床信息系统的主要目标是为临床医护人员和医技科室医生服务，以患者为中心，支持医护人员的临床活动，收集和处理患者的临床医疗信息，丰富和积累临床知识，并提供临床咨询、辅助诊疗、辅助临床决策，提高医护人员的工作效率，为患者提供更多、更快、更好的服务。临床信息系统可以细分为非护理现场临床信息系统（non-nursing clinical information system，NNCIS）和护理现场临床信息系统（nursing field clinical information system，NFCIS）。

（1）非护理现场临床信息系统：主要指相关检查科室的临床信息系统，如临床检验信息系统（clinical laboratory information system，CLIS）、医学影像档案管理和通信系统（medical imaging archives management and communication system）、放射信息系统（radiology information system，RIS）等。

（2）护理现场临床信息系统：主要指信息的产生和应用都在护理现场（患者床边）的系统，包括各种临床科室的临床信息系统，如医生工作站、护士工作站、手术麻醉信息管理系统（anesthesia information management system，AIMS）、临床决策支持系统（clinical decision support systems，CDSS）、电子病历系统（electronic medical records system，EMRS）等。下面仅对临床决策支持系统和电子病历系统作简要介绍。

临床决策支持系统是通过医学知识库、模型库、方法库和数据库，利用数据挖掘技术和联机分析技术对临床数据进行综合分析处理，进而输出决策结果。该系统可通过监测患者的临床信息（如患者的检查、检验结果等）进行逻辑判断，主动发出提醒，并对患者状况进行推理，给出建议，供医护人员参考。通过 CDSS 进行临床决策及管理医疗行为，可以有效地减少医疗错误，提高医疗护理质量，为医院节省大量成本。电子病历系统是支持电子病历的一套软、硬件系统，用于电子病历信息的创建、加工、存储、传输和服务，覆盖了患者就医的各个环节，为医疗科研、教学和医院管理提供数据源。电子病历是以电子化方式管理的有关个人终生健康状态和医疗保健行为的信息，它可在医疗中作为主要的信息源取代纸质病历，提供超越纸质病历的服务，满足所有的医疗、法律和管理要求。作为患者信息的基本平台，电子病历可集合患者的其他数据信息，共同为患者的全面诊疗提供参考。“互联网 +”医疗时

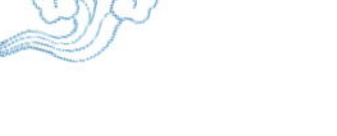

代的到来，借助信息手段，创新思维模式，推进电子病历智能化的研究与临床应用，对提高临床工作效率、提升工作质量具有重要意义。

2. 医院管理信息系统　医院管理信息系统（hospital management information system，HMIS）的主要目标是支持医院的行政管理与事务处理业务，减轻事务处理人员的劳动强度，辅助医院管理层决策，提高医院的工作效率，从而使医院能够以较少的投入获得更好的社会效益和经济效益。HMIS 包括财务管理系统、药品管理系统、物资管理系统、人力资源管理系统及科研教育管理系统等。

3. 外部接口　外部接口的主要目标是实现与其他医疗相关信息系统的集成，实现与外部信息系统的数据交换，包括医疗保险系统接口、远程医疗系统接口、社区卫生服务系统接口、上级卫生行政管理部门接口。

第三节　护理信息管理

一、概述

护理信息管理是医院信息管理的重要组成部分，建立一套完整的护理信息系统，有助于提高工作效率，减少医疗差错，让护士有更多的时间投入到对患者的直接护理中。

（一）概念

1. 护理信息（nursing information）　是指在护理活动中产生的各种情报、消息、数据、指令、报告等，是护理管理中最活跃的因素。

2. 护理信息管理（nursing information management）　是为了有效地开发和利用信息资源，以现代信息技术为手段，对医疗及护理信息资源的利用进行计划、组织、领导、控制和管理的实践活动。简单地说，护理信息管理就是对护理信息资源和信息活动的管理。

拓展阅读

3. 护理信息系统（nursing information system，NIS）　是指一个由护士和计算机组成，能对护理管理和临床业务技术信息进行收集、存储和处理的系统，是医院信息系统的重要组成部分。

（二）护理信息的特点

护理信息来源于临床护理实践，因此，除具有信息的一般特点外，还有其专业本身的特点。

1. 生物医学属性　护理信息主要是与人的健康和疾病相关，因此具有生物医学属性的特点。在人体这个复杂的系统中，由于健康和疾病处于动态变化状态下，护理信息又具有动态性和连续性。如脉搏就汇集着大量的信息，既反映人体心脏的功能、血管的弹性，还反映血液的血容量等信息。

2. 相关性　护理信息就其使用来讲，大多是若干单个含义的信息相互关联，互为参照来表征一种状态。如外科患者术后引流管的血性引流液大多不能完全说明患者是术后出血，只有同时观察患者的临床表现，并参考血常规检查等信息，才能较为全面、真实地反映患者目前是否为术后出血。这种多个信息相互关联、共同表征一种状态的特点就是相关性。

3. 不完备性　是指使用中所需信息的不完整、不全面。护理信息来自患者，受获取信息的手段和时间的限制，医护人员不可能像拆机器一样，将患者“打开”查看病情。另外病情不容延缓，特别是危重患者的抢救更要争分夺秒，不可能等所有的病情资料齐全后再进行治疗护理。因此，就要求护士不仅能准确地观察和判断患者的病情，同时要充分认识疾病的

笔记栏

复杂性，在思考和判断时要留有余地，事先预计到可能出现的多种情况，以避免给患者造成不可挽回的损失。

4. 准确性　护理信息中的一部分可以用客观数据来表达，如患者出入院人数、护士出勤率、人的血压及脉搏的变化、患者的平均住院日等。另一部分则来自护士的主观判断，如患者的神志和意识情况、心理状态等。此部分护理信息直读性差，需要护士能准确地观察、敏锐地判断和综合地分析信息；否则，在患者病情危重或病情突变危及生命时，容易发生信息判断和处理失误，造成不可挽回的损失。

5. 复杂性　护理信息涉及面广，信息量大，种类繁多，有来自临床的护理信息，来自护理管理的信息，来自医生医疗文件的信息；有数据信息、图像信息、声音信息、有形和无形信息等。同时护理信息的收集和传递需要许多部门和人员的配合，使信息的呈现变得复杂。对这些信息正确的判断和处理，直接关系到护理工作的质量和管理效率的提高。

（三）护理信息的分类

医院的护理信息种类繁多，主要分为护理业务信息、护理科技信息、护理教育信息和护理管理信息。

1. 护理科技信息　护理科技信息包括国内外护理新进展、新技术、护理科研成果、论文、著作、译文、学术活动情报、护理专业考察报告、护理专利、新仪器、新设备、各种疾病的护理常规、卫生宣教资料等。同时还包括院内护理科研计划、成果、论文、著作、译文、学术活动、护士的技术档案资料、护理技术资料、开展新业务新技术情况等。

2. 护理业务信息　护理业务信息主要是来源于护理临床业务活动中的一些信息，这些信息与护理服务对象直接相关，如入院信息、转科信息、出院信息、患者一般信息、医嘱信息、护理文件书写资料信息等。

3. 护理教育信息　护理教育信息主要包括教学计划、实习安排、教学会议记录、进修生管理资料、继续教育计划、培训内容、业务学习资料、历次各级护士考试成绩及标准卷等。

4. 护理管理信息　护理管理信息是指在护理行政管理中产生的一些信息，这些信息往往与护士直接相关，如护士基本情况、护士配备情况、排班情况、出勤情况、考核评价情况、奖惩情况、护理管理制度、护理工作计划、护理会议记录、护理质量检验结果等。

（四）护理信息收集和处理的基本方法

1. 人工处理　人工处理是指信息的收集、加工、传递、存贮都是以人工书写、口头传递等方法进行。

（1）口头方式：抢救患者时的口头医嘱和晨交班等都是以口头方式传递信息，是较常用的护理信息传递方式。它的特点是简单易行。口头传递信息虽然快，但容易发生错误，且错误的责任有时难以追查。

（2）文书传递：文书传递是护理信息最常用的传递方式。如交班报告、护理记录、规章制度等，这是比较传统的方式。优点是保留时间长，有据可查；缺点是信息的保存和查阅有诸多不便，资料重复收集和资料浪费现象普遍。

（3）简单的计算工具：利用计算器作为护理信息中数据的处理，常用作统计工作量、计算质量评价成绩等。其局限在于无法将结果进行科学的分析，因此它已滞后于现代护理管理的发展。

2. 计算机处理　计算机处理信息，运算速度快，计算精确度高，且有大容量记忆功能和逻辑判断能力，已逐渐成为护理信息管理的主要方式。利用计算机进行信息管理可显著地节省护士人力并减轻护理工作负荷，改变以往护士手工抄写、处理文书的烦琐方法，使工作效率和护理工作质量有显著的提高。随着护理信息系统的广泛应用，使护理工作中每一个

上传到网络的数据都将被自动记录。当数据的积累量足够大的时候，也就是大数据到来时，信息系统将从简单的数据交流和信息传递上升到基于海量数据的整合分析。大数据通过海量数据进行整合分析，得出非因果关系的相关性，反馈给护士，从中提取大数据的反馈结果，进而将其运用到临床护理中。

二、护理信息系统

（一）护理信息系统的内容

护理信息系统是医院信息系统应用最广泛的部分，可分为临床护理信息系统和护理管理信息系统。

1. 临床护理信息系统　该系统覆盖了护士日常工作所涉及的所有信息处理的内容，可进行医嘱处理、收集护理观察记录、制订护理计划、实施患者监控等。国内的护理信息系统智能化程度仍较低，护士如何执行还是凭自己的知识和经验，缺乏完整的知识库支持，且对执行过程中存在的问题也缺乏有效的纠错与提醒功能。

(1) 住院患者信息管理系统：该系统主要功能是患者基本信息和出入院信息管理。住院患者管理是医院管理的重要组成部分，耗用医院大量的人、财、物资源。应用该系统患者办理住院手续后，患者信息在护士工作站电脑终端显示，有利于及时准备床单位，患者到病区后即可休息；同时患者信息卡刷卡后可打印患者一览表卡、床头卡等相关信息，医嘱录入后，随着医嘱自动更改护理级别、饮食等，替代以前手写的床头卡，并与药房、收费处、病案室、统计室等相应部门共享，既强化了患者的动态管理，又节约了护士的间接护理工作时间。

(2) 住院患者医嘱处理系统：医嘱系统（orders system）是医院应用较早，普及程度较高的临床信息系统。该系统由医生在电脑终端录入医嘱，护士通过工作站核实医生下达的医嘱，无疑问后确认即可产生各种执行积累单及当日医嘱变更单、医嘱明细表等；确认领取当日、明日药物后，病区药房、总药房自动生成请领总表及单个患者明细表；药费自动划价后与收费处联网入账；住院费及部分治疗项目按医嘱自动收费。该系统由医生录入医嘱，充分体现出医嘱的严肃性及法律效应性。

(3) 住院患者药物管理系统：本系统在病区电脑终端设有借药及退药功能，在患者转科、出院、死亡及医嘱更改时可及时退药，并根据患者用药情况设有退药控制程序，避免人为因素造成误退药、滥退药现象。

(4) 住院患者费用管理系统：医嘱及其执行既是临床诊疗的依据，也是医疗收费的依据。住院患者费用管理系统根据录入的医嘱、诊疗、手术情况，在患者住院的整个过程中可以随时管理患者、病区费用等信息，如患者的费用使用情况，科室在某一时间段的入、出院情况，各项收入比例等，有利于调整费用的结构，达到科学管理。

(5) 手术患者信息管理系统：该系统以信息集成共享和广谱设备集成共享作为两大支撑平台，覆盖了患者从入院、术前、术中、术后，直至患者出院的全过程。该系统通过与床边监护设备的集成、数据自动采集，对手术麻醉全过程进行动态跟踪，达到麻醉信息电子化，使手术患者管理模式更具科学性，并能与全院信息系统的医疗信息数据共享。该系统在外科各病区电脑终端输入手术患者的信息，如：拟行的手术方式，是否需安排洗手护士，手术间号，麻醉、洗手、巡回人员名单，术前用药，特殊准备意见等，使病区与手术室之间紧密衔接。

护理信息系统在计算机人员和护理人员的共同努力下，将不断开发新的护理信息处理系统软件，使护士在护理信息处理中更方便，更科学，更完善。

笔记栏

2. 护理管理信息系统　该系统包括护理人力资源管理系统、护理质量管理系统及护理成本管理系统等。

(1) 护理人力资源管理系统:护理人力资源管理系统主要应用于护理人力资源配置、护士培训与考核、护士岗位管理及护士科研管理等方面。例如通过该系统,护理部、护士长可实时了解护士的上岗情况,根据不同护理单元的实际工作量进行电脑设置,实现全院护士网上排班,及时进行人员调配与补充,统筹安排护士的轮值与休假。同时可通过统计护理工作量、工作质量、岗位风险程度、患者满意度及教学科研情况等综合指标进行护士的绩效考核,实现护理人力资源的科学管理。

(2) 护理质量管理系统:护理质量管理系统主要包括护理单元质量管理、护理风险动态评价、护理不良事件管理、护理文书书写质量监控、护理接近失误管理、患者满意度调查等部分。各医院结合实际情况将护理质量的关键要素制定出护理质量考核与评价标准,建立数据库,护理部、护士长、质控组长等将检查结果及时、准确录入计算机,由计算机完成对这些信息的存储、分析和评价。由于信息反馈快,管理者可及时得知各护理单元的护理质量状况,从而很快发现和纠正问题,突出了环节质量控制,将终末质量管理变为环节质量控制,减少护理差错事故的发生,有效改进护理工作质量。此外,应用该系统可量化考评信息,减少人为主观性,使考评结果更具客观性。

(3) 护理成本核算系统:随着医院成本化意识的不断增强,越来越多的管理者认识到护理是基本的成本中心。如何降低护理成本,实现护理资源的优化配置,成为管理者关注的课题。护理成本核算系统是将过去手工统计工作量的方法改为利用计算机输入数据。例如使用 NIS 系统测定录入患者生命体征,不仅节省人力成本的费用,降低劳动强度,还可大大提高统计工作的质量和速度,消除人为因素,减少管理成本。

(二) 护理信息系统的应用

1. 护理电子病历　护理电子病历是将计算机信息技术应用于临床护理记录,并以此建立的以提高效率、改进质量为目的的信息系统,是电子病历的重要组成部分,是能够协助护士对患者进行病情观察和实施护理措施的原始记载。护理电子病历包括体温单、生命体征记录单、出入量记录单、入院评估单、日常评估、护理评估、护理措施、护理记录、护理健康宣教表、病区护理交班记录等项目,能够根据相应记录生成各类图表。可与 HIS、各监护仪器无缝连接,使用掌上电脑、无线移动推车、蓝牙技术等进行信息的自动读取和传输。

护理电子病历属于护理文书,具有举证作用,故严格权限与安全控制尤其重要。除采用用户名和密码登录外,护士只能修改自己的记录;护士长、护理组长可以修改所管辖护士的护理记录;护理电子病历软件对电子病历的书写时限、书写质量进行事前提醒、事中监督、事后评价的全过程实时监控,为护理病历质量控制提供方便、快捷、安全、有效的管理途径。

2. 条形码与射频识别技术　条形码是一种可供电子仪器自动识别的标准符号,由一组黑白相间粗细不同的条、空符号按一定编码规则排列组成的标记,它能够表示一定的信息。条形码技术已深入到医院的各部门中,主要用于物资管理、临床化验室、放射科、病案管理、财务管理等方面。护理信息系统主要集中在配液系统(输液贴)、消毒物品跟踪管理系统(消毒物品条码)、病区内医用耗材管理系统(耗材条码)。无线射频识别技术(radio frequency identification,RFID)是一种非接触式自动识别技术。在医院的应用主要集中在医院血液管理、供应室 RFID 管理、母婴 RFID 管理、医院移动资产管理、病床消毒 RFID 管理和医疗垃圾 RFID 管理等方面。

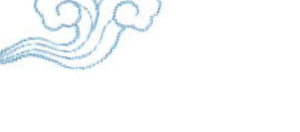

3. 移动护士工作站　移动护士工作站(mobile nurse workstation)是以医院信息系统为支撑平台,采用无线网络、移动计算、条码及自动识别等技术,充分利用 HIS 的数据资源,将临床护理信息系统从固定的护士工作站延伸至患者床旁。移动护士工作站具有护理计划综合浏览、综合患者腕带标识、患者体征床旁采集、医嘱执行管理、检验标本采集校对及给药管理等功能(见表 11-1)。

表 11-1　移动护士工作站系统功能清单表

功能模块		功能说明
患者信息	患者列表	支持显示所有患者列表,包含床号、姓名、性别、年龄、诊断、护理级别、过敏信息、饮食、管床医生、责任护士等基本信息 从入院评估和体温单中自动提取相关信息,标记是否欠费、是否有手术、分娩等状态 支持护士关注患者
	患者信息	可进行患者基本信息、住院信息浏览、查询 支持患者的 RFID 腕带的绑定与解绑等操作。(包括新生儿腕带绑定)
体征采集	生命体征采集	支持患者体征信息(包括体温、脉搏、呼吸、血压、身高、体重、Barthel 评分、压疮、跌倒、疼痛、吞咽、手术、分娩、大便次数等)新增、删除、查看和修改等操作。支持单项体征 3 天趋势图,支持数据同步至对应表格
	体征采集智能提示	智能动态显示全科室待测量体征的患者列表 根据患者的护理等级、危重状态、发烧及手术等具体情况,结合医院规定,由系统自动动态计算患者需要测量体征的时间点,并加以提示
	脉搏秒表	提供秒表功能,方便脉搏测量操作
医嘱管理	医嘱查询	支持按医嘱时间、医嘱类型、执行状态等查询医嘱信息
	医嘱执行	对于有条码的药物类医嘱如输液类医嘱,支持用 PDA 条码核对医嘱 对于其他不需要扫描核对的医嘱,手动确认医嘱 支持智能拆分医嘱信息,如一日多次类,分开执行 执行医嘱时,记录医嘱执行时间、执行护士等信息
	医嘱执行记录	执行医嘱时,记录医嘱执行时间、执行护士等信息。该记录可以用于解决医患纠纷,同时还可以为护士的工作量统计做一个很好的证明
	执行单生成	执行医嘱后,自动生成执行单
	记录皮试结果	可记录阴性、阳性等皮试结果信息
日常评估	入院评估	患者入院时,对患者基本情况(如个人基本资料、生命体征、护理体检、风险评估、中医四诊基本内容等)进行护理评估,同步体温单的体征信息,并将评估结果同步到护理记录单
风险评估	跌倒坠床评估	可对患者进行跌倒坠床风险评估,并记录评估结果
	压疮评估	可对患者进行压疮评估,记录压疮具体部位和压疮程度
	疼痛评估	可对患者进行疼痛评估,记录疼痛具体部位和疼痛程度
	滑脱评估	可对患者进行滑脱评估,并记录评估结果
	自理能力评估	可对患者进行自理能力评估,并记录评估结果
危重患者护理记录单		记录患者的危重度等护理信息,如体征项目、瞳孔、出入量、管道护理等
健康教育		可手持移动终端在患者床旁进行各病区各病种健康教育
▲标本采样		可对患者需要采集的项目进行校对、提醒

笔记栏

续表

功能模块		功能说明
检查检验报告	患者检查结果查询	可查看患者检查结果
	患者检验结果查询	可查看患者检验结果，支持异常指标提示
	▲备血	支持查看当前需要进行交叉配血的患者、以及当前配血的状态，实现患者交叉配血的二次核对以及双护士的核对签名
	▲输血	实现输血流程中的核对，支持以相应的语音提示或震动方式及时推送提醒输血信息，并将相应的输血记录同步至护理记录单；输血时扫码枪可进行床旁扫码确认等
条码扫描		支持扫描患者及药品等条码进行双向核对，核对是否匹配；采血时扫码枪可进行床旁扫码确认等
▲护理计划		支持查询患者护理计划的执行，如护理名称、执行频率、执行次数、护理计划内容等
离线		支持在科室网络状态不佳的情况下离线操作

常用的移动设备包括移动电脑（笔记本电脑、平板电脑或移动推车电脑等）、终端掌控电脑（personal digital assistant，PDA）和智能手机。借助这些设备，访问患者的检查、检验报告，采集与上传护理数据、查看与执行医嘱，将过去基于纸质和电脑的病历通过移动端查询和传递。移动护士工作站改变了护士的工作模式，在确保患者能够得到及时恰当处理的同时，有效降低了医疗事故率，对于提升患者医疗安全，推动医院信息数字化建设起到了重要的作用。

PDA（见图 11-1、图 11-2）的功能模块包括患者基本信息（见图 11-3）、体征信息（见图 11-4）、医嘱执行管理（见图 11-5）、护理管理（见图 11-6）、风险评估（见图 11-7）以及其他功能（见图 11-8）。

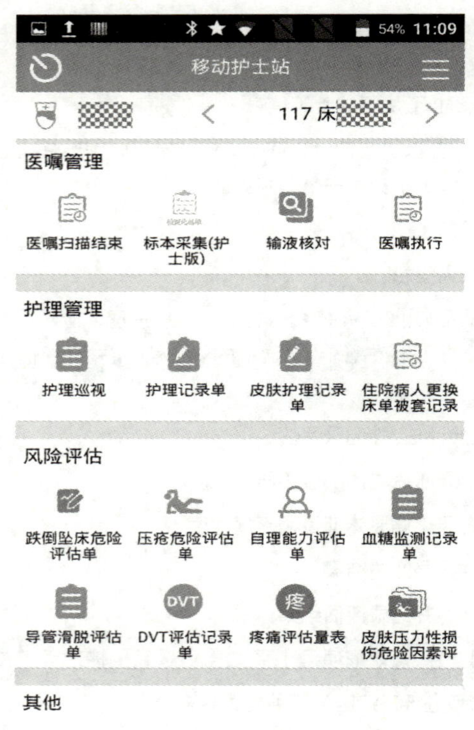

图 11-1　PDA 的开机界面

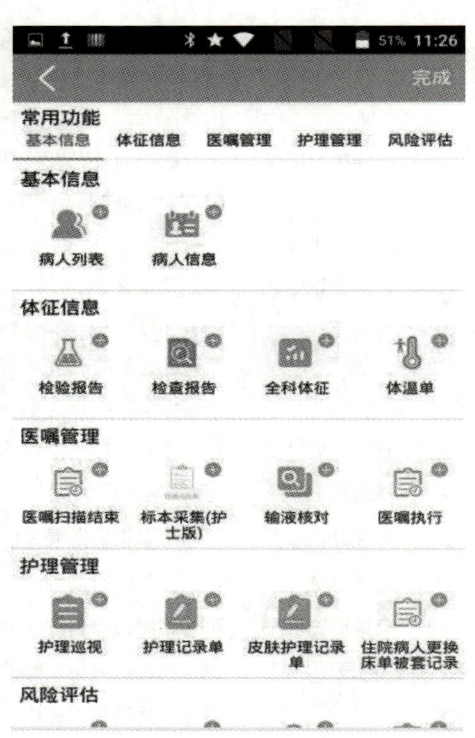

图 11-2　PDA 的功能界面

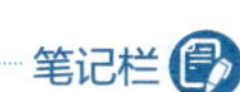

笔记栏

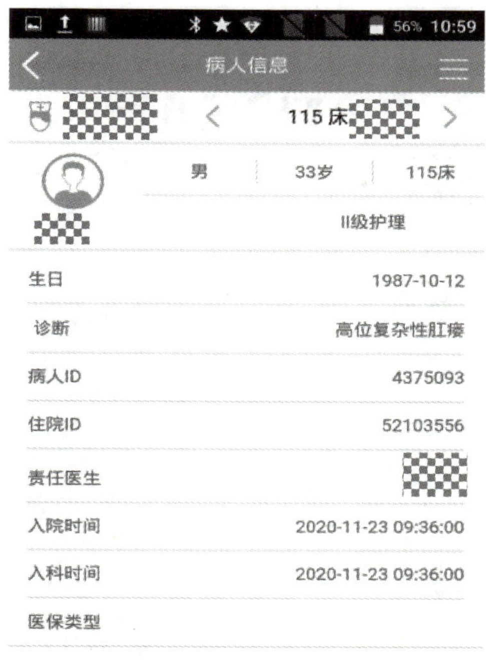

图 11-3　PDA 患者的基本信息

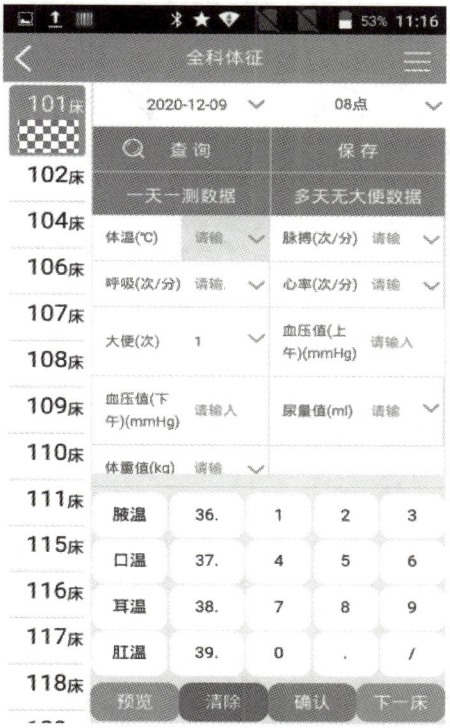

图 11-4　PDA 患者的体征信息

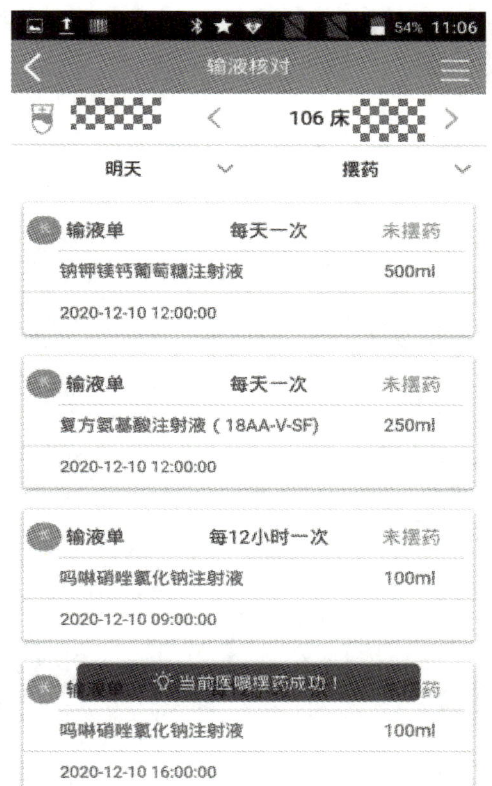

图 11-5　PDA 医嘱执行管理

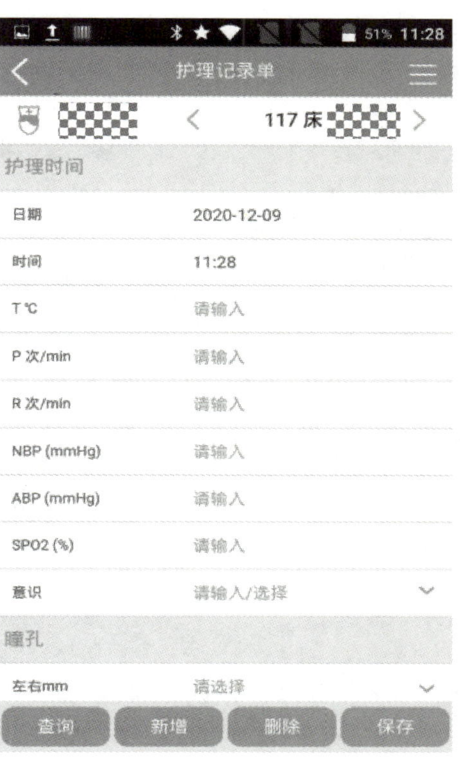

图 11-6　PDA 护理管理

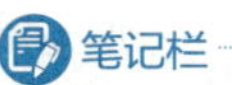

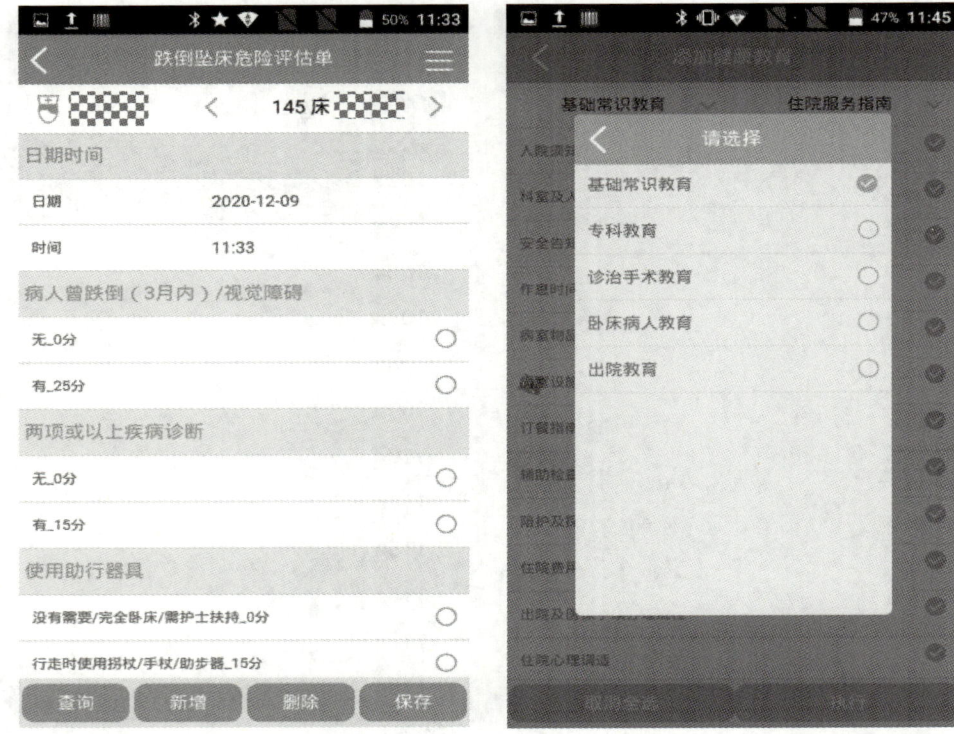

图 11-7　PDA 的风险评估　　　　图 11-8　PDA 的其他功能

4. 护理管理平台　该平台主要包括人员档案、排班管理、不良事件上报、质量控制、满意度调查、护士长电子手册、护理敏感指标、系统设置八个板块（见图 11-9）。

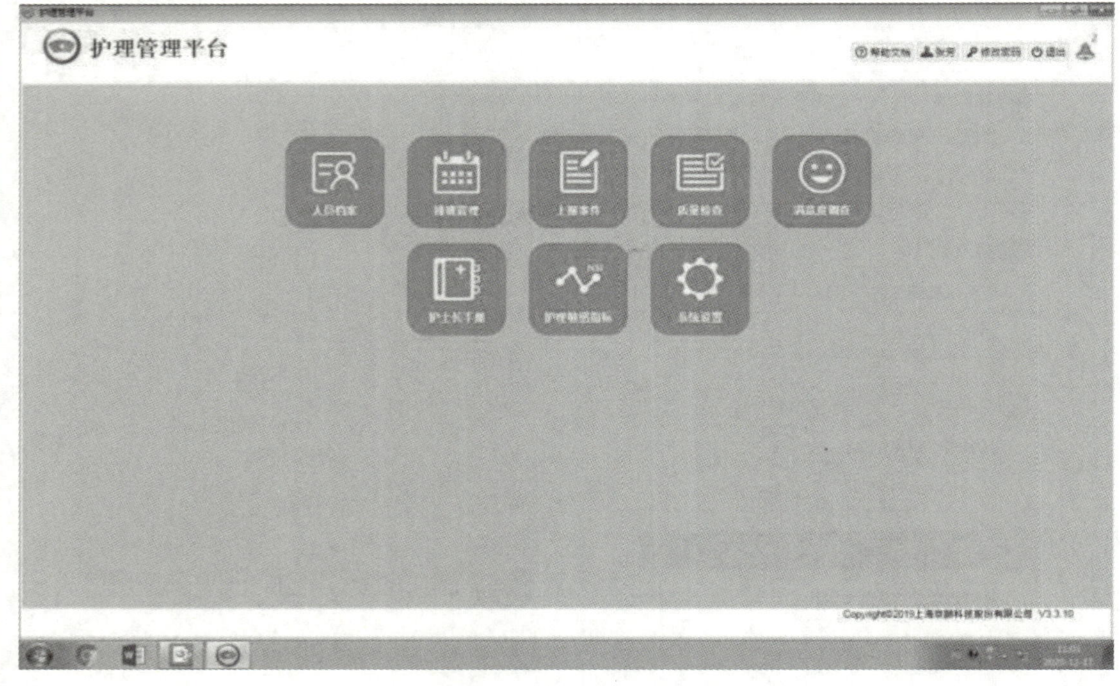

图 11-9　护理管理平台主界面

护士长可登录护理管理平台进行科室人员档案的管理，在我的信息一栏查看个人基本信息；人员管理一栏可以进行分类查询（见图 11-10），以及增加科室护理人员信息；护士长对科室护理人员信息进行审核查询，方式为根据姓名、工号进行查询，以及查看某一护士基本信息、外出学习情况等（见图 11-11）；还可以在查询与统计一栏进行科室人员条件统计（见图 11-12）、人员变动信息统计、护士考核统计、护士人员统计、执业证书到期统计、进修护士查询、人员审核状态统计等信息。

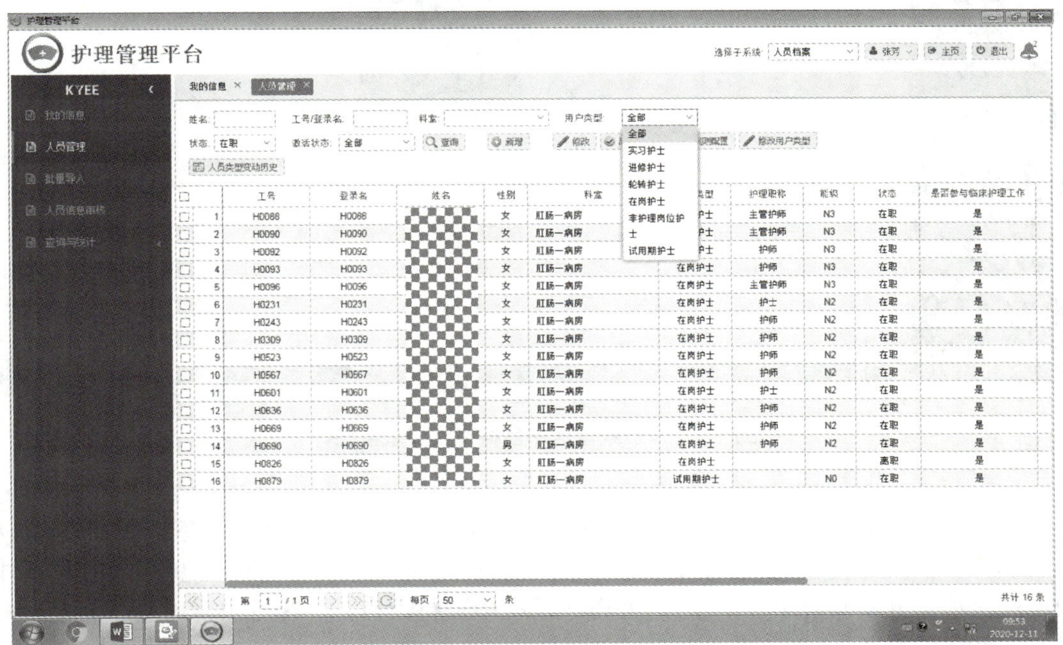

图 11-10　护理管理平台人员管理

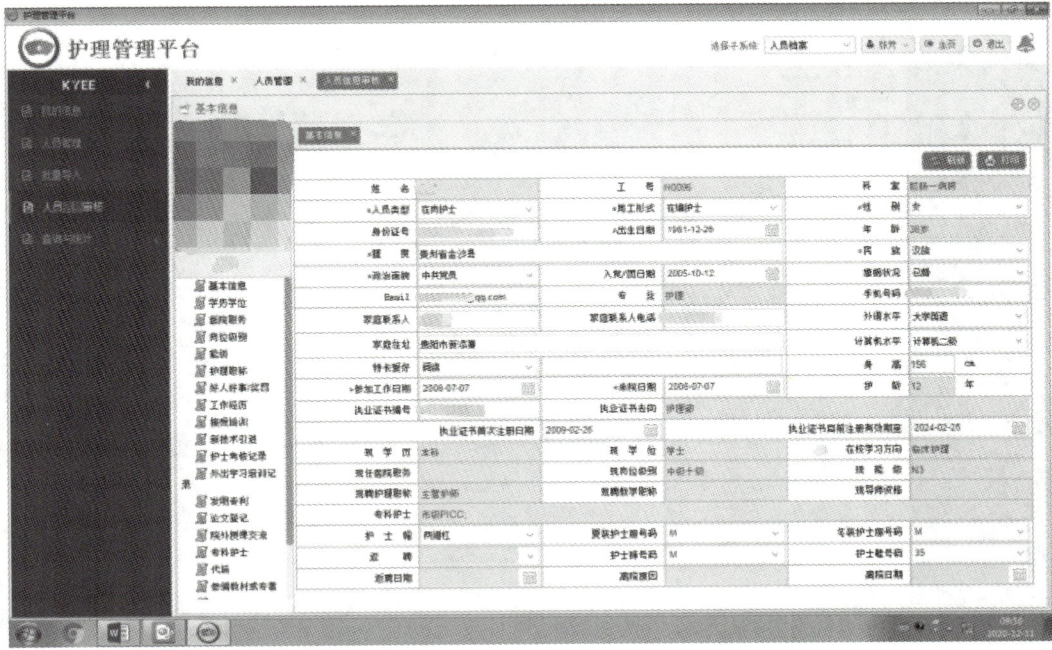

图 11-11　护理管理平台查看某一护士基本信息、外出学习情况

笔记栏

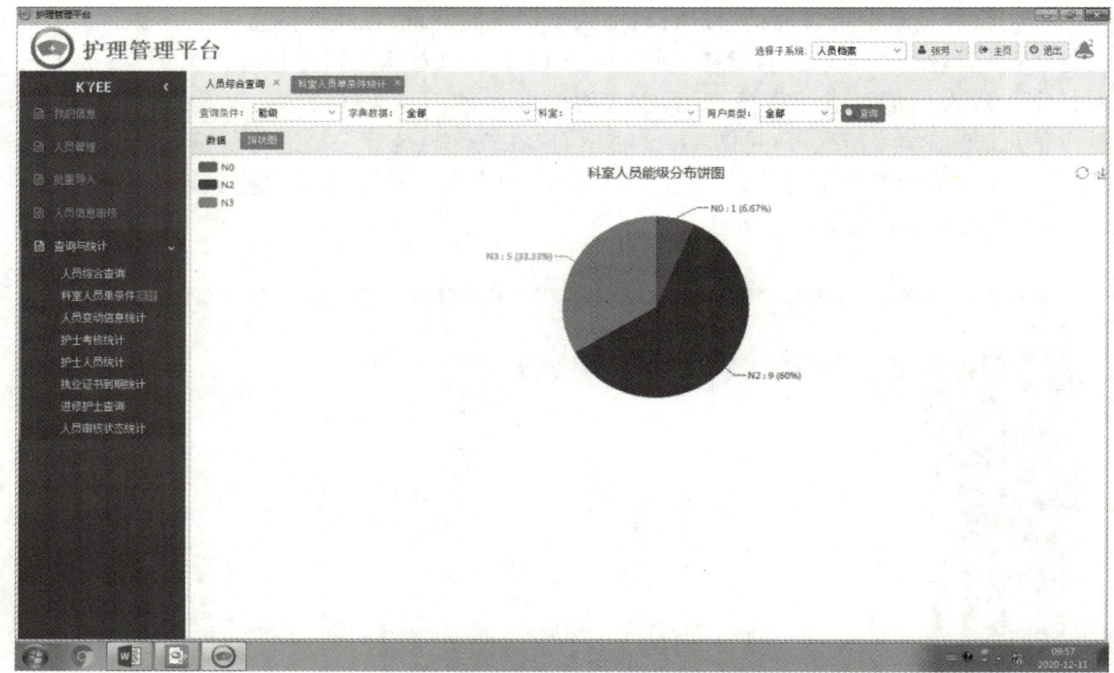

图 11-12　护理管理平台科室人员条件统计

护士长可登录护理管理平台进行科室排班管理，可在系统中设置本科室护士的姓名、岗位、层级、班次后进行排班（见图 11-13），并能进行排班查询及统计（见图 11-14）。在排班中护士长及护士分别具有不同的权限，并可在系统中进行留言。护理部可随时查看了解各病区的排班情况和人力配置。

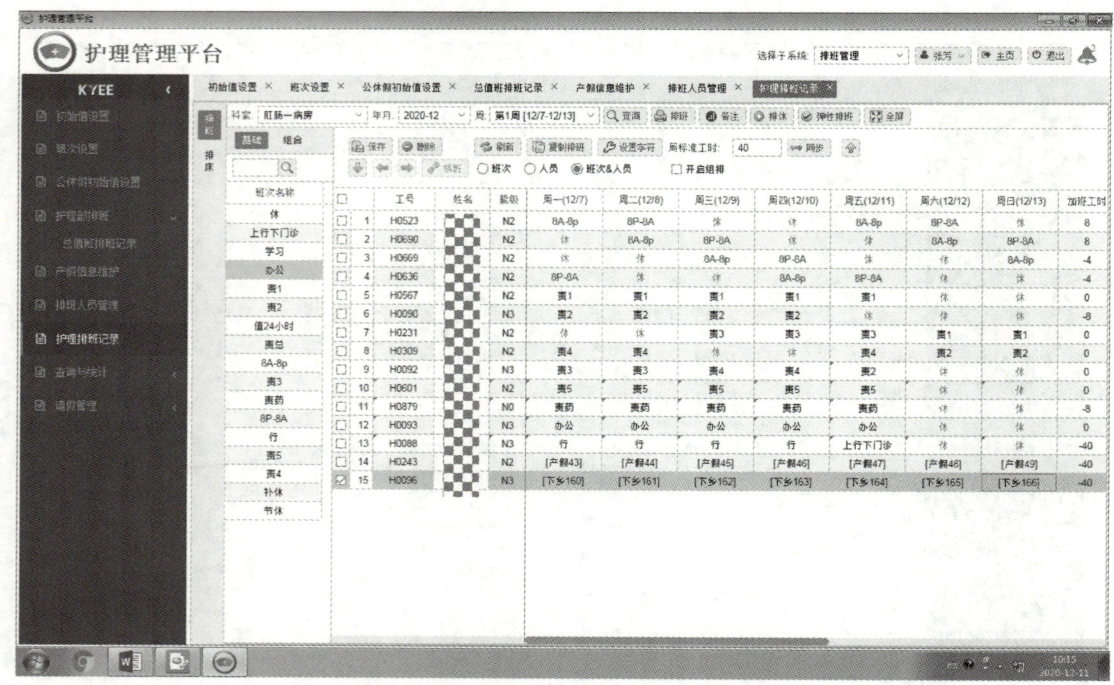

图 11-13　护理管理平台护理排班记录

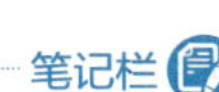

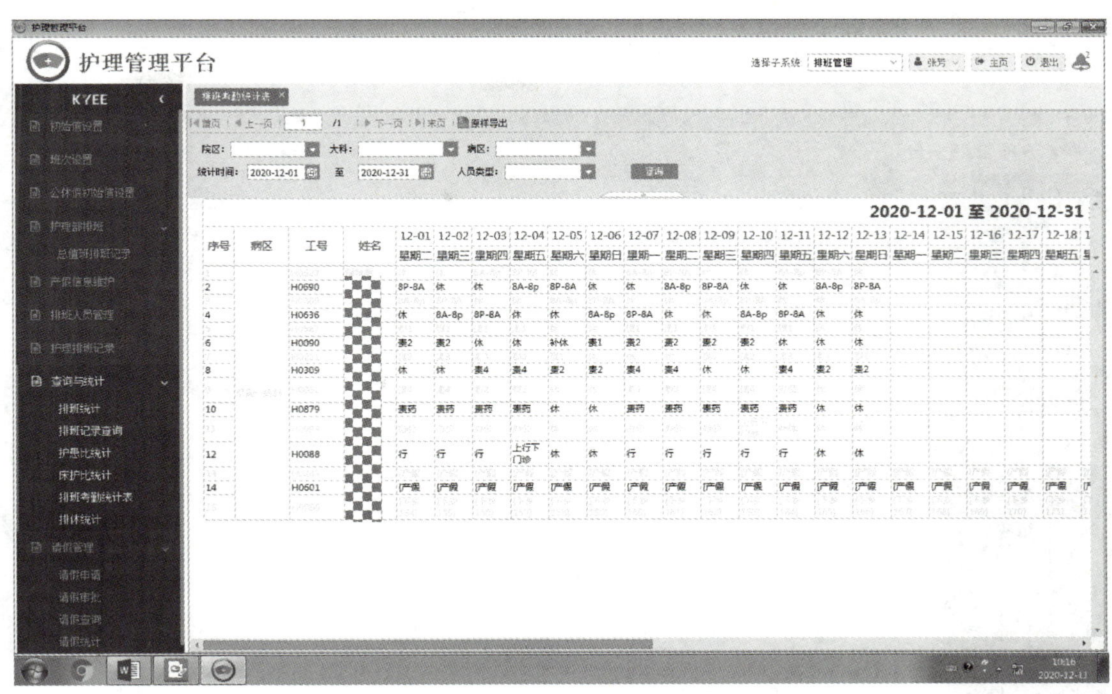

图 11-14　护理管理平台护理排班查询与统计

护士可登录护理管理平台进行上报事件，进入上报事件页面后，护士可在上报清单一栏填写上报时间、日期、类型、病区等上报事件的内容（见图 11-15），填报过程中可以同步患者的基本信息（见图 11-16）；上报完成后等待审批，并在上报查询一栏查询审批是否通过（见图 11-17）；为了统计科室、全院的上报事件情况，可在上报统计一栏运用饼状图、折线图、

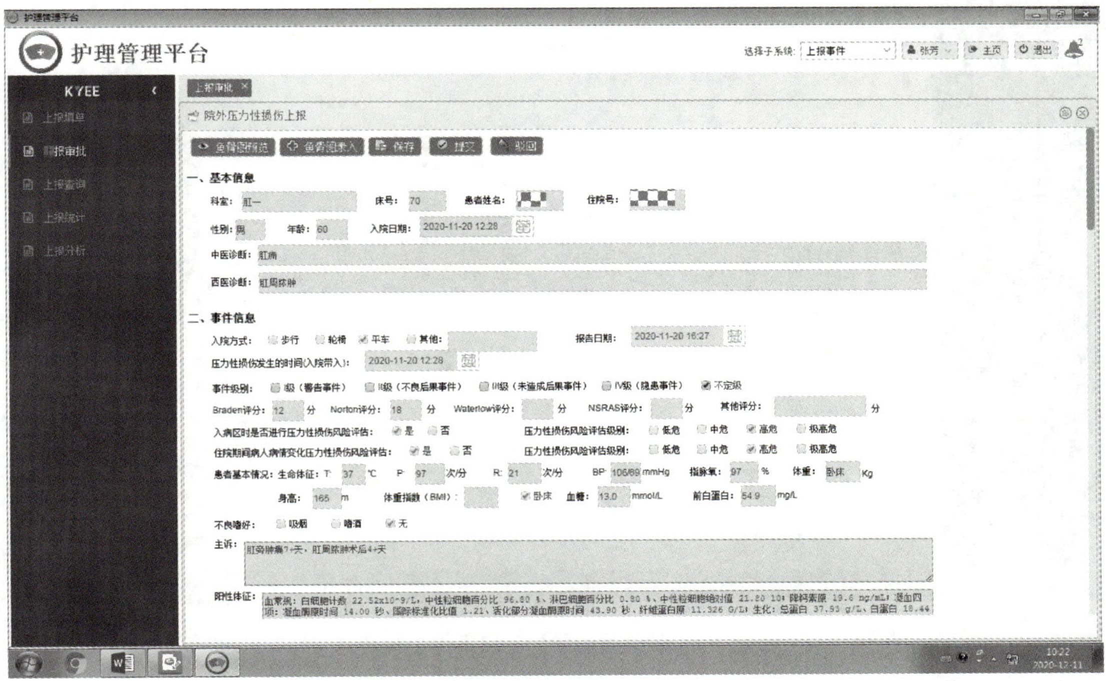

图 11-15　护理管理平台不良事件上报内容

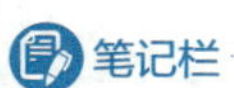
笔记栏

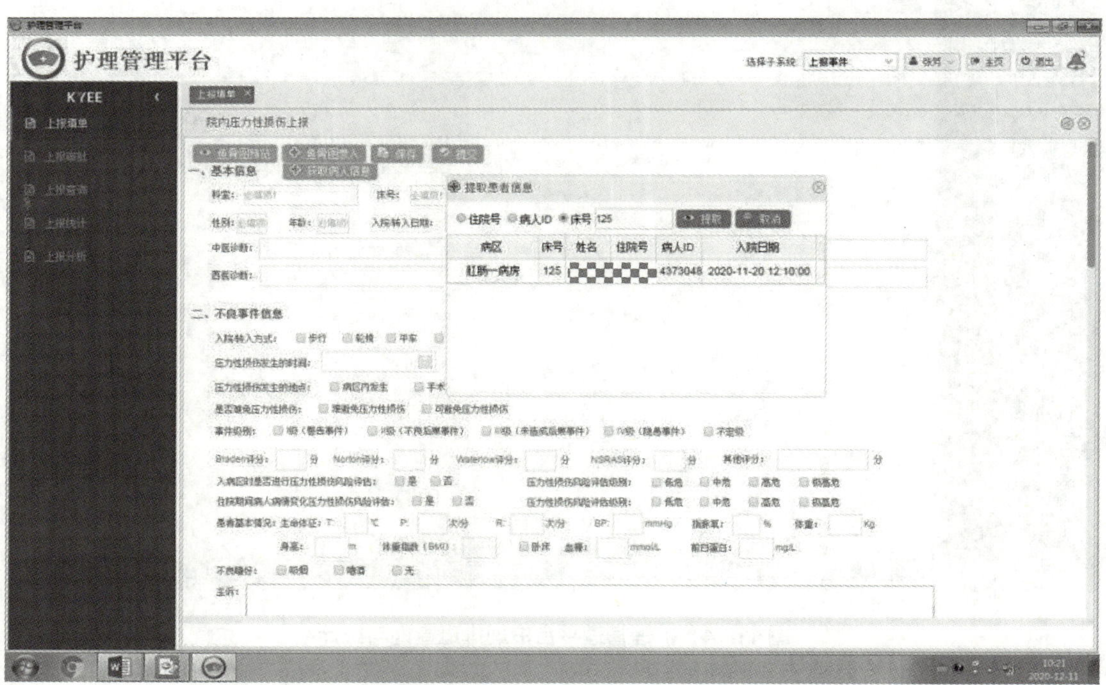

图 11-16　护理管理平台不良事件上报填写患者基本信息

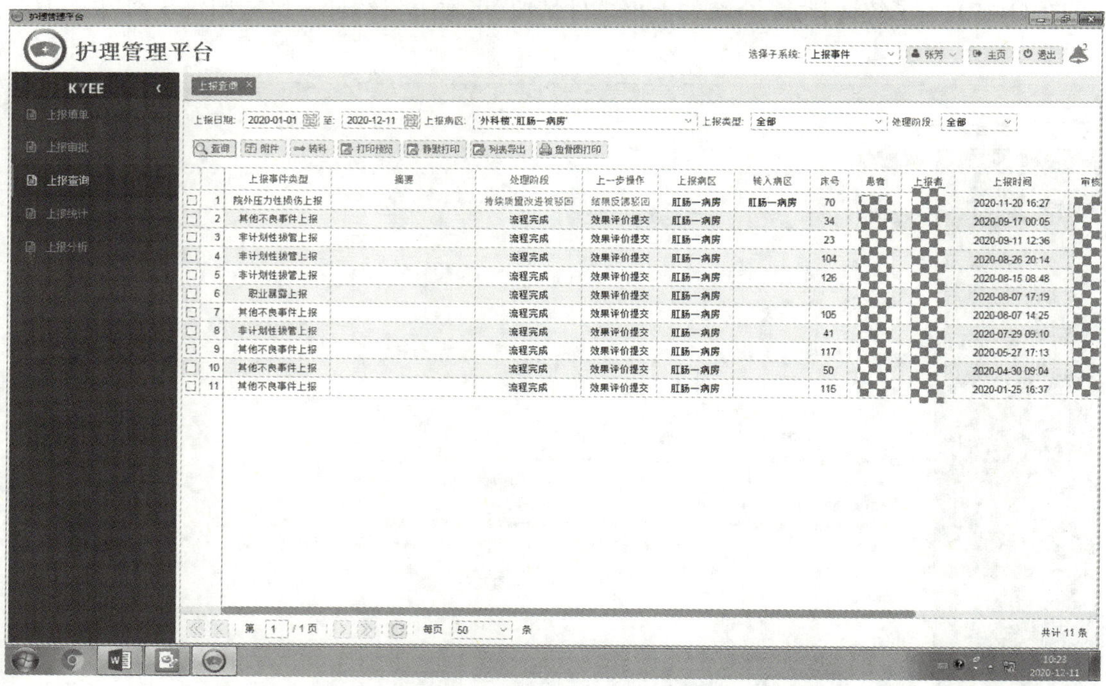

图 11-17　护理管理平台不良事件上报查询

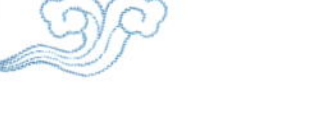

柏拉图(见图 11-18)、柱状图、数据表格进行数据统计;管理者可通过上报分析一栏将单个科室、全院及科室的数值提取(见图 11-19),可以及时了解事件上报情况,采取相应措施减少不良事件的发生。

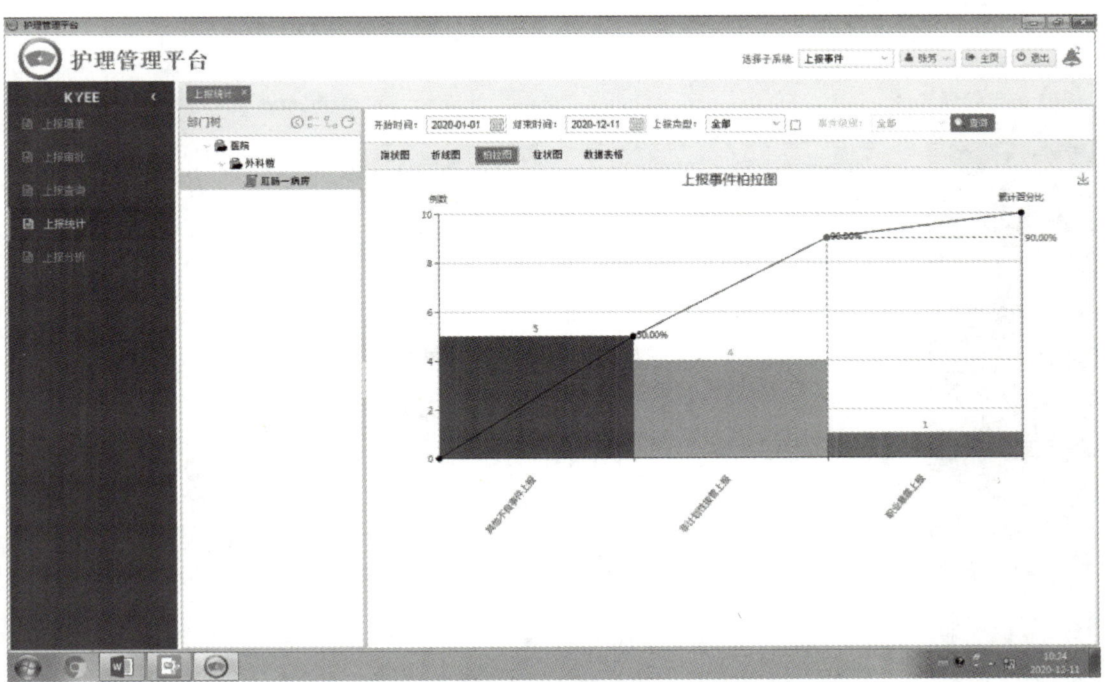

图 11-18　护理管理平台不良事件上报统计分析

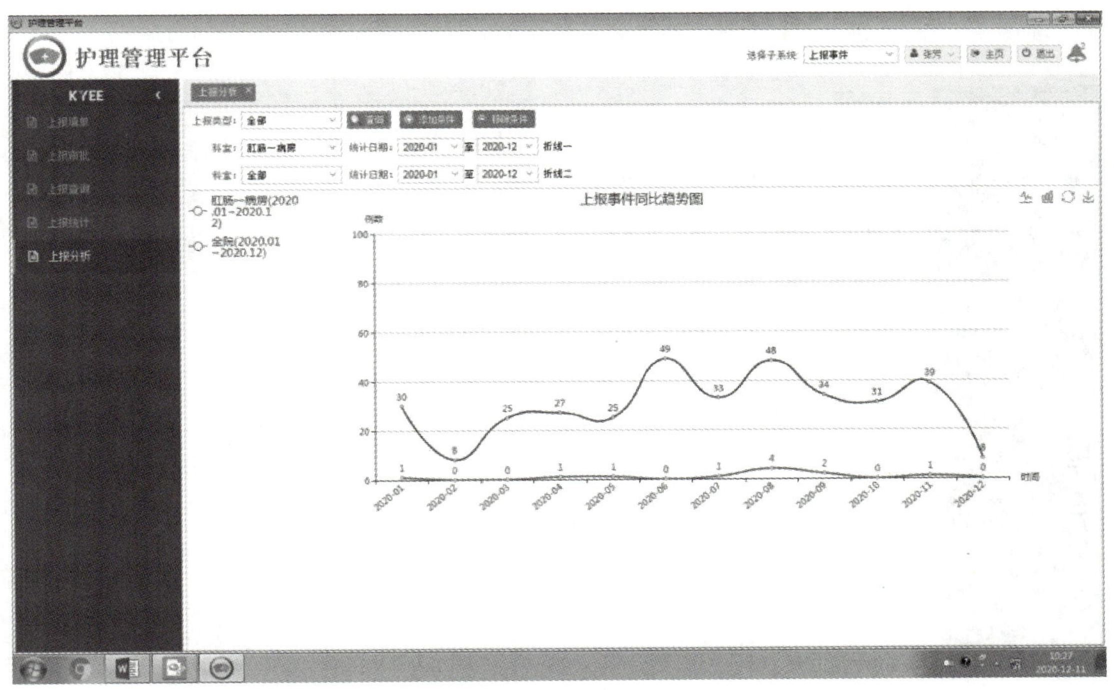

图 11-19　护理管理平台不良事件上报分析

笔记栏

管理者可登录护理管理平台进行护理质量检查，首先设置质控人员，根据质控种类、模块、检查组进行质控人员分配。护士长可根据护理文书系统中护理病历书写进行质量考核评分，通过分析与追踪进行质量检查（见图 11-20）。护士长可在任务进度查看存在的问题，最后在检查结果表、科室检查考核评分表、科室存在问题以及质控结果汇总中查询与统计（见图 11-21），得出质量检查中存在的问题。

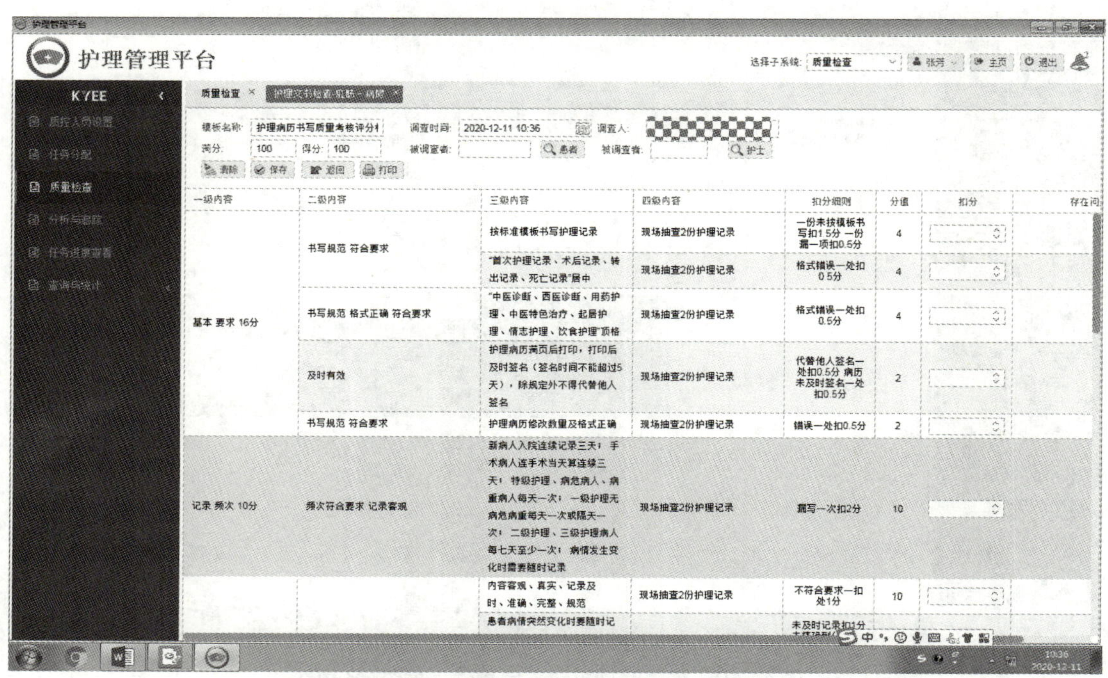

图 11-20　护理管理平台质量控制

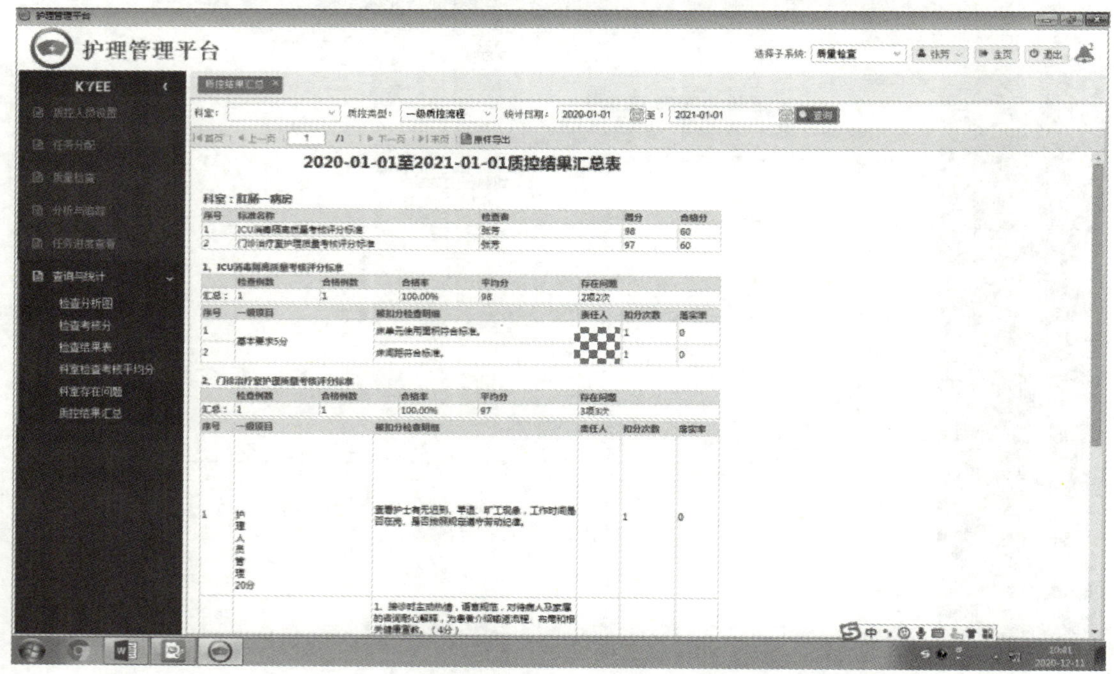

图 11-21　护理管理平台对护理质量控制的查询与统计

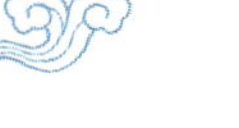

笔记栏

护理部、护士长可登录护理管理平台进行满意度调查（见图 11-22），先进行模块的设置，通过对不同满意度调查表进行调查，以期提高医院服务管理水平，提高患者的满意度，为医患、医护搭建更有效的沟通途径。

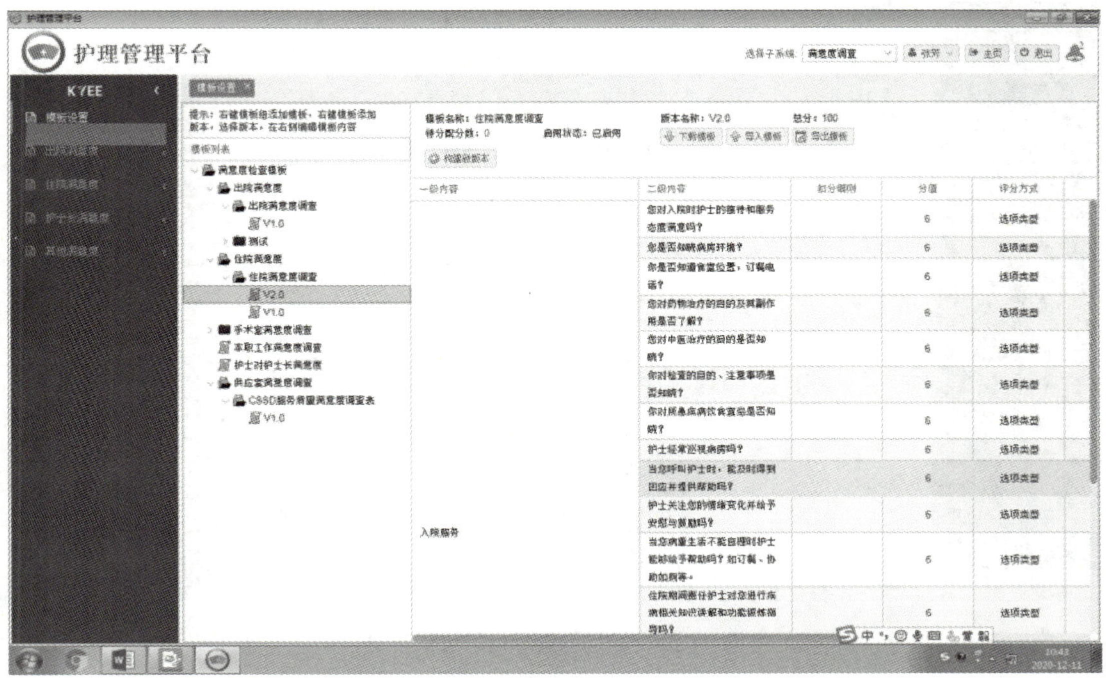

图 11-22　护理管理平台出院满意度调查表

护理部、护士长可登录护理管理平台进行护士长手册查看和书写（见图 11-23），护士长手册作为护理管理的重要文件资料，是对本科室科学管理的工作记录，体现护士长的管理思想和方法，是科室护理工作的行动指南。护士长可在系统中进行手册维护、查询已建电子模板、查询其他科室电子档案、撰写工作计划、月计划和年计划、工作总结和年总结、护士长行政查房、科室大记事以及护士长晨会提问记录等信息。

护理部、护士长、质控组长可登录护理管理平台查看敏感指标的填报情况，可在通用指标填报一栏填写相应指标(见图 11-24)；在指标分析一栏(见图 11-25)有床护比多种形式体现、护患比多种形式体现、每住院患者 24 小时护理时数、不同级别护士配置、院内压疮发生率、住院患者身体约束发生率、住院患者跌倒发生率、非计划拔管发生率、ICU 相关导尿管感染发生率、ICU 中心导管血流相关感染发生率、ICU 相关呼吸肺炎发生率等相关敏感指标；管理者也可对应科室进行指标查询（见图 11-26）以及对敏感指标明细进行统计（见图 11-27）。

5. 重症监护护理管理系统　该系统采用计算机通信技术利用计算机自动采集方式实现对监护仪、呼吸机、输液泵等设备输出数据的自动采集，并根据采集结果，综合患者其他数据，自动生成重症监护单、护理记录和治疗措施等各种医疗文书。该系统主要是为医院重症监护病房（ICU/CCU）的临床护士设计，覆盖了重症监护相关的各个临床工作环节，能够将 ICU/CCU 的日常工作标准化、流程化和自动化，极大地降低了医护人员的工作负担，提高了整个工作流程的效率。

6. 智能护理呼叫系统　智能护理呼叫系统是患者请求医护人员进行紧急处理或咨询的工具，可将患者的请求快速传送给值班医生或护士，并在监控中心计算机上留下准确完整

笔记栏

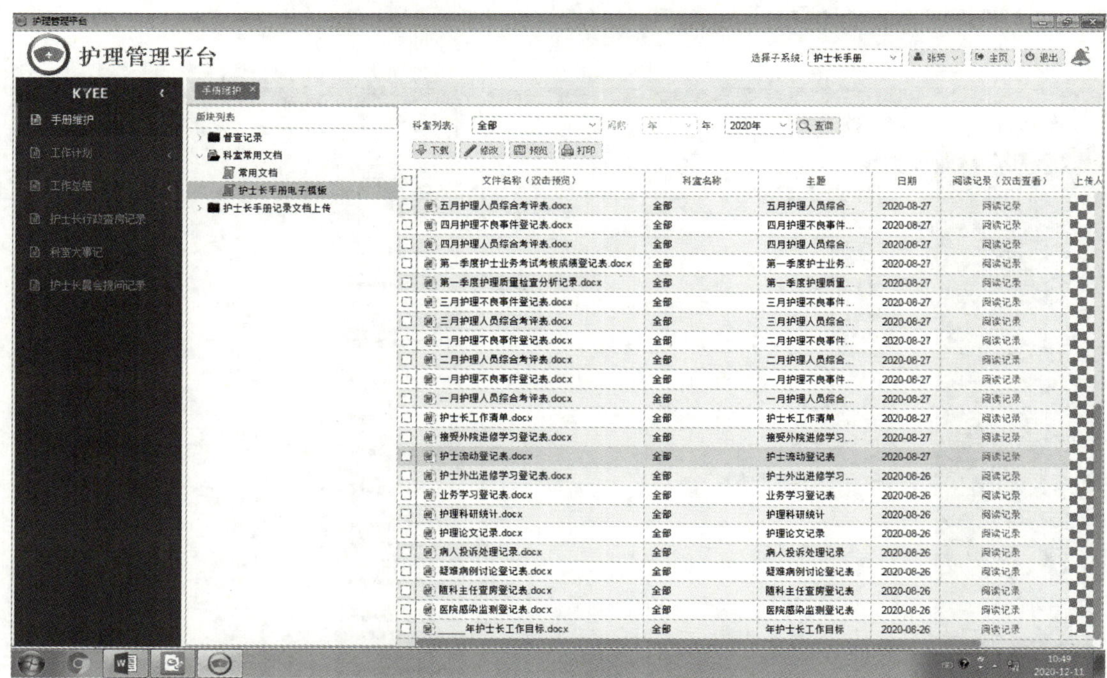

图 11-23　护理管理平台护士长手册

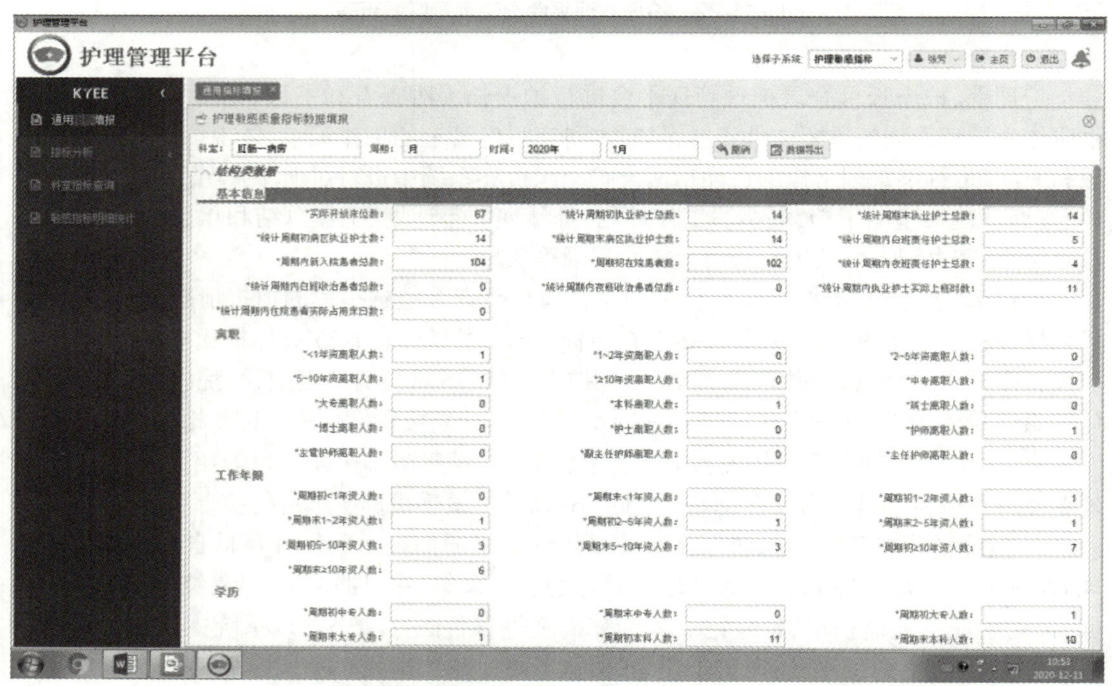

图 11-24　护理管理平台通用指标填报

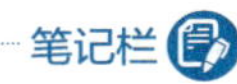

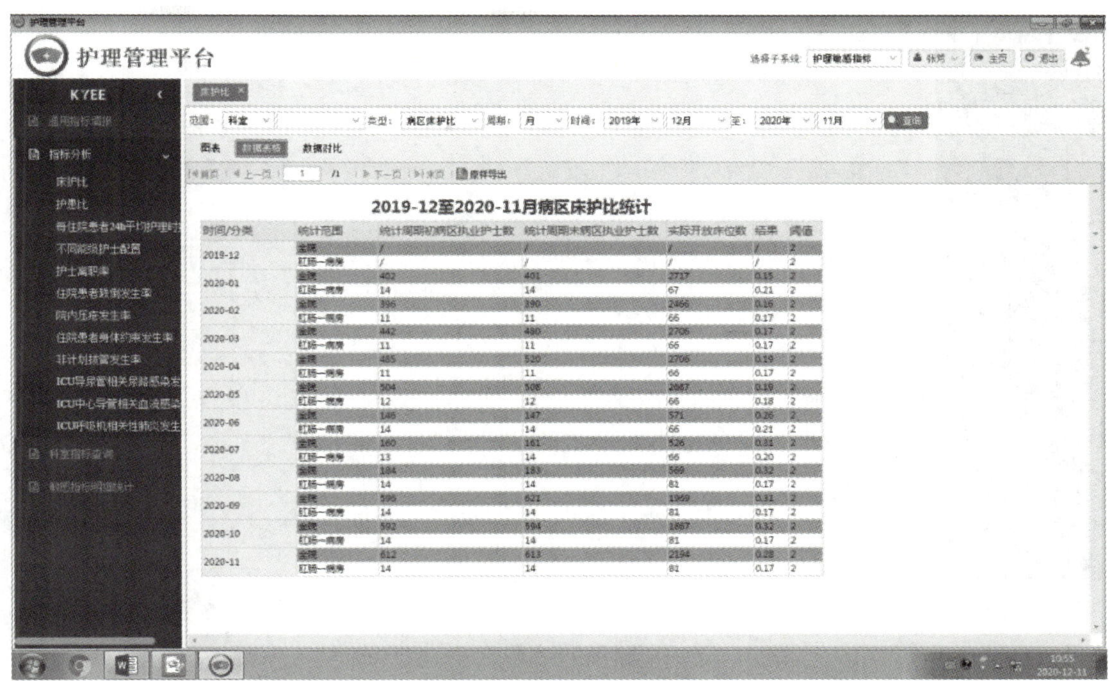

图 11-25 护理管理平台指标分析

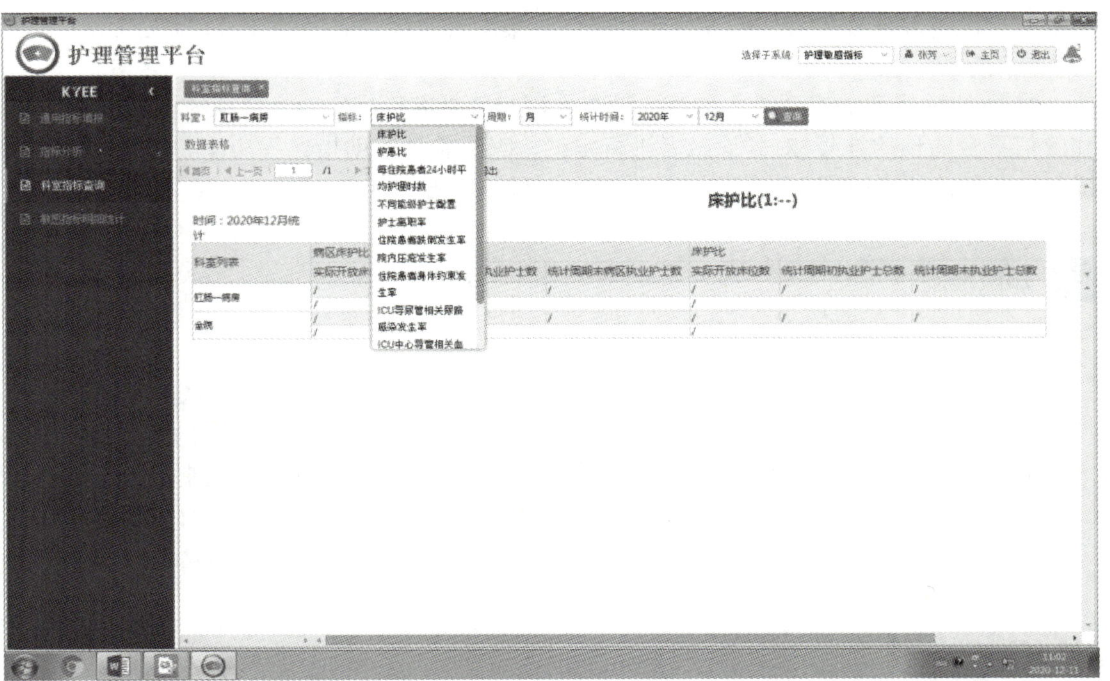

图 11-26 护理管理平台科室指标查询

笔记栏

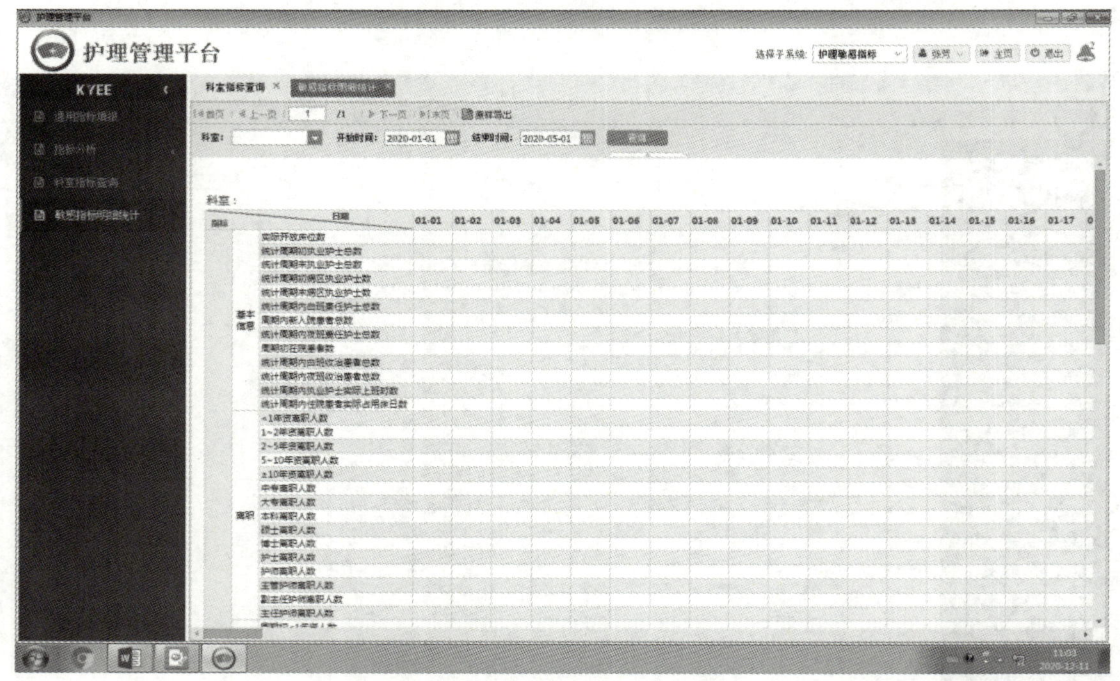

图 11-27 护理管理平台敏感指标明细统计

的记录。其基本功能是通过一种简便的途径使患者与医护人员迅速达成沟通。该系统已实现与其他物联网设备进行数据交换，实现感知和数据传输，如坠床、输液泵数据采集与传输、心电监护设备数据采集与传输等。此外还可收集患者对医院服务的评价，为医院服务改进提供辅助数据。

案例导入

7. 预约挂号及辅诊系统 该系统具有为初诊患者进行分诊和专科预约、接受手机 App 和微信平台的预约挂号、对候诊患者进行常见检查检验的辅助指导等功能。借助该系统可提高患者就诊效率，缩短就医等待时间，同时有利于降低护理人力资源配置。

知识链接

PDA 手持终端

PDA（personal digital assistant）又称移动护士站，指掌上电脑，移动 PDA 小巧，轻便，界面简单，操作简单，与此同时 PDA 的使用也大大简化了医院护理工作的流程，护理信息系统是以医院现有的 HIS 系统为基础，基于无线移动技术、PDA 和腕带及输液标贴上的二维码，射频识别技术方便、快捷，有效地查询医嘱，防止医嘱漏执行，同时避免同名同姓的混淆，降低人工核对流程中的出错概率，把护理差错风险降到最低，减轻护士工作压力，保证了护理工作安全。

具体操作如下：

1. 医生在医生工作站开立医嘱 医生工作站可随时查看医嘱执行情况，护士确认的医嘱、护士已经执行的医嘱、护士拒绝执行被退回的医嘱，在医嘱界面均有不同颜色字体的区分，并显示谁、何时、下达了什么医嘱，信息系统做到了跟踪医嘱的全生命周期，保证了患者的用药安全。

2. 护士在 HIS 系统中的住院护士站接收并确认医嘱信息 护士登录自己用户名

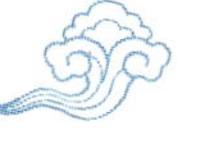
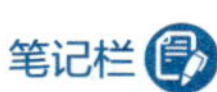

审核医嘱，提交口服药统领单至药房。

3. 药师审方　药房药师在HIS系统端可以审核药品单，看有无配伍禁忌、药品用法用量等，无误后确认并打印摆药明细单。

4. 全自动摆药机包药，并贴条码　有药房专业人员在货架上取药，然后放置于摆药机内，进行摆药。

5. 药师审核　药师再次进行复核，看药物有无配伍禁忌、药品用法用量，看药物包装的完整性等并扫描统领单序号后将药品放于封闭运送车中。

6. 专业配送人员送至病区　专业配送人员扫描统领单序号确认配送人员，送至病区。

7. 护士与配送人员共同接收并核对　护士持PDA进入自己的用户名扫描统领单单号，PDA显示何时接收了药物的数量，并进入药物核对界面逐个扫描药袋上的二维码进行初次核对。

8. 护士发放药品时，再次核对　床旁发药时护士持PDA进入自己的用户名（who）再次扫描药袋二维码，PDA系统上显示药物名称（medicine name）、剂量（dosage）、时间（time）、用法（usage）和患者腕带（正确的患者right patient）进行核对，PDA显示执行成功后发放药物。如果是错误的药品、错误的时间、错误的医嘱、错误的患者，PDA系统上均有提示，并且不得进行下一步操作，使整个发药过程难以完成，移动护理信息系统实现了跟踪了医嘱的全生命周期，做到了医嘱的全程追踪，即4W（who、when、where、what），避免了护理差错的发生。

9. 实现与移动护理平台对接　在移动护理中医嘱执行明细界面可以查看医嘱执行情况，已执行、未执行、正在执行的医嘱均有不同颜色区分；已执行医嘱可以查看谁（who）何时（when）执行，做到有据可查，实行医嘱的全程跟踪。

综上所述，移动护理PDA的引入体现了现代信息技术在医疗卫生领域的充分应用，它将会推动医院护理工作的信息化建设，是数字化医院发展的趋势。

（三）护理信息系统的发展趋势

1. 推动护理信息标准化进程大数据时代的到来，在所有医疗场所，采用标准的护理信息表达方式、标准的护理病历格式是当前护理电子病历和护理决策支持系统开发中急需解决的问题，也是护理信息共享的保障。护理信息标准化包括护理术语标准化、护理工作流程标准化、护理数据标准化等。其中术语标准化是学科发展的基础，它对标准化工作的开展具有至关重要的作用。护理术语标准化的过程就是指尽可能将护士对患者的描述和临床观察用标准表达方式表示。

国际护理学会（International Society of Nursing，ISN）发展的国际护理实践分类系统（International Nursing Practice Classification System，INPCS）是目前表达全面、应用范围广、适用性强、研究最多的一种国际通用的护理实践术语系统。国内尚缺乏与国际接轨的统一的标准化临床护理语言来反映临床护理实践，限制了与其他国家或地区的护理交流，影响了我国护理信息与护理专业的发展。因此，加紧对ICNP的相关研究，建立适合我国国情的标准化护理信息系统已迫在眉睫。

2. 拓宽远程护理发展空间　“互联网+”医疗健康服务模式加快了远程医疗的发展。作为远程医疗的重要组成部分，远程护理是指护士通过可穿戴设备或移动工具，随时监控慢性病、普通术后、心血管疾病、精神病等患者的指标，借助电话、电子邮件、视频等电子通讯方式

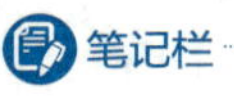

对患者进行护理保健并指导护理实践。信息通讯技术的迅猛发展、远程护理的应用(除慢病管理外)还将在个体化健康管理、老年人群智能照护等方面发挥积极作用,拓宽护理工作领域,让患者获得更加方便、快捷的医疗服务。

3. 推进循证护理实践深入发展　循证护理实践强调护理活动应以客观的科学研究结果作为决策依据,寻找最佳证据是循证护理实践的重要步骤之一,但大量繁重的临床工作使护士缺少时间和精力去广泛检索和阅读大量文献。信息网络技术的迅猛发展以及物联网的广泛应用,使得护理工作流程中产生的大量数据被护理信息系统收集和存储,方便护士及时获取最佳证据。大数据时代的到来,以及不间断采集医疗数据的可穿戴设备的出现,使样本数据的稀缺等问题将逐渐消失;伴随大数据出现的云计算将提高证据分析与处理的效率;自动整理大数据的数据融合技术以及自动提取证据并建立决策模型的深度学习技术,将大大提高证据提取及护理方案决策分析的效率。这些都为循证护理的快速发展提供坚实的数据基础,为循证护理实践的深入开展创造有利条件。

4. 促进决策支持系统广泛应用　在护理领域已利用临床决策支持系统协助护士制订护理计划、辅助护士进行护理诊断及评价护理决策质量。系统还能将数据转化为知识,辅助护士进行科学决策,从而有效减少决策失误、控制医疗费用不合理增长、合理配置医疗资源及提高医疗服务质量。例如护士通过系统菜单选择压疮位置、深度、性质及颜色等,系统即会根据预设标准进行评估,准确进行压疮分期,提高压疮分期评估的准确性。此外,在辅助护士制订护理计划、判断护理措施合理性并给予警示等方面 CDSS 也发挥出积极作用。人工智能、数据挖掘及知识管理等技术的成熟,系统也逐步走向智能化和集成化。新型的护理信息系统将为临床护理提供更多决策支持,解决护理实践问题,真正提高临床护理实践质量。

5. 实现临床护理路径信息化　临床路径作为新的医疗服务工作模式,已在全国各地医院迅速推广实施。但目前国内许多医院的临床路径管理还处于手工化、纸质化阶段。利用信息化手段,将临床路径管理贯通入医院实际工作流程中,实现临床信息共享、医护患之间互通及治疗护理流程电子化支持,是医院信息管理的必然趋势。临床护理路径作为临床路径在护理中的应用,不仅能减少护理工作差错、保障患者安全,同时能节约医疗资源,降低就医成本,提高护理质量。随着护理信息系统建设的深入,将临床路径管理嵌入电子病历系统,与临床护理工作相结合,实现临床护理路径信息化将是未来的发展趋势。

(谢　薇)

复习思考题

1. 思考护理信息管理的作用。
2. 护理信息系统的基本内容有哪些?护理信息系统给护理管理者带来了哪些变化?
3. 结合护理信息管理发展的现状,思考其存在的优点和发展推行中的困难。

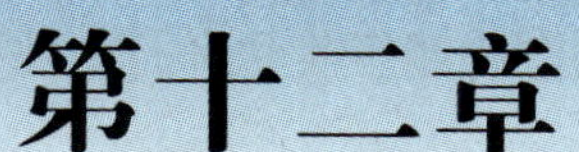

第十二章 护理管理与医疗卫生法律法规

笔记栏

PPT 课件

学习目标

识记：1. 能正确解释卫生法、医政法、护理法的概念；

2. 能说出药品不良反应、医疗事故等相关定义。

理解：1. 能说出护理管理相关的法律、法规、条例与政策；

2. 能描述护士的权利和义务。

运用：1. 能根据护理管理相关的法律法规，分析临床护理管理中的具体案例或问题；

2. 通过案例分析，树立依法执业意识。

法律是由国家制定或认可并依靠国家强制力保证实施的。依法办事是每一个公民的责任和义务，党的十八大报告中提出全面推进依法治国，党的十九大报告进一步要求坚持全面依法治国；各行各业法律法规的出台为推进社会主义法治建设提供了基本法则和行动指南；医疗卫生法律法规是医疗卫生行业依法执业的准绳，是保证我国卫生事业健康发展的关键。护士执业活动与人的健康和生命直接相关，认真贯彻执行护理管理相关法律法规，是护理从业人员的首要条件，是护理管理者必须遵守的基本原则。

拓展阅读

第一节　与护理管理相关的法律法规

一、卫生法体系与护理法

（一）卫生法体系

1. 卫生法　卫生法（health law）是指由国家制定或认可的，并有国家强制力作保证，以调整人们在医疗卫生活动中，各种社会关系的行为规范总和，是我国法律体系的重要组成部分。立法的目的在于维护国家安全，维护卫生事业的公益性地位，及时有效地控制突发性公共卫生事件，维护卫生事业健康有序地发展。

目前我国没有专门的卫生法，只有以公共卫生与医政管理为主的单个法律法规构成的一个相对完整的卫生法体系。医疗方面主要是由《中华人民共和国执业医师法》《医疗机构管理条例》及《医疗机构管理条例实施细则》《护士条例》《中华人民共和国母婴保健法》及《中华人民共和国母婴保健法实施办法》《中华人民共和国献血法》《医疗事故处理条例》等法律法规构成。

2. 医政法　医政法（medical law）是指国家制定的用以规范国家医政活动和社会医事活动，调整因医政活动而产生的各种社会关系的法律法规的总称。医政法有四大特点：①以保

笔记栏

护公民的生命健康权为根本宗旨;②跨越卫生法和行政法两大法律体系;③社会管理功能显著;④技术规范多。

目前,我国还没有颁布医政法,主要是由医疗机构法、医务人员法、医事行为法、医政组织法、医政人员法、医政行为法、医疗纠纷处理法、急救法、尸体医用管理法形成医政管理法规体系。

(二) 护理法

护理法(nursing legislation)是由国家制定的,用以规范护理活动(如护理教育、护士注册和护理服务)及调整这些活动而产生的各种社会关系的法律规范的总称。护理立法始于20世纪初,1919年英国率先颁布了本国的护理法——《英国护理法》;1921年荷兰颁布了本国的护理法;1947年国际护士委员会发表了一系列有关护理立法的专著;1953年世界卫生组织发表了第一份有关护理立法的研究报告;1968年国际护士委员会特别成立了一个专家委员会,制定了护理立法史上划时代的文件——《系统制定护理法规的参考指导大纲》,为各国护理法必须涉及的内容提供了权威性的指导。1984年WHO调查报告,欧洲18国、西太平洋地区12国、中东20国、东亚10国及非洲16国均已制定了护理法规。目前我国尚未颁布护理法,正在执行的是《护士条例》以及与护理工作相关的法规、规章及规范性文件。

二、我国与护理管理相关的法律、法规和政策

(一)《护士条例》

1.《护士条例》的发布、施行与修订　经2008年1月23日国务院第206次常务会议通过,2008年1月31日国务院令第517号公布,2008年5月12日起施行,2020年3月27日中华人民共和国国务院令第726号《国务院关于修改和废止部分行政法规的决定》进行第一次修订。修订后的《护士条例》共六章三十五条,目的是维护护士的合法权益,规范护理行为,促进护患关系和谐发展,保障医疗安全和人体健康。

2.《护士条例》的特点

(1) 充分保障护士的合法权益。通过明确护士应当享有的权利,规定对优秀护士的表彰、奖励措施,来激发护士的工作积极性;鼓励社会符合条件的人员学习护理知识,从事护理工作。在全社会形成尊重护士、关爱护士的良好氛围。

(2) 严格规范护士的执业行为。通过细化护士的法定义务和执业规范,明确护士不履行法定义务、不遵守执业规范的法律责任,促使广大护士尽职尽责,全心全意为人民群众的健康服务。

(3) 强化医疗卫生机构的职责。通过规定医疗卫生机构在配备护士、保障护士合法权益和加强在本机构执业护士的管理等方面的职责,促使医疗卫生机构加强护士队伍建设,保障护士的合法权益,规范护士护理行为,为促进护理事业发展发挥应有的积极作用。

(二)《护士执业注册管理办法》

1.《护士执业注册管理办法》的发布与施行　于2008年5月4日经卫生部部务会议讨论通过,卫生部令第59号发布,自2008年5月12日起施行,根据2021年1月8日《国家卫生健康委关于修改和废止〈母婴保健专项技术服务许可及人员资格管理办法〉等3件部门规章的决定》进行了修订,修订后的《护士执业注册管理办法》,共二十四条。它在《护士条例》基础上进一步规范了护士执业注册管理,明确了护士执业注册应具备的条件及延续注册、变更注册的规定等。

2. 护士执业注册应当具备的条件

(1) 具有完全民事行为能力。

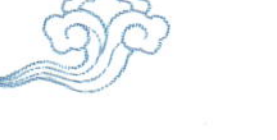

笔记栏

(2) 在中等职业学校、高等学校完成教育部和国家卫生健康委规定的普通全日制 3 年以上的护理、助产专业课程学习，包括在教学、综合医院完成 8 个月以上护理临床实习，并取得相应学历证书。

(3) 通过国家卫生健康委组织的护士执业资格考试。

(4) 符合下列健康标准：无精神病史；无色盲、色弱、双耳听力障碍；无影响履行护理职责的疾病、残疾或者功能障碍。

3. 护士执业注册应提交的材料

(1) 护士执业注册申请审核表。

(2) 申请人身份证明。

(3) 申请人学历证书及专业学习中的临床实习证明。

(4) 医疗卫生机构拟聘用的相关材料。

4. 护士延续注册　护士执业注册有效期为 5 年。护士执业注册有效期届满需要继续执业的，应当在有效期届满前 30 日，向批准设立执业医疗机构或者为该医疗机构备案的卫生健康主管部门申请延续注册。护士申请延续注册，应当提交护士执业注册申请审核表和申请人的《护士执业证书》。

5. 重新申请注册　有下列情形之一的，拟在医疗卫生机构执业时，应当重新申请注册：

(1) 不符合本办法第七条规定的健康标准的。

(2) 被处暂停执业活动处罚期限未满的。

6. 变更执业注册　护士在其执业注册有效期内变更执业地点的，应当向批准设立执业医疗机构或者为该医疗机构备案的卫生健康主管部门报告，并提交下列材料：

(1) 护士变更注册申请审核表。

(2) 申请人的《护士执业证书》。

(三)《中华人民共和国传染病防治法》

1.《中华人民共和国传染病防治法》的施行与修订　《中华人民共和国传染病防治法》由中华人民共和国第七届全国人民代表大会常务委员会第六次会议于 1989 年 2 月 21 日通过，自 1989 年 9 月 1 日起施行。2004 年 8 月 28 日第十届全国人民代表大会常务委员会第十一次会议修订。根据 2013 年 6 月 29 日第十二届全国人民代表大会常务委员会第三次会议《关于修改〈中华人民共和国文物保护法〉等十二部法律的决定》修正。新修订的《中华人民共和国传染病防治法》共九章八十条，分别就传染病预防、疫情报告、通报和公布、疫情控制、医疗救治监督管理等做了修订和说明。2020 年 10 月 2 日，国家卫生健康委员会发布《中华人民共和国传染病防治法》修订征求意见稿，明确提出甲乙丙三类传染病的特征。

2. 传染病的分类　本法规定的传染病分为三类。

(1) 甲类传染病包括鼠疫、霍乱。

(2) 乙类传染病包括传染性非典型肺炎、艾滋病、病毒性肝炎、脊髓灰质炎、人感染高致病性禽流感、麻疹、流行性出血热、狂犬病、流行性乙型脑炎、登革热、炭疽、细菌性和阿米巴性痢疾、肺结核、伤寒和副伤寒、流行性脑脊髓膜炎、百日咳、白喉、新生儿破伤风、猩红热、布鲁氏菌病、淋病、梅毒、钩端螺旋体病、血吸虫病、疟疾。乙类传染病新增人感染 H7N9 禽流感和新型冠状病毒肺炎两种。

(3) 丙类传染病包括流行性感冒、流行性腮腺炎、风疹、急性出血性结膜炎、麻风病、流行性和地方性斑疹伤寒、黑热病、包虫病、丝虫病，除霍乱、细菌性和阿米巴性痢疾、伤寒和副伤寒以外的感染性腹泻病。

(4) 国务院卫生行政部门根据传染病暴发、流行情况和危害程度，可以决定增加、减少或

笔记栏

者调整乙类、丙类传染病病种并予以公布。

(5) 对乙类传染病中传染性非典型肺炎、炭疽中的肺炭疽和人感染高致病性禽流感,采取本法所称甲类传染病的预防、控制措施。

(6) 其他乙类传染病和突发原因不明的传染病需要采取本法所称甲类传染病的预防、控制措施的,由国务院卫生行政部门及时报经国务院批准后予以公布、实施。省、自治区、直辖市人民政府对本行政区域内常见、多发的其他地方性传染病,可以根据情况决定按照乙类或者丙类传染病管理并予以公布,报国务院卫生行政部门备案。

3. 传染病预防、控制预案

(1) 传染病预防控制指挥部的组成和相关部门的职责。

(2) 传染病的监测、信息收集、分析、报告、通报制度。

(3) 疾病预防控制机构、医疗机构在发生传染病疫情时的任务与职责。

(4) 传染病暴发、流行情况的分级以及相应的应急工作方案。

(5) 传染病预防、疫点疫区现场控制,应急设施、设备、救治药品、医疗器械以及其他物资和技术的储备与调用。

4. 传染病救治

(1) 医疗机构应当对传染病患者,或者疑似传染病患者提供医疗救护、现场救援和接诊治疗。

(2) 书写病历记录以及其他有关资料,并妥善保管。

(3) 实行传染病预检、分诊制度。

(4) 对传染病患者、疑似传染病患者,应当引导至相对隔离的分诊点进行初诊。

(5) 不具备相应救治能力的,应当将患者及其病历记录复印件一并转至具备相应救治能力的医疗机构,具体办法由国务院卫生行政部门规定。

5. 传染病疫情报告

(1) 疾病预防控制机构、医疗机构和采供血机构及其执行职务的人员发现本法规定的传染病疫情或者发现其他传染病暴发、流行以及突发原因不明的传染病时,应当遵循疫情报告属地管理原则,按照国务院规定的或者国务院卫生行政部门规定的内容、程序、方式和时限报告。

(2) 任何单位和个人发现传染病患者或者疑似传染病患者时,应当及时向附近的疾病预防控制机构或者医疗机构报告。

(3) 地方各级人民政府未依照本法的规定履行报告职责,或者隐瞒、谎报、缓报传染病疫情,或者在传染病暴发、流行时,未及时组织救治、采取控制措施的,由上级人民政府责令改正,通报批评,造成传染病传播、流行或者其他严重后果的,对负有责任的主管人员,依法给予行政处分,构成犯罪的,依法追究刑事责任。

(四)《中华人民共和国民法典》(简称《民法典》)

1.《中华人民共和国民法典》的施行 2020 年 5 月 28 日,十三届全国人大三次会议表决通过了《中华人民共和国民法典》,自 2021 年 1 月 1 日起施行。《中华人民共和国民法典》是新中国第一部以法典命名的法律,在法律体系中居于基础性地位,共 7 编、1 260 条,各编依次为总则、物权、合同、人格权、婚姻家庭、继承、侵权责任以及附则,第七编第六章为“医疗损害责任”。

2. 医疗损害责任

(1) 患者在诊疗活动中受到损害,医疗机构或者其医务人员有过错的,由医疗机构承担赔偿责任。

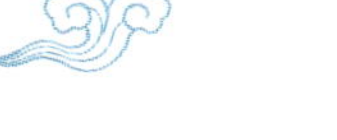

笔记栏

(2) 医务人员在诊疗活动中应当向患者说明病情和医疗措施。需要实施手术、特殊检查、特殊治疗的，医务人员应当及时向患者具体说明医疗风险、替代医疗方案等情况，并取得其明确同意；不能或者不宜向患者说明的，应当向患者的近亲属说明，并取得其明确同意。医务人员未尽到前款义务，造成患者损害的，医疗机构应当承担赔偿责任。

(3) 因抢救生命垂危的患者等紧急情况，不能取得患者或者其近亲属意见的，经医疗机构负责人或者授权的负责人批准，可以立即实施相应的医疗措施。

(4) 医务人员在诊疗活动中未尽到与当时的医疗水平相应的诊疗义务，造成患者损害的，医疗机构应当承担赔偿责任。

(5) 患者在诊疗活动中受到损害，有下列情形之一的，推定医疗机构有过错：违反法律、行政法规、规章以及其他有关诊疗规范的规定；隐匿或者拒绝提供与纠纷有关的病历资料；遗失、伪造、篡改或者违法销毁病历资料。

(6) 因药品、消毒产品、医疗器械的缺陷，或者输入不合格的血液造成患者损害的，患者可以向药品上市许可持有人、生产者、血液提供机构请求赔偿，也可以向医疗机构请求赔偿。患者向医疗机构请求赔偿的，医疗机构赔偿后，有权向负有责任的药品上市许可持有人、生产者、血液提供机构追偿。

(7) 患者在诊疗活动中受到损害，有下列情形之一的，医疗机构不承担赔偿责任：患者或者其近亲属不配合医疗机构进行符合诊疗规范的诊疗；医务人员在抢救生命垂危的患者等紧急情况下已经尽到合理诊疗义务；限于当时的医疗水平难以诊疗。前款第一项情形中，医疗机构或者其医务人员也有过错的，应当承担相应的赔偿责任。

(8) 医疗机构及其医务人员应当按照规定填写并妥善保管住院志、医嘱单、检验报告、手术及麻醉记录、病理资料、护理记录等病历资料。患者要求查阅、复制前款规定的病历资料的，医疗机构应当及时提供。

(9) 医疗机构及其医务人员应当对患者的隐私和个人信息保密。泄露患者的隐私和个人信息，或者未经患者同意公开其病历资料的，应当承担侵权责任。

(10) 医疗机构及其医务人员不得违反诊疗规范实施不必要的检查。

(11) 医疗机构及其医务人员的合法权益受法律保护。干扰医疗秩序，妨碍医务人员工作、生活，侵害医务人员合法权益的，应当依法承担法律责任。

知识链接

《民法典》医疗损害责任的新变化

1. 医务人员在诊疗过程中的过错属于职务行为。
2. 告知方式有变，“书面同意”变“明确同意”。
3. 推定过错责任的适用范围扩大。
4. 赔偿者增加“药品上市许可持有人”。
5. 增加限定“在诊疗活动中”。
6. 病历资料范围缩窄，删除“医疗费用”。
7. 隐私保护增加患者“个人信息”。

(五)《医疗事故处理条例》

1.《医疗事故处理条例》的施行　《医疗事故处理条例》是为正确处理医疗事故，保护

笔记栏

患者和医疗机构及其医务人员的合法权益，维护医疗秩序，保障医疗安全，促进医学科学的发展制定。经 2002 年 2 月 20 日国务院第 55 次常务会议通过，由中华人民共和国国务院于 2002 年 4 月 4 日发布，自 2002 年 9 月 1 日起施行。条例分总则、医疗事故的预防与处置、医疗事故的技术鉴定、医疗事故的行政处理与监督、医疗事故的赔偿、罚则、附则共 7 章 63 条。

2. 医疗事故

(1) 医疗事故的定义与分级

医疗事故（medical negligence）是指医疗机构及其医务人员在医疗活动中，违反医疗卫生管理法律、行政法规、部门规章和诊疗护理规范、常规，过失造成患者人身损害的事故。根据对患者人身造成的损害程度分为四级：一级医疗事故是指造成患者死亡、重度残疾的；二级医疗事故是造成患者中度残疾、器官组织损伤导致严重功能障碍的；三级医疗事故是造成患者轻度残疾、器官组织损伤导致一般功能障碍的；四级医疗事故是造成患者明显人身损害的其他后果的。

(2) 医疗事故的预防与处置

1）医疗机构及其医务人员在医疗活动中，必须严格遵守医疗卫生管理法律、行政法规、部门规章和诊疗护理规范、常规，恪守医疗服务职业道德。

2）医疗机构应当对其医务人员进行医疗卫生管理法律、行政法规、部门规章、诊疗护理规范、常规的培训和医疗服务职业道德教育。

3）医疗机构应当设置医疗服务质量监控部门或者配备专（兼）职人员，负责监督医务人员的医疗服务工作，检查医务人员执业情况，接受患者对医疗服务的投诉，向其提供咨询服务。

4）应当按照国务院卫生行政部门规定的要求，书写并妥善保管病历资料，因抢救急危患者，未能及时书写病历的，有关医务人员应当在抢救结束后 6 小时内据实补记，并加以注明。

5）严禁涂改、伪造、隐匿、销毁或者抢夺病历资料。

6）患者有权复印或者复制其门诊病历、住院志、体温单、医嘱单、化验单（检验报告）、医学影像检查资料、特殊检查同意书、手术同意书、手术及麻醉记录单、病理资料、护理记录以及国务院卫生行政部门规定的其他病历资料；医疗机构应当提供复印或者复制服务并在复印或者复制的病历资料上加盖证明印记，复印或者复制病历资料时，应当有患者在场。

7）在医疗活动中，医疗机构及其医务人员应当将患者的病情、医疗措施、医疗风险等如实告知患者，及时解答其咨询，但是，应当避免对患者产生不利后果。

8）医疗机构应当制定防范、处理医疗事故的预案，预防医疗事故的发生，减轻医疗事故的损害。

9）医务人员在医疗活动中发生或者发现医疗事故、可能引起医疗事故的医疗过失行为或者发生医疗事故争议的，应当立即向所在科室负责人报告，科室负责人应当及时向本医疗机构负责医疗服务质量监控的部门或者专（兼）职人员报告，负责医疗服务质量监控的部门或者专（兼）职人员接到报告后，应当立即进行调查、核实，将有关情况如实向本医疗机构的负责人报告，并向患者通报、解释。

10）发生医疗事故的，医疗机构应当按照规定向所在地卫生行政部门报告。导致患者死亡或者可能为二级以上的医疗事故，或导致 3 人以上人身损害后果，医疗机构应当在 12 小时内向所在地卫生行政部门报告。国务院卫生行政部门和省、自治区、直辖市人民政府卫生行政部门规定的其他情形。

11）发生或者发现医疗过失行为，医疗机构及其医务人员应当立即采取有效措施，避免或者减轻对患者身体健康的损害，防止损害扩大。发生医疗事故争议时，死亡病例讨论记录、疑难病例讨论记录、上级医师查房记录、会诊意见、病程记录应当在医患双方在场的情况下

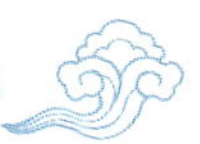

笔记栏

封存和启封，封存的病历资料可以是复印件，由医疗机构保管。

12）对疑似输液、输血、注射、药物等引起不良后果的，医患双方应当共同对现场实物进行封存和启封，封存的现场实物由医疗机构保存，需要检验的，应当由双方共同指定的、依法具有检验资格的检验机构进行检验，双方无法共同指定时，由卫生行政部门指定，疑似输血引起不良后果，需要对血液进行封存保留的，医疗机构应当通知提供该血液的采供血机构派员到场。

13）患者死亡，医患双方当事人不能确定死因或者对死因有异议的，应当在患者死亡后48小时内进行尸检，具备尸体冻存条件的，可以延长至7日。

14）患者在医疗机构内死亡的，尸体应当立即移放太平间，死者尸体存放时间一般不得超过2周，逾期不处理的尸体，经医疗机构所在地卫生行政部门批准，并报经同级公安部门备案后，由医疗机构按照规定进行处理。

3. 非医疗事故　医疗事故技术鉴定规定有下列情形之一的，不属于医疗事故。

(1) 在紧急情况下为抢救垂危患者生命而采取紧急医学措施造成不良后果的。

(2) 在医疗活动中由于患者病情异常或者患者体质特殊而发生医疗意外的。

(3) 在现有医学科学技术条件下，发生无法预料或者不能防范的不良后果的。

(4) 无过错输血感染造成不良后果的。

(5) 因患方原因延误诊疗导致不良后果的。

(6) 因不可抗力造成不良后果的。

4. 医疗事故的处罚规定

有下列情形之一的，由卫生行政部门责令改正，情节严重的，对负有责任的主管人员和其他直接责任人员依法给予行政处分或纪律处分。

(1) 未如实告知患者病情、医疗措施和医疗风险的。

(2) 没有正当理由，拒绝为患者提供复印或者复制病历资料服务的。

(3) 未按照国务院卫生行政部门规定的要求书写和妥善保管病历资料的。

(4) 未在规定时间内补记抢救工作病历内容的。

(5) 未按照本条例的规定封存、保管和启封病历资料和实物的。

(6) 未设置医疗服务质量监控部门或者配备专（兼）职人员的。

(7) 未制定有关医疗事故防范和处理预案的。

(8) 未在规定时间内向卫生行政部门报告重大医疗过失行为的。

(9) 未按照本条例的规定向卫生行政部门报告医疗事故的。

(10) 未按照规定进行尸检和保存、处理尸体的。

（六）《中华人民共和国献血法》

1.《中华人民共和国献血法》的施行　是为保证医疗临床用血需要和安全，保障献血者和用血者身体健康，发扬人道主义精神，促进社会主义物质文明和精神文明建设，制定的法规。由中华人民共和国第八届全国人民代表大会常务委员会第二十九次会议于1997年12月29日通过，自1998年10月1日起施行。

2. 临床用血安全　临床用血的包装、储存、运输，必须符合国家规定的卫生标准和要求；医疗机构对临床用血必须进行核查，不得将不符合国家规定标准的血液用于临床；为保障公民临床急救用血的需要，国家提倡并指导择期手术的患者自身储血，动员家庭、亲友、所在单位以及社会互助献血；为保证应急用血，医疗机构可以临时采集血液，但应当依照本法规定，确保采血用血安全；医疗机构临床用血应当制订用血计划，遵循合理、科学的原则，不得浪费和滥用血液。

3. 血站违反有关操作规程和制度采集血液的处理　由县级以上地方人民政府卫生行

笔记栏

政部门责令改正；给献血者健康造成损害的，应当依法赔偿，对直接负责的主管人员和其他直接责任人员，依法给予行政处分；构成犯罪的，依法追究刑事责任。有下列行为之一的，由县级以上地方人民政府卫生行政部门予以取缔，没收违法所得，并处十万元以下的罚款，构成犯罪的，依法追究刑事责任：①非法采集血液的；②血站、医疗机构出售无偿献血血液的；③非法组织他人出卖血液的。

4. 医疗机构的医务人员违反本法规定的处理　医务人员将不符合国家规定标准的血液用于患者的，由县级以上地方人民政府卫生行政部门责令改正；给患者健康造成损害的，应当依法赔偿，对直接负责的主管人员和其他直接责任人员，依法给予行政处分；构成犯罪的，依法追究刑事责任。

（七）《医疗机构从业人员行为规范》

1.《医疗机构从业人员行为规范》的施行　2012 年 6 月 26 日，由卫生部、国家食品药品监管局、国家中医药管理局联合印发的《医疗机构从业人员行为规范》规范性文件。该文件分总则、医疗机构从业人员基本行为规范、管理人员行为规范、医师行为规范、护士行为规范、药学技术人员行为规范、医技人员行为规范、其他人员行为规范、实施与监督、附则 10 章 60 条，自公布之日起施行。

2. 护士行为规范

(1) 不断更新知识，提高专业技术能力和综合素质，尊重关心爱护患者，保护患者的隐私，注重沟通，体现人文关怀，维护患者的健康权益。

(2) 严格落实各项规章制度，正确执行临床护理实践和护理技术规范，全面履行医学照顾、病情观察、协助诊疗、心理支持、健康教育和康复指导等护理职责，为患者提供安全优质的护理服务。

(3) 工作严谨、慎独，对执业行为负责。发现患者病情危急，应立即通知医师，在紧急情况下为抢救垂危患者生命，应及时实施必要的紧急救护。

(4) 严格执行医嘱，发现医嘱违反法律、法规、规章或者临床诊疗技术规范，应及时与医师沟通或按规定报告。

(5) 按照要求及时准确、完整规范书写病历，认真管理，不伪造、隐匿或违规涂改、销毁病历。

（八）《药品不良反应报告和监测管理办法》

1.《药品不良反应报告和监测管理办法》的发布与施行　《药品不良反应报告和监测管理办法》于 2010 年 12 月 13 日经卫生部部务会议审议通过，2011 年 5 月 4 日中华人民共和国卫生部令第 81 号发布，自 2011 年 7 月 1 日起施行，共 8 章 67 条。药品上市后的监管，规范药品不良反应报告和监测，及时、有效控制药品风险，公众用药安全提供了保障。

2. 相关概念

(1) 药品不良反应：指合格药品在正常用法用量下出现的与用药目的无关的有害反应。药品不良反应报告和监测是指药品不良反应的发现、报告、评价和控制的过程。

(2) 严重药品不良反应：指因使用药品引起以下损害情形之一的反应：导致死亡；危及生命；致癌、致畸、致出生缺陷；导致显著的或者永久的人体伤残或者器官功能的损伤；导致住院或者住院时间延长；导致其他重要医学事件，如不进行治疗可能出现上述所列情况的。

(3) 新的药品不良反应：是指药品说明书中未载明的不良反应。说明书中已有描述，但不良反应发生的性质、程度、后果或者频率与说明书描述不一致或者更严重的，按照新的药品不良反应处理。

(4) 药品群体不良事件：是指同一药品在使用过程中，在相对集中的时间、区域内，对一

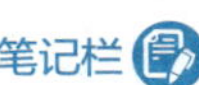

定数量人群的身体健康或者生命安全造成损害或者威胁，需要予以紧急处置的事件。同一药品，指同一生产企业生产的同一药品名称、同一剂型、同一规格的药品。

(5) 药品重点监测：是指为进一步了解药品的临床使用和不良反应发生情况，研究不良反应的发生特征、严重程度、发生率等所开展的药品安全性监测活动。

3. 药品不良反应报告制度

(1) 药品生产企业、经营企业、医疗机构应当按照规定报告所发现的药品不良反应。

(2) 药品生产、经营企业和医疗机构应当建立药品不良反应报告和监测管理制度，药品生产企业应当设立专门机构并配备专职人员，药品经营企业和医疗机构应当设立或者指定机构并配备专(兼)职人员，承担本单位的药品不良反应报告和监测工作。

(3) 从事药品不良反应报告和监测的工作人员应当具有医学、药学、流行病学或者统计学等相关专业知识，具备科学分析评价药品不良反应的能力。

(4) 药品生产、经营企业和医疗机构获知或者发现可能与用药有关的不良反应，应当通过国家药品不良反应监测信息网络报告，不具备在线报告条件的，应当通过纸质报表报所在地药品不良反应监测机构，由所在地药品不良反应监测机构代为在线报告，报告内容应当真实、完整、准确。

(5) 药品生产、经营企业和医疗机构发现或者获知新的、严重的药品不良反应应当在15日内报告，其中死亡病例须立即报告，其他药品不良反应应当在30日内报告，有随访信息的，应当及时报告。

(6) 个人发现新的或者严重的药品不良反应，可以向经治医师报告，也可以向药品生产、经营企业或者当地的药品不良反应监测机构报告，必要时提供相关的病历资料。

4. 医疗卫生机构药品不良反应报告的法律责任 医疗卫生机构有下列情形之一的，由所在地卫生行政部门给予警告，责令限期改正，逾期不改的，处三万元以下的罚款，情节严重并造成严重后果的，由所在地卫生行政部门对相关责任人给予行政处分：

(1) 无专职或者兼职人员负责本单位药品不良反应监测工作的。

(2) 未按照要求开展药品不良反应或者群体不良事件报告、调查、评价和处理的。

(3) 不配合严重药品不良反应和群体不良事件相关调查工作的，药品监督管理部门发现医疗机构有前款规定行为之一的，应当移交同级卫生行政部门处理，卫生行政部门对医疗机构作出行政处罚决定的，应当及时通报同级药品监督管理部门。

第二节 护理管理中常见的法律问题

一、护士的执业权利和义务

我国首部保护护士劳动权益的法规《护士条例》的出台，为保障护士的合法权益筑起了强有力的法律保证，使护理劳动者维权做到有法可依，更明确了护士的权利和义务。

(一) 护士的执业权利

1. 护士执业，按照国家有关规定获取工资报酬、享受福利待遇、参加社会保险的权利，任何单位或者个人不得克扣护士工资，降低或者取消护士福利等待遇。

2. 护士执业，有获得与其所从事的护理工作相适应的卫生防护、医疗保健服务的权利。从事直接接触有毒有害物质、有感染传染病危险工作的护士，有依照有关法律、行政法规的规定接受职业健康监护的权利；患职业病的，有依照有关法律、行政法规的规定获得赔偿的权利。

笔记栏

3. 护士有按照国家有关规定获得与本人业务能力和学术水平相应的专业技术职务、职称的权利；有参加专业培训、从事学术研究和交流、参加行业协会和专业学术团体的权利。

4. 护士有获得疾病诊疗、护理相关信息的权利和其他与履行护理职责相关的权利，可以对医疗卫生机构和卫生主管部门的工作提出意见和建议。

5. 护士的其他执业权利：护士培训、医疗机构配备护理人员的比例、政府对护理人员表彰等方面，也要充分体现对护理人员权利的保障。

（二）护士的执业义务

1. 护士执业，应当遵守法律、法规、规章和诊疗技术规范的规定。

2. 护士执业活动中，发现患者病情危急，应当立即通知医师；紧急情况下为抢救垂危患者生命，应当先行实施必要的紧急救护。

3. 护士发现医嘱违反法律、法规、规章或者诊疗技术规范规定的，应当及时向开具医嘱的医师提出；必要时，应当向该医师所在科室的负责人或者医疗卫生机构负责医疗服务管理的人员报告。

4. 护士应当尊重、关心、爱护患者，保护患者的隐私。

5. 护士有义务参与公共卫生和疾病预防控制工作，发生自然灾害、公共卫生事件等严重威胁公众生命健康的突发事件，护士应当服从县级以上人民政府卫生主管部门或者所在医疗卫生机构的安排，参加医疗救护。

（三）护士禁业

1. 未取得护士执业证书的人员。

2. 未按规定办理执业地点变更手续的护士。

3. 执业注册有效期满未延续注册的护士。

4. 虽取得执业证书但未经注册的护士，护理管理者应安排他们在注册护士的指导下做一些护理辅助工作，不能以任何理由安排他们独立上岗，否则被视为无证上岗、非法执业。

二、依法执业问题

常见依法执业问题

1. 医疗事故　医疗事故是指医疗机构的主要医务工作人员因违反医疗卫生管理法律、行政法规、部门规章和诊疗护理规范、常规，在接诊运输、登记检查、护理治疗诊疗等活动程序中，未尽到应有的措施和治疗水平或措施不当、治疗态度消极、延误时机，告知错误，误诊漏诊、弄虚作假、错误干预等不良行为，以致病员智力、身体发生了不应有的损害或延误了治疗时机造成了病情加重或死亡所产生的生命财产有额外损失的情况。《中华人民共和国刑法》第三百三十五条：医务人员由于严重不负责任，造成就诊人死亡或者严重损害就诊人身体健康的，处三年以下有期徒刑或者拘役。如护士执业时，错误使用医疗器械，不按操作规程办事，造成患者身体受损，违反了《中华人民共和国刑法》规定，构成了犯罪。

2. 患者隐私和信息保密责任问题　《民法典》第七篇第一千二百二十六条：医疗机构及其医务人员应当对患者的隐私和个人信息保密。泄露患者的隐私和个人信息，或者未经患者同意公开其病历资料的，应当承担侵权责任。如在手术室、ICU 及急诊科室随手在医院内拍照上传个人微博、微信等新媒体；在医院内电梯等公共场合谈论患者病情；疑难病案讨论、科室查房讨论，或者患者的死亡讨论，透露患者个人信息、床号、身份工作信息、个人地址等。

3. 失职行为与渎职　主观上的不良行为或明显的疏忽大意，造成严重后果者属失职行为。例如：对危、急、重患者不采取任何急救措施或转院治疗，不遵循首诊负责制原则，不请

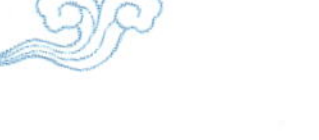

笔记栏

示医生进行转诊以致贻误治疗或丧失抢救时机，造成严重后果的行为；擅离职守，不履行职责，以致贻误诊疗或抢救时机的行为；护理活动中，由于查对不严格或查对错误，不遵守操作规程，以致打错针、发错药的行为；不认真执行消毒、隔离制度和无菌操作规程，使患者发生交叉感染者；不认真履行护理基本职责，护理文件书写不实事求是等，违反护士职业道德要求，如为戒酒、戒毒者提供酒或毒品是严重渎职行为，窃取病区毒、麻限制药品，如哌替啶（杜冷丁）、吗啡等，或自己使用成瘾，视为吸毒，贩卖捞取钱财构成贩毒罪，将受到法律严惩。

4. 护理记录不规范　护理记录不仅是检查衡量护理质量的重要资料，也是医生观察诊疗效果、调整治疗方案的重要依据。在法律上，也有其不容忽视的重要性，不认真记录，或漏记、错记等均可能导致误诊、误治、引起医疗纠纷，护理记录在法律上的重要性，还表现在记录本身也能成为法庭上的证据，若与患者发生了医疗纠纷或与某刑事犯罪有关，此时护理记录，则成为判断医疗纠纷性质的重要依据，或成为侦破某刑事案件的重要线索。因此，对原始记录进行添删或随意篡改，都是非法的。

5. 执行医嘱的问题　医嘱通常是护理人员对患者施行诊断和治疗措施的依据。一般情况下，护理人员应一丝不苟地执行医嘱，随意篡改或无故不执行医嘱都属于违规行为，但如发现医嘱有明显的错误，护理人员有权拒绝执行，并向医生提出质疑和申辩。反之，若明知该医嘱可能给患者造成损害，酿成严重后果，仍照旧执行，护理人员将与医生共同承担其所引起的法律责任。

6. 麻醉药品与物品管理　“麻醉”药品主要指的是哌替啶、吗啡类药物。临床上只用于晚期癌症或术后镇痛等，护理人员若利用职权将这些药品提供给一些不法分子倒卖或吸毒自用，这些行为事实上已构成了参与贩毒、吸毒罪。因此，护理管理者应严格抓好这类药品管理制度的贯彻执行，并经常向有条件接触这类药品的护理人员进行法律教育。另外，护理人员还负责保管、使用各种贵重药品、医疗用品、办公用品等，绝不允许利用职务之便，将这些物品占为己有。如占为己有且情节严重者，可被起诉犯盗窃公共财产罪。

7. 实习护生的职责范围

实习护生是正在学习的护理专业学生，尚不具备独立工作的权利。如果护生在执业护士的指导下，因操作不当给患者造成损害，或发生护理差错、事故，除本人负责外，带教护士也要负法律责任。实习护生如果离开了注册护士的指导，独立进行操作，对患者造成了损害，就应负法律责任。所以老师要严格带教，护士长在排班时，不可只考虑人员的短缺而将护生当作执业护士使用。

三、执业安全问题

执业安全问题

执业安全（practice safety）是防止职工在执业活动过程中发生各种伤亡事故为目的的工作领域及在法律、技术、设备、组织制度和教育等方面所采取的相应措施。护士执业活动中，有获得与其所从事的护理工作相适应的卫生防护、医疗保健服务的权利。《护士条例》规定，“扰乱医疗秩序，阻碍护士依法开展执业活动，侮辱、威胁、殴打护士，或者有其他侵犯护士合法权益行为的，由公安机关依照治安管理处罚法的规定给予处罚；构成犯罪的，依法追究刑事责任。”《民法典》也规定，“医疗机构及其医务人员的合法权益受法律保护。干扰医疗秩序，妨碍医务人员工作、生活，侵害医务人员合法权益的，应当依法承担法律责任。”由于工作环境、服务对象的特殊性，护理人员面临着多种职业危害，主要有生物性危害、化学性危害、物理性危害、心理危害、社会危害，目前也是护理人员较关心的问题，因此，护理管理者要重视护理职业安全，加强教育，提高护士的防护意识，增加护士的防护知识，为护士提供必要的

笔记栏

防护用具、药品和设备，最大程度保障护士的职业安全。

四、加强依法执业管理

（一）强化法律意识

护理人员应积极主动地应用法律手段维护护患双方的合法权益，认真学习相关医疗法规，自觉规范护理行为，强化依法行医法规，自觉规范护理行为，强化依法行医观念，在不违背法律、法规、规章的基本原则，根据本单位情况制定的用于指导规范护理行为的护理常规、规范，只有知法、懂法，才能依法守法，并将掌握的法律知识应用到实践中去，尊重患者权利，并运用法律维护自身的合法权益。

（二）加强工作责任心

随着护理工作范围的不断扩展和患者需求的提高，护士只有不断学习人文学科心理学等知识，苦练操作技术，才能取得患者的信任和配合。护士在工作中应严格执行各项查对制度，严格交接班，严格执行医嘱，定时巡视病房，认真执行各项操作规程，严格遵守劳动纪律，杜绝因疏忽而造成的医疗事故。

（三）维护、尊重患者的权利

患者的生命健康授权法律保护，医生无权终止治疗，护士无权终止执行医嘱或对其停止实施护理。护士应尽最大努力、最大限度减轻患者的痛苦，挽救生命，维护患者的生命健康权，尊重患者的隐私权及知情权。作为护理人员必须清楚自己的职业权限，应为患者的隐私与个人信息保密，不议论隐私及擅自公开患者的个人信息。在进行护理操作时注意遮挡患者，尽量告知患者目前的病情及预期进展，有无生命危险，目前所做的治疗和检查情况，并取得其明确同意，不能或者不宜向患者说明的，应当向患者的近亲属说明，并取得其明确同意。

（四）规范护理文书

护理文书是严肃的法律性文件。我们应从法律角度规范护理文书的书写，必须遵照科学性、真实性、及时性、完整性，与医疗文件同步的原则，禁止漏记、错记、涂改、删除、丢失、主观臆造及随意篡改等。

（五）加强职业道德培训

在护理工作中，建立各种规章制度，改善护理人员的服务态度，树立以患者为中心的思想，满足患者的合理要求。在与患者的交往中，护理人员要真正做到热情、关心、同情、尊重人格、尊重患者的权利和利益，一视同仁。

（六）加强临床护理工作的管理

在临床护理工作中，不仅要加强对护理人员的规范管理，更要严格落实各项规章制度及操作规程，进行有效的监督检查，护理人员必须严格按照操作规程为患者服务，牢固树立患者第一的服务意识，进一步提高医院的知名度，改进服务质量，增强患者及家属对医院的信任度，从而避免问题的发生。

（陈　玲）

复习思考题

1. 什么是卫生法、医政法、护理法？
2. 护士执业注册需具备哪些条件？
3. 简述医疗事故的分级？
4. 护士的执业义务和权利有哪些？
5. 作为护理管理者，如何加强护士依法执业的管理？

附录一　护理绩效评价表

护理人员绩效评价表(样表)

科室__________　姓名__________　总得分__________　考核日期___年___月___日

项目	考核内容	标准分	考评标准	科护士长评分
工作责任心	工作积极认真、细心	8	工作欠细致认真,每次扣1分	
工作效率	完成岗位责任制,完成规定的夜班数	10	检查本班工作职责落实情况,未完成,每项内容扣2分;每少一个夜班数扣1分(探亲假、产假、哺乳期、工休假、婚假、丧假例外)	
品德操守	执行职业操作,爱岗敬业,遵守医德规范,遵纪守法,有爱院精神	5	不服从工作安排或违反医院的各项规章制度一次扣2分	
仪表、行为	着装整齐、仪表行为规范	5	违反一个项目一次扣1分	
优质服务	解释耐心,做好宣教,不与患者争吵	5	患者提名表扬的护士加1分;被一名患者提名不满意或对其有意见者经核实扣5分;患者提出问题未认真解答或未及时进行处理的每次扣2分;视病情未做健康宣教每人次扣1分	
团队精神	团结协作,有良好的团队精神	5	同事间不团结扣3分;工作不协调,无合作精神扣2~4分	
沟通协调	上下级相处融洽,善于沟通	5	缺乏沟通扣1分;上下级关系紧张,对上级工作欠支持,有抵触情绪扣2分	
成本意识	节省物力,避免浪费	5	浪费物品、人力、财产,每发现一次扣1分	
安全意识	有安全意识,避免意外发生	5	无安全意识,因责任心不强而发生意外事故不得分;因未做好病情观察和巡视,未及时发现病情变化,采取处理措施欠及时,视情况扣3~5分/次	
考勤	全勤,遵守考勤制度	8	迟到、早退每次扣1分;离岗扣2分;旷工2小时以内扣8分;旷工半天待岗处理	
病区管理	协助护士长管理,保持病区管理有序	5	当班一处不整洁,物品管理不善,病室或科室喧哗、欠整齐,扣1分;无节约用水,未按时关灯、关空调,当班管理不善者每次扣1分	

续表

项目	考核内容	标准分	考评标准	科护士长评分
基础护理	基础护理工作落实，无发生褥疮	8	患者头发长或胡须长或指甲长每人次扣 1 分；发生一例烫伤或护理不当出现皮损或坠床扣 5 分；床单位有血迹、尿迹，患者衣服有呕吐物、血迹，床头柜或床下杂物多，有便器，每处扣 1 分；患者体位欠舒适安全，生活护理欠落实，每项扣 1 分；可避免而发生褥疮的不得分	
理论知识	努力学习，不断更新知识，考试合格	5	理论考核不合格者扣 4 分；第二次考核不合格者扣 8 分；第三次考核不合格者低聘；第四次考核不合格者待岗；无故不参加业务学习者扣 3 分 / 次；半脱产学习，每科合格者加 2 分	
技术操作	遵守操作规程，操作熟练，考试合格	5	技术操作考核不合格者每项扣 4 分；第二次考核不合格者扣 8 分；第三次考核不合格者低聘；第四次考核不合格者待岗；每月未完成护理部规定的考核项目每项扣 2 分；未主动找护士长考核，每次每项扣 2 分；工作中违反操作规程每次扣 2 分	
护理文件	书写及时，准确完整，质量符合要求	8	漏一份护理记录一次扣 1 分；不合格每处扣 1 分；字体马虎，每处扣 1 分；未按要求做好四个特殊的记录，视情况扣 2~4 分 / 次	
无差错事故	严格执行三查七对，严防差错事故发生	8	缺点每例扣 1 分；一般差错每例扣 4 分；严重差错每例降级别；发生事故 1 例，待岗；发生差错事故者隐瞒不报，视情节轻重扣罚	
科研教学	开展护理科研，积极撰写论文	随时加分	①讲课者每次加 2 分。②论文发表：市级加 3 分，省级加 4 分，国家级加 5 分，中华级加 8 分；交流：市级加 2 分，省级加 3 分，国家级加 4 分。③科研院内获奖主持者加 5 分，参与者顺排加 4、3、2、1 分；区级科技进步奖每项主持者加 10 分，参与者顺排加 8、6、4、2 分；市级以上科技进步奖实施者加 15 分，参与者顺排加 13、11、9、7、5 分。④市级、科研项主持者每项加 4 分，参与者顺排加 3、2、1 分	

科室护士长签名：__________ 责任人（护士）签名：____________ 年 月 日

附录二　护士薪酬调查表

为了配合医院的薪酬改革，了解医院目前聘用护理人员薪酬管理中存在的不足，也为了解聘用护理人员在薪酬方面的真实想法和建议，特组织本次薪酬调查。本次薪酬调查可署名也可不署名。因此，希望所有聘用护理人员积极支持，本着认真负责和客观态度完成本问卷。谢谢！

姓名（可以不填）：＿＿＿＿＿＿　所在部门（可以不填）：＿＿＿＿＿＿

年龄：＿＿＿＿＿＿　性别：＿＿＿＿＿＿　入职年限：＿＿＿＿＿＿

职位：＿＿＿＿＿＿　学历：＿＿＿＿＿＿　职称：＿＿＿＿＿＿

1. 您对自己目前的薪酬水平

(1) 非常满意　(2) 比较满意　(3) 一般　(4) 不满意　(5) 非常不满意

2. 您认为现有的薪酬制度公平吗？

(1) 非常公平　(2) 比较公平　(3) 一般　(4) 不公平　(5) 非常不公平

如果选择(4)(5)项，请具体说明原因：＿＿＿＿＿＿＿＿＿＿＿＿＿＿＿＿

3. 请在下列科室类别中选出三个您认为薪酬过高的（按顺序）：＿＿＿＿＿＿＿＿

(1) 神经、心胸外科　(2) 普外科　(3) 骨科　(4) 泌尿、烧伤整形外科　(5) 呼吸内科　(6) 心血管内科　(7) 消化内分泌内科　(8) 神经内科　(9) 急诊　(10) 肾内五官科　(11) 肿瘤放疗科 (12) 肿瘤化疗科　(13) 妇科　(14) 产科　(15) 重症医学科　(16) 手术室　(17) 您认为薪酬过高的其他科室：＿＿＿＿＿＿＿＿＿＿＿＿＿＿＿＿＿＿＿＿

4. 您认为与同行业其他医院相比，本医院的薪酬

(1) 很高　(2) 比较高　(3) 差不多　(4) 偏低　(5) 很低

5. 您对医院目前的福利状况

(1) 非常满意　(2) 比较满意　(3) 一般　(4) 不满意　(5)　非常不满意

如果选择(4)(5)项，请简要说明理由：＿＿＿＿＿＿＿＿＿＿＿＿＿＿＿＿

6. 与本医院的相似资历的在编护士相比，您对自己的薪酬水平：

(1) 相当满意　(2) 比较满意　(3) 一般　(4) 不满意　(5) 非常不满意

7. 与其他医院的相似资历的护士相比，您对自己的薪酬水平

(1) 相当满意　(2) 比较满意　(3) 一般　(4) 不满意　(5) 非常不满意

8. 您能很明确地知道自己的月总收入是由什么部分组成的吗？

(1) 是，很清楚　(2)　部分项目不清楚　(3) 完全不清楚

9. 您知道您身边的同事的收入水平吗？

(1) 是的，非常清楚　(2) 比较清楚　(3) 不太清楚　(4) 完全不知道

10. 您认为保密薪酬好，还是透明好？

(1) 保密　(2) 无所谓　(3) 透明

11. 你觉得医院部分护士的辞职原因

(1) 因为薪酬而直接导致　(2) 和薪酬有一定的关系　(3) 不明确　(4) 与薪酬关系不大

(5)绝对与薪酬无关

12. 您认为医院的薪酬结构中最不合理的部分是

(1) 基本工资 (2) 绩效工资 (3) 涨幅工资 (4) 年资 (5) 福利 (6) 津贴 (7) 加班工资

13. 您认为目前的薪酬制度对员工的激励

(1) 很好 (2) 较好 (3) 一般 (4) 较差 (5) 非常差

14. 您认为多长时间调整一次薪酬比较合理?

(1) 3个月 (2) 半年 (3) 一年 (4) 两年 (5) 两年以上

15. 如果要降低您的薪酬,您觉得多少比例是您可以忍受的极限?

(1) 5% (2) 10% (3) 15% (4) 20% (5) 25%

16. 在过去的工作中,您感觉自己的努力在薪酬方面有明显的回报吗?

(1) 有 (2) 没有 (3) 有,但不明显

17. 您认为决定工资最重要的因素是:(请按顺序列出前五位)

(1) 个人业绩 (2) 个人能力 (3) 学历 (4) 职称 (5) 职位高低 (6) 资历 (7) 专业

(8) 工作复杂程度 (9) 工作中承担的责任和风险

18. 您认为薪酬收入中浮动部分(涨幅工资)占总收入的比例该为

(1) 5% (2) 10% (3) 15% (4) 20% (5) 25% (6) 30% (7) 35%以上

19. 您对医院绩效分配和奖惩制度满意吗?

(1) 非常满意 (2) 比较满意 (3) 一般 (4) 不满意 (5) 非常不满意

20. 如果医院要制定一个新的薪酬制度,您对新的薪酬制度的建议:

____

中英文名词对照索引

Z

主要参考文献

1. 胡艳宁 . 护理管理学[M].2 版 . 北京：人民卫生出版社，2016.
2. 吴欣娟，王艳梅 . 护理管理学[M].4 版 . 北京：人民卫生出版社，2017.
3. 周三多，陈传明，鲁明泓 . 管理学——原理与方法[M].7 版 . 上海：复旦大学出版社，2018.
4. 姜小鹰，李继平 . 护理管理理论与实践[M].2 版 . 北京：人民卫生出版社，2018.
5. 徐爱军 . 管理学基础[M].2 版 . 北京：中国中医药出版社，2016.
6. 杨滟 . 管理学基础[M]. 北京：北京工业大学出版社，2017.
7. 张创新 . 现代管理学概论[M].3 版 . 北京：清华大学出版社，2010.
8. 陈琳，龚秀敏 . 管理原理与实践[M].2 版 . 北京：北京航空航天大学出版社，2018.
9. 杨洁，孙玉娟 . 管理学[M].2 版 . 北京：中国社会科学出版社，2016.
10. 李伟 . 组织行为学[M]. 武汉：武汉大学出版社，2012.
11. 季辉 . 管理学[M]. 重庆：重庆大学出版社，2017.
12. 胡定伟 . 护理管理学[M]. 北京：人民军医出版社，2011.
13. 于淑霞 . 护理管理学[M]. 北京：北京大学医学出版社，2013.
14. 斯蒂芬·P·罗宾斯，玛丽·库尔特 . 管理学[M]. 毛蕴诗等，译 .9 版 . 北京：机械工业出版社，2015.
15. 李玉翠 . 护理管理学[M]. 北京：中国医药科技出版社，2016.
16. 魏万宏，丁海玲，谭海梅 . 护理管理学[M]. 北京：中国科学技术出版社，2016.
17. 黄金 . 护理管理学[M]. 长沙：中南大学出版社，2013.
18. 汪罗 . 弗鲁姆：期望理论的奠基人[J]. 当代电力文化，2015（11）：90-91.
19. 陈锦秀，全小明 . 护理管理学[M].3 版 . 北京：中国中医药出版社，2016.
20. 赵涛，齐二石 . 管理学[M]. 北京：清华大学出版社，2013.
21. 斯蒂芬·P·罗宾斯，戴维 A. 德森佐，玛丽·库尔特 . 管理学原理与实践[M]. 毛蕴诗译 .8 版 . 北京：中国人民大学出版社，2013.
22. 李立新 . 管理学[M]. 北京：北京理工大学出版社，2011.
23. 杨加陆，方青云 . 管理创新[M]. 上海：复旦大学出版社，2015.
24. 陈锦秀，刘彦慧 . 护理管理学[M]. 长沙：湖南科学技术出版社，2013.
25. 牟宝华，祝志梅，葛孟华 . 品管圈活动在我院护理质量管理中的应用[J]. 中华医院管理杂志，2012，04 ：286-288.

复习思考题
答题要点

模拟试卷